発達障害児の新しい療育

こどもと家族とその未来のために

理学療法士
今川忠男

三輪書店

My heart leaps up when I behold
    A rainbow in the sky:
So was it when my life began;
So is it now I am a man;
So be it when I shall grow old,
    Or let me die!
THE CHILD IS FATHER OF THE MAN;
And I could wish my days to be
Bound each to each by natural piety.

Wordsworth, "The Rainbow"

序　文
EXPECTANCY rather than expectation

　「あのころの未来に僕は立っているのかなぁ？」6年前，21年間かけて築いてきた職場や立場を離れ，まったく見知らぬ土地の未知の領域である重症心身障害児施設に飛び込もうとした時の正直な気持ちだ．不思議なほど不安はなく，理学療法士になろうと思ったあのころの夢を実現したいという「期待感」，そしてそれよりも生涯一理学療法士として頑張ろうという自分にこれから起こることへの漠然とした「ときめき」を胸に秘めていた．3歳の時にポリオに罹患し，様々な経緯の後，理学療法士を目指した．理学療法士になる時の理由は単純で青臭いが，最も尊く，情熱にあふれていた．「人のために何かをしたい．人を助けたい」と．最大関心事はこどもがもっている障害ではなく，障害をもって生きているこども，つまり人間自身だった．「あのころ」自分の存在そのものが『情熱』であり，その『情熱』をもち過ぎて贅沢だとはいわれなかった．

　残念なことに，理学療法士の卒前，卒後教育では「脳性まひ」の内容が中心で，それを「脳性まひ児」と同義語だと錯覚している医療関係者があまりにも多すぎる．そして障害のとらえかたの差異によって生じた多くの訓練法が療育の主流であり，訓練をすることが療育の目的だと誤解したり，その優劣を客観的に検討することなく競い合っていることが長年続いている．その渦中に巻き込まれそうになっても，「あのころの未来に僕は立っているのかなぁ？」という疑問と反省の気持ちを自分が忘れていないことに気づいた．

　私の療育の基本理念は当事者が主役で中心だ．これまでの権威者や訓練法や医療専門家だけが療育の質を判断したり，決定したりできない．疾病構造や社会の変化に対応していかなければならないといった意見や意識も芽生えつつあるが，療育関係者が現在までの功績のみを自画自賛し，さらなる進歩を説いても，これまで行ってきたことの疑問点を明確にし，反省して革命的な進化を遂げない限り，障害当事者と家族が過ごしやすい「文化」は生まれないかもしれない．全人間的な訓練法などどこにも存在しない．ただ全人間的な理学療法士になりたいと努力することは可能だ．

　本書は療育を体系化した教科書といった主旨で書かれたわけではない．重症心身障害をもったこども，成人，そして家族とともに悪戦苦闘してきたこの6年間に行ってきた実践，研究，教育の成果を多くの人たちの薦めと励ましによって整理したものである．6年間に出会った発達障害をもったこどもたちとその家族に役に立つ支援を心掛けて文章にした資料を集めてみた．熱い思いだけで書いているのだが，その現場にいた人たちには私の理学療法士としての臨床意志決定過程の礎になっているものだと理解してもらえると期待している．その場にいなかった人たちで本書の内容についての説明が必要であれば喜んでその時の臨床状況を紹介したい．これまで苦しかったこともあったのだろうが，今は忘れている．

執筆にあたって，倉敷中央病院（井上彩子，亀山麻子，佐伯麻衣，西出康晴，羽川希，溝渕康子），旭川児童院（伊東花菜，岩堀京子，上田佳子，奥田憲一，加来清美，木下義博，河内望，滝口由美，羽井佐昭男，羽原史恭，藤本浩子，松禾奈々絵，宮武小牧）の理学療法士，作業療法士の方々には大変なご協力を頂いた．この場をかりて厚くお礼を申し上げます．また出版にあたってご尽力，ご指導頂いた三輪書店の三輪敏，青山智氏に感謝の意を表します．

最後に45歳になって突然の転職と言えるような転勤に何のためらいも，戸惑いも，疑いも挟まず，ただ信じていることをやり遂げたいという私を信じているといって，いつでもどこにいても支えてくれている最愛の妻，美佐子に本書を捧げたい．いつもありがとう．

1999年12月20日　著者記す

目　次

第1章　療育理念の新しい流れ

1．新しい療育体系へのいとぐち ……………………………………………………… 2
2．小児理学療法・作業療法の概念・理論・技術の基盤 …………………… 26

第2章　早期療育の新しい流れ

1．GM Assessment：発達神経学による療育改革 ………………………… 36
2．行動機構の共生発達理論 …………………………………………………… 45
3．NICUにおける療育：ポジショニングを中心として ……………………… 67

第3章　療育の理論と技術の新しい流れ

1．小児理学療法・作業療法の理論と技術の歴史的変遷 ………………… 76
2．運動行動の制御・学習・発達 ……………………………………………… 95
3．姿勢・運動制御の発達科学 ………………………………………………… 103

第4章　療育の実際

1．重症心身障害児（者）の症例検討 ………………………………………… 118
2．家族支援の実際 ……………………………………………………………… 136

第5章　療育活動・体制の今後の課題

1．療育効果判定の方法 ………………………………………………………… 152
2．おわりに：重症心身障害児（者）を中心とした新しい療育体系の紹介
　　………………………………………………………………………………… 156
　文　献 ………………………………………………………………………… 170

第 1 章

療育理念の新しい流れ

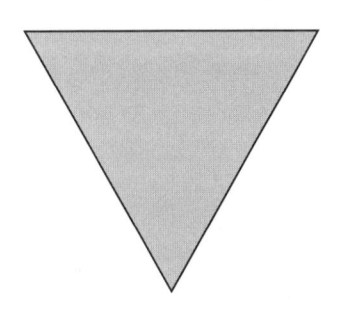

1．新しい療育体系へのいとぐち

2．小児理学療法・作業療法の概念・理論・技術の基盤

新しい療育体系へのいとぐち

Where have all the babies with cerebral palsy gone?

　私が知っているかぎりでは，世界にはBrdoの森という地名が2カ所あり，その地に入ったことがある．一つはルーマニアにあり，チャウシェスク政権からの解放後に，以前から伝え聞き心配していたこどもたちの劣悪な養育環境の調査と援助のためにアメリカの小児理学療法士の団体に1人で合流して入国した．Brdoの森には，保育所というか，乳児院と呼べばいいのかよく解らないが，こどもたちの収容施設が点在していた．平均40名から50名，最大では60名の乳幼児に1人の保育担当者がいるというのが実状であった．もともと中枢神経系には何の障害もなかったこどもたちも，一見して愛情剥奪による知的障害，精神障害，そして運動障害を示していた．環境，特に養育者との共生の重要さを日本の療法士に伝えなければと思っていた矢先の衝撃であった．

　もう一つのBrdoの森は，旧ユーゴスラヴィアのスロヴェニア地区にある．旧ユーゴスラヴィアはもともと多民族国家としての内政上の問題を抱えていたのであるが，チトー大統領の求心力により，彼の生前はまとまりをみせ，それだけではなく，独自の社会主義体制がとられていた．つまり日本でいう療育環境は，その技術の程度は別にして，福祉政策としては障害児とその家族にとってはずいぶん恵まれたものであった．東欧社会主義国家の崩壊に伴い，様々な訓練法の指導者が訪れ，いわゆる訓練技術の向上はみられるが，同時にこのような西欧文明の侵略ともいえる状況に，昨今憂えている関係者も増えてきた．つまり，以前は文化として根付いていた障害児とその家族の支援体制の再構築よりは，どの訓練法が優位に立つかといった，1960年代のアメリカ，1970年代から現在もまだ続いている日本の再現が起こっている．各種訓練法の国際集会が，この国でここ5年間で立て続けに企画されて，一種の新興宗教戦争のようである．

　この2つのBrdoの森での体験は，日本の福祉文化の中で独創的な療育を展開したいと悩んでいた私に，挑戦すべき課題として確実に心に刻み込まれた．

　27年間の理学療法士としての実績と，以前の医療ケースワーカーとしての3年間の経験から，他の療法士たちに提示できるものは多くある．特に，旭川児童院でのこの6年間は，療育者としての私に大きな変革，単なる技術だけではなく，意識のルネッサンスを引き起こしているので，現在の実践を紹介し，実話から得られた理論的考察を披露する．

I．療育体系の視点の変革

　最初に，現在の小児の療法士に自覚していただきたい3つの視点を紹介する．第一に，療法士はどのような生態系の中で活動しているかという視点である．日本という独自の福祉文化の

表 1-1 療法士

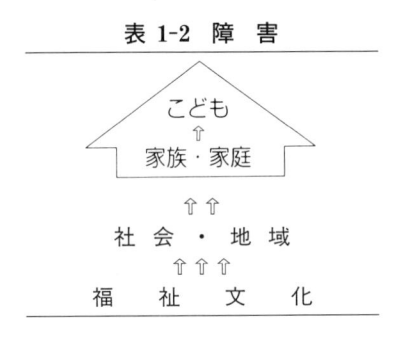

療育部門
↑
施設・病院
↑↑
社会・地域
↑↑↑
福祉文化

表 1-2 障害

こども
↑
家族・家庭
↑↑
社会・地域
↑↑↑
福祉文化

表 1-3 療育体系の視点の変革

① IMPAIRMENT/DISABILITY-CENTERED
⇩
CHILD-CENTERED
⇩
FAMILY-CENTERED INTERVENTION

② MEDICAL-BASED
⇩
COMMUNITY-BASED
⇩
HOME-BASED ASSISTANCE

③ DEFICIENCY-FOCUSED
⇩
PROFICIENCY FOCUSED CONCEPT

④ THERAPY-DOMINATED
⇩
AIM-ORIENTED MANAGEMENT

⑤ 階層的基底還元論
⇩
流動的多重因子相互作用論

中で，しかもその福祉文化も時代とともに変革している中で，ある地域の社会資源としての施設や病院という認識をもち，その施設や病院の組織を最大限に活用したうえで理学療法・作業療法を展開しなければならないという自覚が必要になる（**表1-1**）．

第二に，障害をもつこどももどのような生態系の中で育まれていくのかという視点である．同じく日本という独自の福祉文化の中で，ある社会に所属している家族の一員としてこどもは位置づけられ，そのこどもが障害をもったという自覚が必要になる．この2人の人間の出会いは運命的であり，戦後国内の精神障害者の実状を視察した東京大学の呉教授が，「この病に冒された不幸と，この国に生まれた不幸」という言葉をはかれたように，現在まさか「こどもが発達障害をもったという困難さとこの療法士に出会った不幸」などと言われないように，最初の大きな視点を心に刻んでおいていただきたい（**表1-2**）．

第三の視点に進む前に，私が旭川児童院で療育をどのように考えて実施しているのか，そして欧米では療育に対する視点がどのように変革してきているかを概観してみる．

1．療育体系の歴史的変遷（表1-3）

1）機能障害中心療育→こども中心療育→家族中心療育

まず，こどもがもっている機能障害というよりも，機能障害をもっているこどもを中心にした療育が提唱され，民法上の制約がある「個別教育計画」が実施されていた．

現在ではIFSP（個別家族支援計画）という名の下に機能障害をもっているこどもをもつ家族を中心とした療育が必要となってきている．

2）施設/訓練室環境療育→地域基盤療育→家庭基盤療育

さらに，施設や病院の訓練室という環境での療育から，地域での生活，特に乳幼児や重症心身障害児といった場合には，家庭を基盤とした療育の重要性が指摘できる．

3）問題点指向/指摘療育→能力/成功体験焦点療育

三番目に，できないことのみに焦点を当てるのではなく，能力や成功体験に焦点を当てた療育を実施している．

これは，理学療法・作業療法に限定しても，問題点指向，問題点指摘型の理学療法・作業療法を展開するよりは，こどもや家族の need や want を実現していく理学療法・作業療法が求められているという事実に基づいている．

障害をもっている人たちにとって，障害とはどのような意味があるのだろう．従来の保健医療機構の中では，これは問題としてとらえられ，その原因の追及とともに，その除去，撲滅，改善によって解決をはかっていく．この問題解決型のアプローチは，様々な治療技術や形態を生んできた．しかし，この考え方は時に，障害とは悪いことやものと感じてしまうことがある．現に「足が悪い」，「手が悪い」などと言う言葉で「不自由さ」や「不便さ」を表現してしまう．こどもと大人では，障害の原因を理解する認知過程は大きく異なるとピアジェは述べている．だいたい2歳から7歳までの「前操作段階」という発達状態にあるこどもは，病気や障害は人間の行いの結果だと概念化してしまいやすいので，そのようなこどもにとっては，悪いことをしたから病気や障害をもち，その罰として治療を受けると認識してしまう傾向があるということである．

【need と want】

問題点指向型療法
↓
「NEED」や「WANT」に応える療法

私は，障害を病的，異常性というよりも，自由性，自発性，自立性が制限された状態として理解し，問題点を指摘し，罰として療育を行うのではなく，必要性（need）や欲求，願望（want）をみつけて援助していきたいと考えている．

need と want は明確に異なるものである．例えば様々な道具，器具が多くの人たちの need であるというのに対して，個人がその道具や器具を選んで使う場合のこだわりや思い入れを want といい，きわめて個性的，人間的な要素とみる．つまり，医療や我々の療育が，個の悩み，不安，願いから出発し，それらを解決し，安心感を与え，満足を得るという過程と結果を目標にしているのと同じものである．その意味で，個がもっている want をこそ理解し，何らかの対応と対策を立て，具体的に援助し，そこで得られた内容を汎化させ，医学や科学へと昇華させていく実践活動はとても重要であるといえる．

4）訓練法優先主義療育→日常生活目的指向療育

四番目の変革は，訓練法優先主義療育から，こどもと家族の生活目的指向型療育への目覚めである．Bobath, Vojta, Doman などにとらわれないで，理学療法・作業療法の本当の目的である生活の自立に向けた活動への専念を訴えている．

これは，人間を「反応」器官としてだけでみないで，主体的な「起動」器官としてとらえ，他動運動，反応抑制・促通治療ではなく，療法士との相互作用から共生活動に進化させていくということが理学療法・作業療法の基本理念にならなければ，どのような訓練法も単なる手段であるのに，そのことの優劣を競い合うことが理学療法・作業療法の目的となっている現状からの転換はありえないということを示唆している．

「反応」器官
↓
主体的な「起動」器官

5）階層的基底還元論→流動的多重因子相互作用論

最後の変革は，理学療法・作業療法の基礎科

学である運動科学の発展により，従来の訓練法の基礎をなしていた階層的基底還元論が修正され，流動的多重因子相互作用論による新しい理学療法・作業療法の展開が必要となっているという事実である．

これまで療法士は，運動行動の変化は中枢神経系における変化，つまり成熟が反映したものとしてとらえてきた．しかし最近では，このような階層的基底還元論でいう中枢神経系が発達変化を引き起こす唯一の構造，原因ではないことが証明されてきた．筋骨格系や呼吸循環器系といった，他の身体構造の変化も運動発達に影響を及ぼしている．もちろん，我々が生活している環境も運動発達に強い影響を与える可変性因子である．このように，運動発達を引き起こす原因は多様なものである．実際は，様々な身体構造や特定の環境といった個々の可変性因子が複雑に，かつ流動的に相互作用し，運動行動を変化させている．運動の企画，開始および遂行に，多様な物理的，生理的，心理的可変性因子が関与していることが判明してきている．そして，こどもたちが機能的技能を獲得していく発達過程において，その根底となる機構を解明するためには，ある発達段階でどのような因子が優位になるのか，またその他の因子が優位になるという変化はどのようにして起こるのか，そして，各因子がどのように相互作用しているのかということを知る必要がある．

発達を構成する運動制御の可変性因子には，「感覚運動因子」「生体力学因子」「認知科学因子」「課題条件因子」がある．

発達に影響を及ぼす運動制御の多重因子
★感覚運動因子
★生体力学因子
★認知科学因子
★課題条件因子

感覚運動因子は，神経生理学因子と考えることができる．中枢神経系の成熟やその統合機構が発達の基本になっていることは疑いのないところである．姿勢や運動における主動作筋，拮抗筋，共同筋活動の時間的・空間的協調性のために，それらの筋緊張や相反神経支配，収縮形態といった要素を適時選択する役割を中枢神経系は担っている．

生体力学因子は運動学因子と呼ぶこともできる．ただ，障害をもったこどもたちの運動制御障害を解明するには，運動学の中でも病態運動学の知識が必須となることを，療法士は認識すべきである．これは，身体の全体，分節または局所の身長や体重の相対的な分布と，その変化によって生じる重力や慣性や摩擦の因子で，運動制御に大きな影響を与え，発達の初期や老化を考える時，重要な観点である．筋骨格系の粘弾性も，運動制御における重要な生体力学因子である．この粘弾性によって運動遂行時のエネルギーを節約したり，何よりも神経系活動の関与を最小限に調節することが可能となっている．

認知科学因子は行動科学因子のことで，最適な運動行動を遂行するために，因果関係，記憶，判断力といった過程を，意識的にだけでなく無意識的にも駆使している事実をさす．認知科学因子には，覚醒状態，動機づけ，予測，フィードバックの選択的使用，練習，記憶といった可変性因子が含まれている．こういった因子は，運動行動において決定的に優位になるというよりも，他の可変性因子に影響を与え，運動行動の質や量に微妙な変化を作り出していく．

課題条件因子または運動学習因子も，運動制御に関係する可変性因子である．こどもたちにある運動課題を遂行させる時，抽象的な指示，例えば「可能なかぎり前腕の回内-回外運動を行いなさい」といった口頭指示を与えるよりも，前腕の回内-回外運動を必要とする「タンバリンをたたきなさい」といった口頭指示のほうが課題の意味づけが明瞭になる．また，手指の把握形態が予測的に変化していく発達も，母親がこ

どもを背臥位から抱き起こそうと手を差しのべるという課題条件のもとで推進される．このように運動行動は課題内容と強く結びついており，この可変性因子も他の可変性因子を変化させる大きな力をもっている．

結論として，中枢神経系によって基礎設定された姿勢・運動パターンを，多様な可変性因子が様々な相互作用，つまり補強しあったり，牽制しあったりして，ある運動行動の結果が生じたり，変化したりする．そのことが発達における個人差を生み出していく大きな原因となっていく．

2．小児療法士の進化

これまで述べてきた「療育体系の視点の変革」は「言うは易く，行うは難し」と言ったり，「具体的にどうしろと言うのだ」という人たちがいると思う．しかし，これは「言うは難く，だから行いたくない」というのが本音なのである．今のことを提唱するには，現在の療育実施体制や訓練法を創造的に破壊する勇気と実行力が必要となり，精神構造の体質改造を覚悟しなければならないからである．

1）生涯障害（life long disability）という視点

さて，小児の療法士に自覚していただきたい第三の視点を紹介する．それは障害，障害児，そしてその家族の多様性（spectrum）と長期間（span）にわたる展望（scope）をもつということである．

SCOPE

SPECTRUM
&
SPAN

ここでは，初めてこどもたちと家族が療法士に出会うまでの「障害をもつことによるストレス，悲哀」について述べ，次いで小児期を過ぎ，成人に達した障害者の実態を直視してみる．そして，小児の理学療法・作業療法のあるべき姿を提言していく．

2）療法士と未熟児・新生児・乳児

脳性まひ児の発生率について最近の動向をみておこう．

1950年代から1970年代に移行するまでは，脳性まひ児の発生率は減少傾向にあった．周産期医療の進歩である．ただ1970年代中期から現在に至るまで，発生率は増加傾向に転じ，ほぼ1950年代と同じになっている．原因は，同様に周産期医療の進歩である．しかし，疾病構造というか，障害構造が以前とは異なっている．早産未熟児や障害をすでにもった満期産児の生存出産が可能となった反面，いわゆる重症心身障害児と呼ばれるような，重度重複障害をもつこどもたちと，極端に微細な脳機能障害をもつこどもたちに二極化した傾向になってきている．

以前はこのような時期は療育前段階で療法士と出会うまでの出来事のようであったが，人生の初期段階のこどもたちと出会う少数の療法士もいるので，いくつかの注意点を指摘しておく．

まず子宮内の正常胎児は，決して不適当な，欠陥のある生物ではなく，十分態勢を整えた，完全に適応している生物であって，この発達段階と環境で適切に機能をはたしている．多くの早産未熟児は，「子宮外胎児」と呼ばれ，環境に対して不釣り合いな状況にある．体温調節，栄養摂取，酸素供給といった生命維持機能は，工学的な手段で実現しなければならない．未熟な脳機能は，酸素不足，虚血，頭蓋内出血，感染といった疾患にかかる危険性を高くもっている．未熟児の脳は，以前考えられていたように余りにも未熟なので，刺激を処理したり，反応したりすることができないというものではなく，むしろ，感覚情報に対して過剰反応を起こすので，環境からの負荷が過剰にならないように保護する必要がある．

つまりこの時期，子宮内にいる胎児であれば，まだみつめられたり，話しかけられたりといっ

1 新しい療育体系へのいとぐち

表 1-4 新生児神経行動機構発達の共生理論

「生理性（自律性）」
⇩
「運動」
⇩
「覚醒状態」
⇩
「相互作用/注意」
⇩
「自己調節」

表 1-5 ストレス反応

★注意（相互作用の問題）
★行動覚醒状態（不明確な状態，下位の覚醒状態への移行，不十分な覚醒，過敏さ）
★運動（筋緊張の変化，姿勢または運動）
★生理性（心拍数，呼吸数，皮膚色，生命維持徴候の変化）

た相互作用を要求されない「引きこもり」段階にあって，そのことを尊重されるのに，「相互作用関係」段階にあると誤解され，欠陥や不足している能力に対して様々な刺激介入プログラムが実施される危険性がある．

早期介入を実施していく資質の向上のために，最も考慮しておかなければならない点の一つとして，養育者が新生児に与えた特定の介入の結果を，新生児が養育者にどのように意志疎通しているのかを識別する能力があげられる．

「発達の共生理論」（表1-4）は，乳児が5つの神経行動下部機構（自律性，運動，覚醒状態，相互作用/注意，自己調整）を通して，環境とどのように相互作用しているのかを解明している．不安定な下部機構が反応しなければならなくなると，直下の下部機構に不安定徴候が現れやすくなる．新生児は下部機構の安定性が欠如すると，明確なストレス信号を発信する．養育者がストレスを受けている乳児に相互作用を強要すると，乳児の生理的安定性が脅かされる．そして，ストレスを与えている刺激を取り除かなければ，不安定状態は増悪する．結局，ストレスを受けた乳児には神経行動機構を再構築できるように，「一時中断期間」が必要となる．

感覚刺激に対する反応には，「自己調節に向かう合図（accept）」，「自己調節に対処する合図（coping）」，「ストレス（または回避）反応」がある．ストレス反応は早産児によくみられ，制御機能を失っていることを示している．ストレス反応は，どの下部機構がストレスを受けているかで様相が異なる．

感覚刺激に対する反応
★自己調節に向かう合図
★自己調節に対処する合図
★ストレス（または回避）反応

ストレス反応（表1-5）信号は様々な下部機構で出現し，例えば注意（相互作用の問題），行動覚醒状態（不明確な状態，下位の覚醒状態への移行，不十分な覚醒，過敏さ），運動（筋緊張の変化，姿勢または運動），生理性（心拍数，呼吸数，皮膚色，生命維持徴候の変化）といった症状がある．

3）母親のストレス

さらにもう一点認識しておかなければならないのが，養育に対する「両親のストレス指数」（Parenting Stress Index）である．両親，特に母親こそが初期段階から受けとめてあげなければならない人間である．こどもが障害をもってしまったという悲哀，罪悪感をもち，将来の予測を立てて悲哀を感じ，ある母親などは，いつこのこどもが自分の障害のことを私に聞くようになるのかといったストレスをもちながら養育に励まなければならないといったようなことが現実である．第一，自分自身の生活設計にも対象喪失の悲哀を感じている．

早期介入や早期支援による両親の養育態度や理解度の変化が，こどもに対して良い影響を及ぼすと指摘されている．つまり，「こどもに対する両親の期待度とこどもの発達状態が一致する

ことで，こどもの社会適応が十分可能になる」といわれている．受容とストレス因子の軽減がこの時期の課題である．

II．発達障害をもつこどもの生涯発達

　脳性まひ児をはじめとする発達障害をもつこどもたちのための早期療育が，我が国で開始されて約20年が過ぎようとしている．療法士がこの分野で貢献してきたことは多くあると自負していただいてよいと思う．しかし，これまで実施してきた内容を，脳性まひをもって生まれてきて，脳性まひをもちながら人生を歩み，脳性まひをもったまま亡くなっていく人たちとその家族の価値観や生活の視点から評価，検討し，彼らのこれまでの多くの長い歴史を理解しなおして，実践活動に取り入れていく必要性が生じてきている．

療育に対する評価の2つの視点
→療育専門家による評価
→当事者と家族による評価

　実施してきた理学療法・作業療法を評価する時，療法士自身の専門性による尺度で比較検討されることは，従来から行われ，数多くの研究発表があるが，科学的証明は依然として獲得していない．しかしそのことよりも，理学療法・作業療法を受けた当事者自身およびその家族の価値観や生活の視点からの評価が，学問上，検討され，実践活動に取り入れられる機会が少ない現実がある．結論から先に述べると，療法士自身の評価点数と当事者の評価点数が数量的に異なっているということではなく，評価の内容そのものが質的に違っている．

　表1-6は障害をもつこどもたちの両親向けの雑誌に掲載された記事で，「早期療育」を受けた当事者の家族に，どのサービスが有益で，無益なものはどのようなものであったかを投稿させ，その結果をまとめている．これも当事者の家族による評価を促している活動の一つである

表 1-6 「早期療育」を受けた当事者の家族に療育に対する評価を促した雑誌記事

Tell us about...
...the early intervention services you received when your child was younger.
Which services were helpful?
Which were not?
Write to : Readers Talk, EXCEPTIONAL PARENT, 555 Kinderkamack Road, Oradell, NJ 07649-1517, (201)634-6958 (fax). A sampling of reader responses to this question will appear in a future issue.

る．

　同様の趣旨で行った，成人に達している脳性まひ当事者との直接的で正式な意見交換と，筆者の約27年間の臨床活動で，それこそ無数といっても過言ではない脳性まひ当事者との経験から得られた貴重な情報は，現在の理学療法・作業療法活動の大きな糧となっている．

　しかし，小児期に理学療法・作業療法を受けた肢体不自由児施設や小児病院などでは，成人に達し，その後老化していく脳性まひ者の実態は把握しにくく，一方，重症心身障害児施設，療護施設，授産所などから得られる情報は，障害程度に当然偏りがあることは避けられない．実際には，多くの脳性まひ者は我々と同じ市民生活を送っているが，その実態は明確でなく，当事者が発信していても，療法士は感知できないでいる．

　この主旨で私が旭川児童院で行った調査・研究内容を，カナダで開かれた「脳性まひと加齢学会」に発表するためPPMが歌った「花はどこにいったの？」というfolk songをもじった経過から「あの脳性まひ乳児たちはどこにいったの？」という表題を選んだ．

　この歌は，野に咲く花を娘たちが摘み，その娘たちが結婚したが，夫たちは兵士として戦場に狩り出され，戦死し，墓場に戻ってくる．しかし，やがてその墓地もいっぱいの花に埋もれてくる．その花を摘むために新しい娘たちが集

まってくるといった人生の輪廻を表したような反戦歌である．

脳性まひをもって生まれてきて，脳性まひをもちながら人生を歩み，脳性まひをもったまま亡くなっていく人たちとその家族も，この歌と同様にこれまでに多くの長い歴史をもっていることを，この人たちと接していく療法士が理解する必要があるという意図をこめたものである．

さて，ここでの私の研究目的は，実施してきた理学療法・作業療法を療法士自身の専門性だけの尺度で評価するというよりも，理学療法・作業療法を受けた当事者自身およびその家族の価値観や生活の視点からの評価を，「自立」と「加齢」の2つの視点に要約して代弁することである．

脳性まひ当事者の関心事
「自立」と「加齢」

1．障害当事者の自立と小児療法士

第一に，脳性まひ当事者の最大の関心事は自立である．では自立とは何か．当事者は，

①親の隣でも構わないから一人で暮らせる「住居」
②雇用形態が安定した「職業」
③生活が安定できる「経済」的基盤
④障害者同士だけでなく多くの人との広がりのあるつきあいや余暇活動を含めた「社会活動への参加」
⑤「移動手段」の確保

の5つを自立の具体的な内容と考えている．

自立
「住居」「職業」「経済」
「社会活動への参加」
「移動手段」

では，そのようにして自立しようとする本質は何か．例えば，なぜ住居が必要かという問いに対して，「秘密をもち，プライバシーを守りたい」という答えが返ってきた．これは自己決定，自己選択という側面が自立には不可欠な条件であるということを述べているのにほかならない．

自立の本質
秘密，プライバシー/自己決定，自己選択

また移動に関しては，独立歩行や車椅子といった方法にはこだわらず，自立を実現する手段として位置づけている．

そして，介助や介護は障害があるからとか，問題があるからといった理由で受動的に実施されるのではなく，この自立を実現し，自分を価値ある人間として認めさせるために，能動的に必要であるとしている．つまり自立とは，他人の世話を受けず一人で生活していけることを意味していない．このことは，障害者であろうと非障害者であろうと同様であって，介助や援助を受けて自立するという共生が人間の世界なのである．

「共生」という自立

ひるがえってみて，小児の理学療法・作業療法は自立の根底をなすこのような主体性，自己尊厳，自己決定，自己選択能力が育まれるように，十分な配慮がなされ実施されているといえるだろうか．また当事者が自立を望む時，適切で的確な援助協力者として療法士は位置づけられているだろうか．

自立のための理学療法・作業療法か？

結論からいうと，療法士にとって幸か不幸か，脳性まひ当事者は小児期の理学療法・作業療法について，あまり明確に覚えている場合は多くない．覚えている場合でも，好印象をもっているとは限らない．「全人的アプローチ」と自画自賛している集団もあるが，実態はまったくそのような内容ではなく，障害の一側面にのみ焦点を当てている基底還元論であり，当事者からの

評価もそのような全人的理学療法・作業療法を受けた記憶はないということである．実際，当事者は理学療法・作業療法を評価しているのではなく，療法士を評価している．当事者こそが全人的視点をもっていると認めざるをえない．

結論的に述べると，様々な障害の特性をもつこども本人に関心をもった理学療法・作業療法を展開せず，こどものもつ障害にのみ焦点を当てた理学療法・作業療法を実施しているのであれば，当事者がつぶやいた，「自分たちは幼い時からの障害者で，幼いままの障害者として社会に出ていかなければならない」と言う叫びに答えることができない．

「幼い時からの障害者，幼いままの障害者」

療法士はこどもが小さい時には，彼らに「立ち上がるための"根"」を与え，大きくなれば「飛び出せるための"翼"」という point of reference（身体的・精神的安定性や自己統御が可能となるよりどころ）を与えることができなければならない．

Point of Reference
「立ち上がるための『根』」
と
「飛び出せるための『翼』」

2．華麗な加齢を目指して

加齢過程が，脳性まひをもつ人たちにどのような影響を及ぼすかについてはほとんど知られていなかった．重症心身障害者のように，日常生活の介助を全面的に受けている人たちについて，ある程度の情報が集まっているぐらいであった．

まず，脳性まひをもつ人たちも，非障害者と同様の加齢現象を示す．しかし，加齢の結果には相違点がある．運動障害をはじめとする様々な重複障害が加齢過程に悪影響を及ぼし，特異的な発達結果をもたらす危険がある．発達のある時点で，生下時からもちあわせている障害と加齢現象との相互作用に変化が起こり，加齢に伴う生理的負担に対応しきれなくなり，機能の減退をきたしてしまう．どのような生理的因子が最も大きな影響を及ぼしているのか，そしてどのようにすればその好ましくない変化を遅らせたり，停滞させることができるのかといった判断はまだ確立していない．しかし，介助器具や工学的技術などの環境整備，そして健康管理を可能にする医療機関のサービスの充実，加齢過程を熟知し，適切に対応してくれる療法士や介護者とそれらすべての情報の連絡網と連携があれば，生涯にわたる障害と加齢に伴う機能制限とうまくつきあい，自立を目指すことができるかもしれないと，当事者たちや一部の療法士は感じている．

多くの脳性まひをもつ人たちは，中年に達した頃，機能的能力の変化を感じるが，それは予測していなかったし，教えられてもいなかったことだと報告している．脳性まひは非進行性の疾患であり，今まで可能であった機能的活動がもはや容易にできなくなるという事実を受け入れる心の準備がなかったと述べている．このような予期せぬ機能の喪失や障害は，自立に対する新たな脅威となる．毎日の生活機能を維持するための対応を迫られ，さらに，その加齢に伴う変化が脳性まひによって複雑な様相を呈したり加速されるという困難に直面していく．そして最大の関心事は，この加齢現象が日々の社会活動，人間関係，雇用，父親，母親としての家庭の維持といった役割に変化をきたさないかということである．

加齢過程には平均的加齢，最適な加齢，病的加齢があり，障害をもつ人たちには「未熟な加齢」という現象もみられることがわかっている．

表 1-7 加齢に伴う問題
　★筋骨格系障害
　★口腔運動障害
　★胃腸障害
　★泌尿器障害
　★生殖器機能障害と性生活の問題
　★コミュニケーション障害
　★社会生活障害

『加齢』
　★平均的加齢
　★最適加齢
　★病的加齢
　☆『未熟な加齢』

脳性まひをもつ人たちの加齢に伴う現象に決定的な影響を与える因子には，次のようなものが当事者と療法士を含んだ医療福祉専門家によって列挙されている（表1-7）．

a．筋骨格系障害
b．口腔運動障害
　①摂食機能および嚥下機能障害
　②歯科衛生問題/咬合異常
c．胃腸障害
　①胃食道逆流
　②便秘
　③栄養問題
d．泌尿器障害
e．生殖器機能障害
f．性生活の問題
g．コミュニケーション障害
h．社会生活障害
　①加齢現象に対する不安
　②家族に対する親としての責任問題
　③仕事と定年に対する不安
　④住居に対する不安
　⑤虐待と無視に対する不安
　⑥社会的外見の維持の困難さ
　⑦補助器具の導入に関する判断の困難さ
　⑧不確実な将来に対する漠然とした恐怖

このなかでも脳性まひ者にとって，筋骨格系障害は最大の問題であり，関心事でもあるので詳しく分析してみる．加齢に伴い運動機能が変化してくるのは，生涯にわたる障害をもたない人たちにも起こるが，脳性まひ者の場合，悪化が激しかったり，早期の老化変化が起こる．

1）運動性と運動機能の変化

筋肉の柔軟性が落ち，毎日の日課運動を怠ると筋力や耐久性も減少しやすい．転倒しやすく，骨折の危険性が高い．日常生活活動，特に移動，整容動作，衣服の着脱に援助が必要になる．痙性は著明になり，疼痛や疲労と関連しているようである．この変化の原因は加齢によるものか，病的過程による二次的障害であるのかは，当事者にとっても関係者にとっても関心がある．加齢現象の時が多いが，頸椎狭窄といった病的障害があれば，それが変化の原因といえるだろう．移動のための補助具の使用や日常生活活動の方法の工夫が必要となる．

2）疼痛と疲労

疼痛は「関節リウマチ」と関連づけられることが多いが，臨床的にはその証明がなされていない．脳性まひ者が関節リウマチを罹患する危険性が高かったり，早期発生するかについては不明である．疼痛と関連があるのは，筋肉，腱，靱帯，神経の軟部組織損傷である．末梢神経の圧迫も疼痛の原因になる．このような症状は日常生活活動として反復している運動様式の結果である．脳性まひ者の疼痛の発生機構や予防についての情報はほとんどなく，そのうえ無視されたり，軽視されたりする傾向がある．疲労は脳性まひ者の老化に伴って頻発する症状である．一般には，疲労は老化現象の発生徴候だが，病気の発生徴候でもある．脳性まひ老人は疼痛と疲労を合併しやすく，「抑うつ」や心身症とみなされることがある．脳性まひ者の耐久性維持の手段についての情報はほとんどない状態である．エネルギー代謝の問題も皆無である．介助や補助器具の導入を真剣に考えなければならな

表 1-8 華麗な加齢を目指して
① 運動機能の老化の早期発生
② 歯科口腔機能障害の治療継続の困難さ
③ 胃腸障害の発生
④ 生殖器や性的機能の問題と医療関係者の無知
⑤ 医療保健機関の獲得の困難さ
⑥ 医療健康保険の獲得の困難さ
⑦ コミュニケーションの問題
⑧ 定年の悩み
⑨ 虐待・無視の危険性
⑩ 将来の不確実さに対する恐れ

いのは，このような障害老人である．

3）骨粗鬆症と骨折

脳性まひ者のカルシウム不足についての研究はほとんどないが，抗けいれん剤がカルシウム吸収を妨げることがわかっている．エストロゲン置換にも関心がよせられている．骨粗鬆症は老化した脳性まひ者だけでなく，若年の脳性まひ者にとっても大きな問題になる．筋活動が欠如し，あわせて体重負荷経験に欠け，栄養に偏りがあり，ある種の投薬があり，内分泌系の問題があると，早期に二次的障害として骨粗鬆症が発生する．加えて，脳性まひ老人は，加齢に関連した骨粗鬆症の発生の危険性がある．この2つの病因の相関関係は不明である．骨粗鬆症の最大の問題は骨折である．二次的障害としての骨粗鬆症の結果起こった骨折では，四肢に多く，移乗や車椅子操作の時に危険性が高い．また，骨折の発見は偶然の結果が一番多い．老化や閉経後での骨粗鬆症の結果発生した骨折では，脳性まひ者だけではなく，一般老人でも脊椎や大腿骨骨折の頻度が高い．この場合の骨折の最大原因は転倒である．

4）小児期の治療の悪影響

療法士は，脳性まひをもつ人たちが加齢を華麗に過ごしていくために，これまでに判明している事実を厳粛にみつめ，的確な活動を確立していく必要がある．上記の項目から得た内容を要約すると次のようになる（表1-8）．

① 移動能力，筋力，耐久力といった運動機能の老化が非障害者よりも早期に発生し，悪化しやすい．

② 歯科口腔機能障害が加齢に伴い増加してくるが，ほとんどの脳性まひをもつ人たちは，様々な理由により，定期的な歯科医院への通院ができていない．

③ 胃腸障害の発生率については，ほとんど知られていないが，栄養やダイエットといった食物摂取の量的質的情報に関心を払わなければならない．

④ 脳性まひをもつ人たちは，女性も男性も生殖器や性的機能の健康問題に関心をもっているが，ほとんどの医療関係者はこのことについて十分な経験をもたず，的確に診断し，適切に治療して援助することができない．

⑤ 最大の問題はかかりつけの医療保健機関の獲得が困難なことである．

⑥ 医療保険の獲得が困難な時がある．

⑦ 言語障害をはじめとするコミュニケーションの問題があるため，他人に自分自身や要望を理解させることが困難で欲求不満に陥りやすく，加えて聞き手が否定的な反応や拒否的な対応を示すことが多く，会話や対話を継続していく動機や意志をもち続けにくい．

⑧ 定年に達して引退を迎える年齢では，健康問題や経済的損失，職場で築き上げてきた友人関係を失ってしまうといった様々な悩みごとが生じてくる．

⑨ 身体障害や情緒障害をもちあわせていることもあるので，様々な営利的勧誘や虐待を受ける危険性が高い．

⑩ 病的加齢状態を示している知人に関する情報から判断し，運動能力，様々な機能，自立生活の喪失や困難さが加齢に従い起こってくるということに，非常な恐れをもっていると当事者は表現している．

脳性まひ者の平均余命が伸び，「生涯発達」という概念が定着してきつつある現在において，当事者の最大の関心事は，自立または自律であ

り，言い換えれば「自尊心の確立」である．Bronfenbrennerの基準に照らし合わせれば，「社会参加」が理学療法・作業療法によって可能となっているかという評価が必要となる．

Bronfenbrenner
「社会参加」と「自尊心の確立」

さらに，自立を実現するために，両親がまだ元気な間に自立生活へと移行したいと考える当事者に対して，自分たちがまだ元気な間はできるだけ自宅で援助したいという両親との考えの相違を説得したり，自立の困難さは指摘できるが具体的な援助方法をもたない専門家の理解を得ることが時に最大に困難な障壁であったと感じている当事者が多かった．道路の段差という物理的障壁をなくすためには「文明」が必要だが，一人一人の心の中にある段差という精神的障壁をなくすためには「文化」が必要になる．

「文明」と「文化」

III. 新しい小児理学療法・作業療法に向けて

「療法士の役割はどのような治療概念の中でも変わることはない．我々の専門職としての焦点は自立的機能である．我々は障害当事者が介助を受けながらでも個人的自立，経済的自立，そして他人とともに行動し，余暇活動に参加できる社会的自立を援助する．我々の最大の挑戦はその役割に焦点を定めながら，治療目標に反映させることである．我々は障害の情緒的側面が治癒過程で重要な構成要素である場合には心理社会的機能にも精通している．さらに障害者の孤独感に敏感で，障害をもった身体で生活していく時の悲しみや喪失感に気を配る．そして両親の困難さに対する挑戦を援助する基礎知識をもっている」と宣言するために必要な提言を行っていきたい．

1．生涯発達と小児理学療法・作業療法

小児に対する理学療法・作業療法の進め方には，特殊な知識や技術が必要であることは事実だし，乳幼児の理学療法・作業療法が「早期」理学療法・作業療法とも呼ばれるけれども，これはまた「長期」理学療法・作業療法を意味しているともいえる．理学療法・作業療法の目的は，障害をもつ当事者の最大限の自立とその援助であるので，乳幼児期や小児期だけを対象とするような理学療法・作業療法はありえないという自明のことに関心や自覚をもって，脳性まひ児が脳性まひ者となった時，どのような問題点や必要性を感じているかを熟知している療法士が非常に少ないのも事実である．

「早期」理学療法・作業療法
＝「長期」理学療法・作業療法

このことは理学療法・作業療法をはじめとする医療福祉の「連続性」が要求されているのであって，逆に自立，社会参加，加齢という将来の姿からみた現在の医療福祉，理学療法・作業療法の在り方が問われているということである．まして，同一施設，病院，地域内での連絡性や連続性が十分でなく，分断されていたりすると，論外と言わざるをえない．

つまり，これまでの出生，乳児，幼児，小児，成人，老人などといったそれぞれの発達段階・時期（life stage）の枠組みの中で各々の理学療法・作業療法を捉えるのではなく，生命の誕生から大人になり，次の生命に引き継ぐという一連の流れに対処する医療福祉体系の中で理学療法・作業療法を展開していく必要が生じてきている．人為的に発達時期で切っていくのは時代錯誤であり，生涯発達（life cycle/life span）でみていく「成育医療福祉」という新しい体系が提唱されてきている．

「成育医療福祉」の必要性
LIFE STAGE から
LIFE CYCLE/LIFE SPAN へ

2．小児理学療法・作業療法と Quality of Life

Quality of Life という概念を脳性まひ当事者のための理学療法・作業療法において実現するには，"Life"がもつ3つの意味を理解する必要がある．

「QUALITY OF LIFE」
① 生命の質
② 生活の質
③ 人生の質

1）生命の質

重症心身障害児の療法士として働くと，医療，教育，福祉という分割分担的な考え方は不可能で，おのずと一体化させなければならないことに気づく．人工呼吸器をつけたままでの社会参加も取り組まれている．医療福祉という概念を，全療法士による社会全体の取り組みにしなければならない．

2）生活の質

かつて，障害児の入所施設が「収容施設」という名称のもとに，地域から離れ，社会による偏見の目にさらされた時期がある．医療福祉関係者はその変革に献身し，変革を遂げてきた歴史がある．療法士も障害児の問題点ばかりに目を向けるのではなく，その need やさらに want にまで配慮し，療法士の役割として，地域社会と密着した医療福祉実践を心がけなければならない．

3）人生の質

障害をもつ当事者の平均余命も急速に延び，人生60年，70年は当然になってきている．「障害者の人生40年時代」とは質的に異なった理学療法・作業療法を考えなければならない．人生に占める小児理学療法・作業療法，療育期間の

表 1-9 臨床意志決定能力
◆豊富な経験
◆広範囲なこどもと家族に関する科学的知識
◆各種訓練法に偏らない療法士としての理念・哲学
◆直感的創造力を働かせた治療技術
◆謙虚な内省的自己監視能力

量的比重だけを考えれば，その重みは軽くなったように感じるかも知れない．しかし，長くなった人生への態度や技能の自立を体得しておくことを考えると，むしろ，重みは増したといえる．社会に出た後から振り返って，小児理学療法・作業療法，療育は何をしてきたのかという評価を受ける必要があり，非難を浴びないような実践的臨床活動が求められている．

3．小児療法士の臨床意志決定能力

さて，実際の理学療法・作業療法の効率性は，療法士の臨床意志決定能力に左右される．豊富な経験，こどもと家族に関する広範囲な科学的知識，訓練法のみに偏らない療法士としての理念・哲学，直感的創造力を働かせた治療技術，謙虚な内省的自己監視能力の5つが臨床意志決定能力に必要な条件である．具体的には次のような資質を列挙しておく（表1-9）．

1）こどもの心理社会性に敏感な対応を行う

動作分析を実施していく時，最も重要で常に心にとどめておかなければならない資質である．理学療法・作業療法は楽しく，満足のいく場面で構成し，こどもの心理社会的必要性に対して肯定的な態度を示さなければならない．こどもの心理社会的必要性を認識するためには，こどもの顔の表情や身体言語，情動状態，理学療法・作業療法活動に対する注意の払い方といった顕在化した行動を尊重して，考慮することで可能となる．つまり，このような行動が理学療法・作業療法の内容や療法士に対して興味をもっているのか，いやがっているのかを表現しているからである．どのように対応するかは

経験が必要となる．基本的には，理学療法・作業療法場面よりは普通の遊びの場面でこどもとうまく相互作用できるような経験を多く積むことが薦められる．

2）こどもが示す姿勢・運動様式の特性を記憶し，識別できる

そしてそのような姿勢や運動がこどもにとってどのような意味があったり，機能的動作とどのような関連性をもっているのかを判断し，言語化し，分類できるように努めてみる．さらに様々な治療器具や治療活動，治療手技を応用して，こどもの姿勢や運動を援助するように努めてみる．いくつかの姿勢や運動の組み合わせが，障害の種類や程度によって特定できることに気づき，概念化できたら，その情報を臨床的に応用してみる．同様の方法で他の障害に対しても特徴的な姿勢や運動で分類できるか試してみる．このような，粗いが強力な直感的印象で情報を分析していることを認識するように努める．これこそが，Lorenzが述べたGestalt視知覚である．典型的な姿勢・運動様式を効果的に識別，分類できるか，意識的に練習してみることを薦める．学習機会を同僚や先輩と共有し，特異な姿勢や運動の分析を行い，その方法を修正したり，洗練させていく経験が貴重な財産になることに気づくことになるだろう．

3）治療目標を確立する

治療目標は，療法士，こども，家族の協力で決定するのだが，こどもが日常生活場面で機能的に活動でき，重力の影響に打ち勝ち，変形の進行を防ぎ，何よりもこどもにとって意義や意味のあるものにしなければならない．治療目標を設定し，常に心にとどめておくというのは，動作分析の目的を明確にできるという利点がある．実施している治療活動が治療目標にかなった展開になっているかということと同時に，こどもの心理社会的必要性や生体力学的目標に合致しているかという動作分析に必要な認知能力を高めることができるからである．そのためには，系統的にこどもの遊び活動を理学療法・作業療法場面や日常生活場面で観察し，最も機能的な運動様式を発見したり，その自立のためにどのような援助が必要かをみつけださなければならない．

4）治療刺激，場面，活動，環境といった状況をわずかに変化させ，修正する

わずかな変化によって，観察可能で測定可能な効果が出現することを分析できれば，飛躍的に臨床意志決定能力の向上に結び付き，何よりも療法士による治療の反応を評価するというよりは，こどもの自主的で能動的な能力に敬意を払える療法士に発達していくことができる．

5）自分の理学療法・作業療法を系統的に偏りのない態度で批判的に自己監視する

偏狭で教条的な考えに支配されていると，分析による理学療法・作業療法の冷静な効果判定が不可能となる．肯定的な結果も，否定的な結果も，将来の糧となる．常に自己の動作分析認識過程に臨床経験を蓄積していくように努めるべきである．

このことを完璧に備えている療法士は皆無であるので，例えば経験豊かな複数の療法士による委員会形式で内容を検討し，より包括的・客観的支援計画を立案できるような次善の策を講じないと，未熟な状態・時期の療法士が，個人的経験や偏狭な訓練法概念を頼りに理学療法・作業療法を行わなければならないという現状からの打開は望めない．

IV．こどもの特性

こどもは，大人をただ小さくした人間ではない．人間の発達とは，身体，知能，情緒，霊魂といった成長が質的に統合していく過程であって，それは胎児期から始まっている（図1-1）．

身体面に限定しても，発達は単に身体の各部分が大きくなっていくということではなく，各部分が環境に対応し，変化，適応していくことである．運動の巧緻性の発達は，神経系の成熟

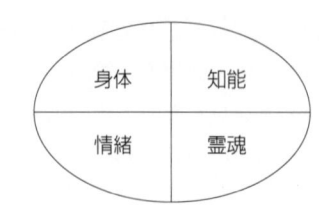

図 1-1 こどもとその発達の特性

にかなり依存している．そして乳幼児の中枢神経系は，生下時から7歳頃までは髄鞘化が完成していないので，巧緻性の発達もその影響を受けている．

同様に，生下時には呼吸器系は完全に発達しているわけではなく，気管支の量や肺全体の大きさといった構造的変化とともに，より効果的な呼吸機能様式を獲得していかなければならない．

この時，こどもの周囲の環境状態の影響を軽視してはならない．乳幼児期の愛情剥奪による情緒発達障害はよく知られているが，環境状態の様々な因子によって身体発達も同様に遅滞したり，障害を受けてしまう．

乳幼児の肺内分泌機能の障害は，成人の呼吸機能に及ぼす影響とは比較にならないほど重篤な発達障害を引き起こしてしまう．

筋収縮の不均衡による異常姿勢は，小児の場合，骨の異常発達の原因となり，その結果重度の構築的変形を生じさせてしまう．

発達の主体的駆動力は強力なものであり，こどもが身体的，知的にある発達段階に到達すると，すでに次の段階の巧緻性に挑戦する準備が整っていることが見受けられる．こういったことから，下肢のまひや下肢そのものが先天的に欠損しているこどもたちでは，生後9カ月頃につかまり立ちができないので，ずっと後に立ったり歩いたりする練習を設定しても，その必要性を感じないようであり，発達の駆動力もなかなか生じてこないことがある．

これまで述べてきた乳幼児期および小児期の様々な特徴から，治療の緊急性が明確になってくる．こどもの治療に携わる療法士を含む専門家は，早期治療の重要性を認識しなければならない．つまり，主要な機能の発達が阻害されたり，非可逆的損傷が発生する前に治療を開始しなければならないという理解が必要になる．

このことから，乳幼児および小児分野で働く療法士は，こどもの成長や発達の特性を熟知していなければならない．成人のように，身体的発達が成熟している場合とは異なる治療が必要となってくるからである．

こどもに関する知識をもてば，こどもを取り巻く養育者にとっても，こどもを理解し，受け入れることが容易となる．こどもの行動が，ある程度はその身体的，知的，情緒的発達の未熟性の結果生じるものだと理解できるようになる．小さなこどもは，どこかに行きたい時にはじっとしていなさいと言われても静かに座っておくことはできず，叫びたい時にはゆっくりと穏やかに話すことはできない．また大人のようには人前での緊張感に打ち勝つこともできない．

1．母子の相互作用

小児期の発達過程にある脳にも，すべてのことを理解したり，すべてのことを行う可能性は潜在的にはあるが，周囲の十分な愛情と刺激がなければ実現できない．ここで，長期間にわたって乳幼児期から施設や病院で生活するこどもたちでは，容易に必要な愛情や刺激が剥奪されてしまい，重篤な発達遅滞を引き起こしてしまう危険性があることを考慮しなければならない．

こどもが母親から引き離された結果については多くの研究があり，その中でも最も被害を受けやすい年齢は6カ月から9カ月であるとされている．特に母子の隔離以前に親密な愛着関係がある場合，その悪影響は甚大なものになる．このような愛情剥奪経験をもつ乳幼児の症状としては，静かでおとなしくなり，運動や発声量が少なく，大人との関わりに反応しなくなって

くる．運動発達や知的発達も遅れを示してくる．病院や施設に長期滞在している乳幼児の評価を行う場合，このような因子を考慮する必要が生じてくる．

2歳から3歳のこどもの場合は，著明な情緒適応障害を起こす危険性がある．1歳までのこどもとは異なって，母親に代わる養育者を拒否し，慰められたり食べたりすることを拒み，激しく泣きじゃくったりする．結果的に，無表情，無感動的になり，お漏らしをしたり，指しゃぶりをする退行現象が現れてくる．この年齢では，他の大人に対して攻撃的な反応を起こすのは健全な徴候であり，静かで柔順な態度はむしろ情緒発達の歪みの症状と考えられる．

3歳から5歳のこどもでは，母親はいつか迎えにきてくれるという考えが理解できるようになるので，情緒的にある程度安定させることができるが，逆に年長になっても相当な不安感が残っているので，病院や施設での長期滞在は自分に対する罰ではないのかとか，自分は家族にとって望まれていないのではないかという心配をしはじめるようになる．

乳幼児期，小児期のこの問題に適切な対処を怠ると，成人期には重篤な情緒障害を引き起こす危険性がある．両親が頻繁に病院，施設を訪問できるようにしたり，入院，滞在期間を短縮したり，可能であれば家庭で治療を実施する配慮も必要になってくる．

病院や施設環境だけが愛情剥奪症状を引き起こす原因ではなく，家庭内でも安定した母子の「絆」が形成できない場合がある．この場合，身体的な虐待を受ける危険性もあり，こどもにあざや火傷の跡が多くみられる時，療法士は担当医に報告しなければならない．両親による乳幼児虐待は，残念ながら珍しいことではなく，両親が神経症をもつ場合もあり，放置しておくと死に至る結末に遭遇してしまうことがある．こどもが身体障害をもつ場合，家族から「潜在的拒否」を受けることもあり，注意を引くために，破壊的，攻撃的な行動を伴った情緒障害を引き起こす危険性がある．

しかし，大多数の両親はこどもの障害を受けとめるようになり，積極的にこどもを励ましていく対応が育まれていく．

こどもは，環境が良かろうが悪かろうが発達していくが，可能なかぎり好ましい発達を促していくためには，「適切な手助け」，「良き模範」，「親密な家族愛」が必須のものとなる．

このことから，こどもの治療に携わる療法士は「家族の一員としてのこども」を常に考慮しなければならない．治療を両親に見学してもらうのは当然のことであるが，この時，家庭での訓練を指導するというのではなく，障害をもつこどもの理解と育児を援助する立場，態度，内容を示さなければならない．家庭でのこどもの生活や家族との出来事に関心をもち，適切な介助方法，使用可能な改良器具や椅子についての情報，トイレや入浴の練習方法などを，時機に応じて指導していくのが療法士の最も重要な役割である．

また時には，落ち込んだり不安で心配している両親に理解を示す「耳」をもたなければならない．家庭での両親による治療や指導の提案は最小限にすべきで，むしろこどもがもつ障害を正しく理解してもらい，自信をもって育児を続けていくように励ますことを優先していく．必要な介助方法は療法士が書面にして両親に手渡すよりも，両親自身に自分の言葉で記録してもらい，療法士が付け足していくほうが良い結果を生むようである．

こどもの入院生活を，家族，家庭から隔離しないようにする配慮に加えて，実際の治療場面でも，療法士はこどもにこの新しい状況，人間に適応できる時間と環境を与える必要がある．はじめはできるだけ静かで落ち着いた，けれども明るい雰囲気の個室が望ましく，徐々に大きな部屋で他のこどもたちも一緒にいる状態に慣れさせるようにしていく．

外来治療の頻度は少なければ少ないほど好ましく，両親がさらに指導や助言を必要とした時に療法士を訪れる形態が最も治療が成功している状態である．しかし，集中して理学療法・作業療法が必要な時期や場合もあることを忘れてはならない．

2．発達障害をもつこどもの特性

障害児の行動と経験は非障害児と異なる．真に全人的にすべての障害児に共通する次のような特性，特徴を把握する療法士が当事者の自立を援助できる．

障害児共通の特性
① 相互作用
② 自己理解
③ 不安の解消
④ 時間・空間的周期

1）コミュニケーション

相互作用，コミュニケーションが妨げられており，非障害児と同じように他人に関わることができない．視覚障害児でも，聴覚障害児でも，運動障害児でも，知的障害児でも，自分の気持を表現することができにくいし，他人を理解することも困難である．母親の笑顔がわからなかったり，母親の優しい声の調子が聞き取れなかったり，母親のそばに走り寄ることができない．また，こどもの周囲でいろいろなことが起こるので理解しにくい．こういったこどもには，愛情をもつだけでは足らない．この愛情をどのようにしてこどもにわからせるかをも知らなければならない．こども自身もまた，社会が受容できる範囲で，自分の愛情，願望，怒りを他人にいかにわからせるかを学ばなければならない．もっとも，簡単な相互の情報伝達だけでなく，感情表現も妨げられている場合が多いので，はじめて会う人との関係づくりがいつも問題になる．

2）自己理解

自己理解が困難である．人間の本質である他人と社会関係を作り，維持していく能力だけではなく，「個人」としての自分を感じ，自覚していくことが乳児期から難しい場合が多い．自分の指をもって遊んだり，自分の身体に触ったり，足の指をつまんだり，自分の声に耳をすましたり，鏡に映る自分の姿がわかったりする．障害児の場合，自分には障害があること，他人とは「違っている」ことに気づくのに時間がかかり，気づいても，どのように対応するかが困難であったり，時間がかかる．

3）不　安

不安の解消が困難である．こどもは，毎日の生活の中に様々な形で現れる不安を経験する．すなわち，暗闇や未知のもの，寂しさや病気，それに死に対する恐怖などである．不安には，大きいものもあれば，小さいものもある．こどもはそれに耐えることを学んでいく．自分のまわりに，母親，家族，家庭，おもちゃといったなじみのものがあることで解消できる．障害児の場合，なじみのものがそばにあっても，それをすぐにそれと見分けることも，また未知のものに備えていくことも困難である．精神的に未知の状況に備えていくことが困難であると，外部からの影響や変化に無抵抗になりやすい．結果として，小さな不安に打ち勝ち，大きな不安に備えることが難しくなる．

4）周期現象

身体的にも精神的にも，時間空間的周期が確立しにくい．短期または長期に現れる周期現象とその見通し予測能力は，こどもの生活において大切な役割を果たしている．脈拍，呼吸，食事，排泄，睡眠，覚醒，遊び，気分の波などにも周期的な変化がみられる．身体的にも精神的にもみられるこの周期現象は，こどもの経験や慣れ，教育に左右される．障害児の場合，この周期現象が時間的・空間的に不規則であったり，定型的すぎることがある．

以上のような基礎知識をもち，療法士個人およびその組織全体の自己点検を行っていく．

3．小児療法士とインフォームド・コンセント

まず，障害をもつ当事者，家族からの不平，不満を吸収できる体制は十分機能しているか．理学療法・作業療法の場面でも informed consent（インフォームド・コンセント：説明に基づく納得）は不可欠になってきている．

また，生涯発達の視点からの理学療法・作業療法の質の向上も重要である．医療の領域では，死亡した患者について，かかわった全臨床医が一堂に会する症例検討会議があると聞いている．まず，担当した医師が病状の経過を報告し，それぞれの時点での診断と治療の妥当性について議論を闘わせ，最後に，死亡後の解剖所見に基づき，病理学者が最終的な審判を下すという「Clinical Pathological Conference（CPC：臨床病理症例検討会議）」と呼ばれるものである．医師にとって最も厳しい自己批判と相互点検の場となり，同時に質の向上に貢献しているとも思われる．

まったく同様のものは不可能であっても，理学療法・作業療法を中心とした療育現場にも似た状況を創っていこうとする心構えが必要だと感じている．仮称「Retrospective Therapeutic Conference（RTC：遡及的療育症例検討会議）」を提唱する．そこでは，ある時点での障害児や障害者について，当事者と家族も同席して，各年代に担当した療法士が集まり，それぞれの時点での療育課題と実践について，報告，議論しあうというものである．そのうえで，例えば，現在，成人に達した状態から，過去の理学療法・作業療法の妥当性，問題点を点検しあうように努めていく．

旭川児童院では重症心身障害児に対して，この方式をとり，そのような中から今後の前方視的観点，つまり見通しをもった理学療法・作業療法計画立案能力や次に続く障害児に対する「療育能力」を療法士の個人と集団の両方の領域で高め，QOL の確保を図るように期待している．

4．小児理学療法・作業療法の療育目標

そして理学療法・作業療法による治療目標は「期間限定し可能なかぎり数値目標設定をした具体的な機能限定」のもとで評価し，その期間終了時に何割の達成度があったかを判定する．

現実的療育目標の設定
★期間限定
★機能特定
★数値設定

さらに，現実的には，障害をもつこどもがどのような経過で，どのような内容の理学療法・作業療法を受けてきたかという療育「生活史」を作成していく実践と制度を確立することを提案する．生活史作成には2つの手段があり，生活年次ごとの出来事を当事者を中心に置いて症例研究するライフチャートと，当事者の生活や経験の連続性を詳細に関連づけ，叙述的に記載していく narrative research（物語調査）がある．

旭川児童院では私が勤めた1994年から，重症心身障害児に対して実施している．このように，一人一人の理学療法・作業療法を地道に蓄積することを反復して，障害をもった人たちに対して，真に良質で良心的な療法士を養成していく体制を作り出す「活動計画」を実施していくように努力したい．

5．小児理学療法・作業療法の実際

こどもに対する理学療法・作業療法の進め方は，ある程度こどもの年齢に左右される．乳児は，微笑んでくれたり，あやしてくれる療法士を受け入れてくれる．幼児は，見知らぬ療法士に母親から引き離されて抱かれたり，服を脱が

されたりするのを嫌がるので，慣れるまでは母親の膝の上に抱かれた状態で，衣服を脱がさないで評価を行う．

　この時，こどもに幼児言葉を使って，いかにも未熟で無知な人間のように話しかけるのは絶対に好ましくない．説明や指示を簡潔にし，必要なら反復して，会話の内容はこどもが最も興味をもっているものや，その時の評価や治療内容に限定すべきである．つまり，大人と会話している時と同じ態度で接するように努める．こどもの言語表現力はまだ完成していないかもしれないが，理解力はおそらく表出力よりも進んでいるのと，表出言語は聴くことによって発達するので，幼児言葉は不必要なだけでなく，退行現象を引き起こす危険性がある．

　こどもの治療に携わる療法士は，こどもと遊ぶ技術と創造力をもつ必要があり，こどもが喜びかつ治療目的としても適切な遊び活動を展開し，簡単すぎて退屈させたり，能力を超えるほどむずかしい内容にならないようにしなければならない．このためには，発達段階の知識とこどもが何に最も興味をもっているかという性格を把握する能力が必要となる．

　しつけは両親の責任と義務であり，療法士のものではないが，治療中に「聞きわけのない」態度をこどもが示した場合，その行動の理由をまず考えるようにする．おそらく，していることが面白くなくていらいらしたり，物を投げ出したり，その場から逃げ出したりしたがっているのかもしれない．また暑すぎたり，寒すぎたり，痛みがあったり，おなかがすいていたり，喉が渇いていたりしても同じような行動をとる．もちろん，大人に反抗したり，大人を試したりしているのかもしれない．

　こんな時，療法士はすぐにこどもを叱ったり，ただなだめたり，実現不可能な口約束をしたりせず，治療内容や場面を変えて，不愉快がっている原因を取り除く態度を示し，こどもの気分を転換させてあげるようにするほうが好ましい．両親にもまた，こどもが期待しているような行儀の良い行動を示さないからといってすぐに叱りつけないで，療法士と協力してこどもの気分を転換させるようにしてもらう．

　こどもが様々な環境や状況に適応しにくいので，療法士はこどもの必要性に適応する必要がある．こどもと「能動的な協力関係」を作るためには，こどもが遊ぶ時に必要な動作を行うような場面を設定しなければならない．

　こどもは療法士の治療目的には無頓着なものである．「これやってみたい？」といった質問を直接こどもに投げかけても，年長児を除いては否定的な反応がかえってくるだけである．どのような提案や指示に対しても否定的な返答しかしない発達時期というものがあり，それが必ずしも本当に心から否定しているわけでなくても，前述のような質問をして，なおかつ返事を無視して治療を実施するというのは，より否定的，消極的，強制的場面になってしまうので避けなければならない．

　また，協力関係がとれない乳幼児や重症心身障害児の場合，様々な促通手技が有効であるとされているが，これは大きな間違いであり，このようにして一方的に得られた反応は学習効果がなく，こどもの実生活に反映されることがない．つまり，このような治療手技も手段であるので，その導入，使用状況，使用方法やこどもに対する主体としての尊重がなければ，機械を扱っているような理学療法・作業療法になってしまう．

　2～4歳のこどもは活動的であり，1カ所でじっとしていたり，一つのことに長時間集中させておくことはむずかしく，特に見知らぬ療法士と一緒では耐えることができない．治療も展開を速めていかなければならない．療法士は，こどもの好奇心や模倣傾向を利用して，治療目的を満たしながらこどもを楽しませる方法をみつけ出していくことができる．またこの時期は他人に身体を触られたり，物のように取り扱わ

れたりするのに耐えられないこどももいるので，母親を誘導して遠隔操作のような形式で治療を実施しなければならない場合もある．この時，両親にこの方法の理由を十分説明し，納得してもらうことが必要となる．

7～8歳のこどもたちは自分自身に起こる出来事に興味を示し，他人との関係にも関心をもちはじめてくる．この段階で療法士は，こどもに治療の必要性や治療内容の理由を説明しはじめることができるようになる．進行性疾患をもつこどもたちに対しては励ますような内容に少し修正して説明を行う．こどもの年齢が増してくると同時に，治療への積極的な参加度も増してくる．家庭での自主的な治療に対しても両親の指導が必要であるが，自分で責任をもてるようになってくる．

こどもが治療に適応できるだけの十分な時間的余裕があれば，こどもが驚いたり，当惑するのを避けることができるが，いつもそのような条件が整っているわけではないので，こどもが泣いているにもかかわらず治療を続けなければならない場合もある．それでも，できるかぎりそのような事態にならないように，療法士はこどもの涙を予測し，治療の強調点を変えて未然に防ぐように努力する．こどもが泣いている時はなだめるようにし，母親に戻すことも必要になる．ただ，泣くといつも母親に抱かせ，療法士が抱くとまた泣きはじめるという循環が形成されてしまう危険性もある．

入院しているこどもの医療的処置の時のわずかな失敗は，状況が理解できない乳幼児にとっては，とてつもない不愉快な経験として，いつまでも取りはらうことができないことを銘記しておかなければならない．

こどもの治療，特に障害の重いこどもの場合では，成功感，成就経験を得ることが最も重要なことになる．障害の重いこどもは，毎日の生活場面で失敗することが多いので，遊びや活動で成功できるように治療するのが療法士の能力

表 1-10 こどもと家族のための理学療法・作業療法の実際

◆こどもと家族の最大「関心事」を受けとめる
◆こどもと家族の生活時間を把握する
◆こどもと家族の生活空間を調査する
◆こどもと家族の生態相関図によって，人間関係を理解する
◆こどもと家族の「生活史」を作成する

といえる．療法士が訓練法の手技にのみ意識を集中し，こどもの体験に対して無神経，不注意であることが多いので，治療におけるこどもの失敗経験は予想以上に起こりやすいのが現状である．

療法士の治療手技というのは，こども自身が目標を認識でき，例えわずかな程度であっても達成できたと感じられるように，常に修正させていかなければならない．一見些細で重要ではないと大人が考えていることでも，こどもにとっては大変な欲求不満となる失敗が多いことと，そのことが治療の成否にも関わることを，療法士は認識しておかなければならない．

治療は常に楽しい場面であり，療法士との治療場面が成功経験を得る時間であるとこどもが期待できるように努力しなければならない．

強制的矯正ではなく
真の共生を!!

6．小児理学療法・作業療法の面接による評価

ここでは，旭川児童院で実施している理学療法・作業療法の面接による評価を紹介していく（表1-10）．

1）家族の最大「関心事」を受けとめる

療法士は専門家としての評価を行うが，その結果で理学療法・作業療法を進めるのでなく，家族の関心事に誠実な態度で耳を傾け，その解決に理学療法・作業療法技術を利用することを第一歩としている．

この裏付けとして2つの事実がある．まず家

族が最初にみているのは，理学療法・作業療法よりも，この療法士を信頼できるかどうかということで，個別の悩みを傾聴する態度と創意工夫する能力を示すことが重要な判定基準となる．さらに，家族にとっての「関心事，気がかり」というのは，専門家が思っている以上に的確で，素人の意見として片付けてしまうのは大変な間違いであるという調査結果である．

2）こどもと家族の生活時間を把握する

理学療法・作業療法の最大の目的は，家族がこどもについての知識や養育態度を身に付け，自信をもって育児を行い，家族全体が安定した生活を長期にわたって確立していけるように援助することにある．

そこで，まずこどもの生活時間を24時間にわたって振り返り，こどもと家族が接触している時間帯と，こどもが一人でいる時間帯を表にしてみる．

そして，こどもとの非接触時間帯における育児の工夫を提示してみる．例えば，重症心身障害児と呼ばれるこどもたちの場合，ベッドに寝ている状態が当然多くなるが，そればかりか，ベッドの位置や顔を向けている方向も定型的であることが多く，できるだけ多様な位置，方向になるよう助言してみる．ポジショニングにしても，大切なことは多様な姿勢経験であって，どれか一つの良肢位があるわけではないことを指導する．このような計画的な管理こそが，療育の主要な方法である．そしてこれだけで接触時間帯は増加し，こどもとの社会的相互作用が育まれる必然性が生じる．

次いで，接触時間帯での介助の種類と方法を聞き出していく．これには，大きく分けて基本的な日常生活活動と遊びが考えられる．家庭での訓練を指導するという従来の形式にとらわれず，衣服の着脱，食事，入浴といった日常生活の介助こそが，こどもとの社会的相互作用を豊かにし，家族の愛情を表現できるのだと励ましてあげるべきである．適切な方法とは，心身両面にわたった配慮がなされているものである．

生活時間の把握は，家族にとっても療法士にとっても，こどもの障害が「生活障害」であり，家族が抱えているのは「養育障害」であることを意識させる．そして，理学療法・作業療法の目標を具体的機能限定，期間限定のもとで数値設定し，目的指向の強い内容にしていくことが可能となる（図1-2）．

3）生活空間を調査する

こどもと家族を中心においた理学療法・作業療法を展開しようとすれば，現在主流になっている施設や病院の理学療法・作業療法室や訓練室と呼ばれる環境では，療法士は実生活での困難性を理解したり解決することがほとんどできないであろうし，実際できていない場合が多い．

家庭基盤療育を実施するには，必ずしも直接家庭を訪問する方法をとらなくてもかまわない．写真・ビデオといった映像と家族からの説明によって間接的に家庭訪問し，具体的な育児上の提案をしていくことができる．例えば，ベッドや改良椅子の位置，テレビや家族からの働きかけが行われる方向などを工夫したり，あまりにも様々な感覚刺激が爆撃のようにこどもに働きかけているような状況であれば，Wilbarger夫妻によって提唱されている「感覚ダイエット」という手段で，余分な刺激を遮断したり，必要な刺激を強調していく．

また日常生活活動や遊びを行う場所を指定したり，空間を構成する具体案を提示する．必要であれば，室内改造の相談にのることもある．

4）こどもの生態相関図によって，人間関係を理解する

Bronfenbrennerの基準に照らしていけば，障害をもつこどもたちが成人に達し，自立を目指す時，「社会参加度」が重要な構成要素となる．

通称エコ・マップと呼ばれる生態相関図は，こどもを中心とした人間関係を把握する目的で使用され，図式により，こどもと養育者の関係をその密度により，太線，細線などを用いて表

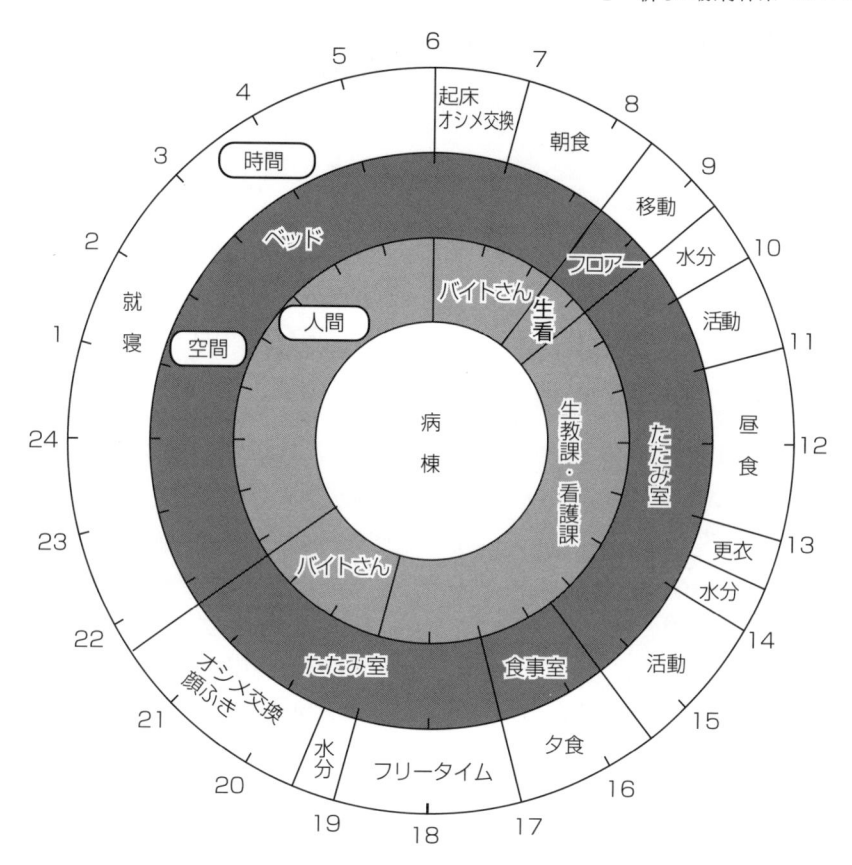

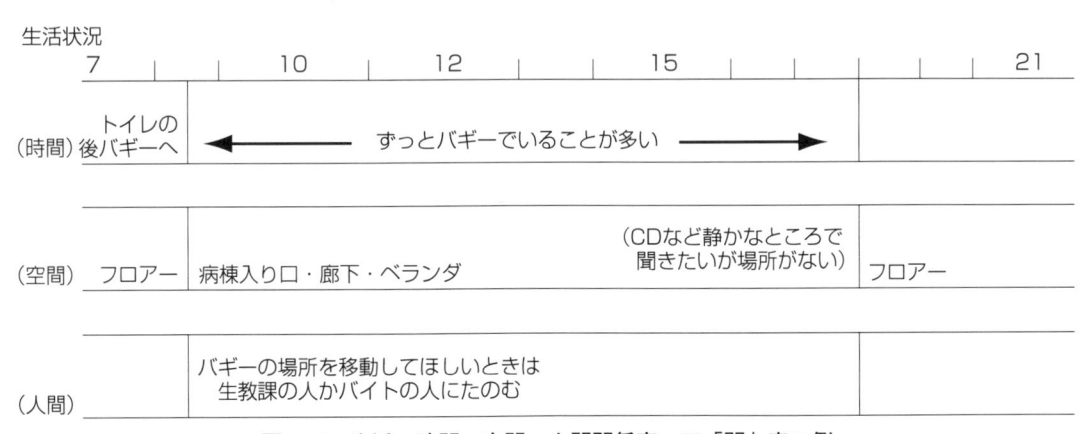

図1-2 生活の時間・空間・人間関係表＝三「間」表の例

し，影響を及ぼす方向性を矢印で示し，好影響か悪影響かをも書き込むことができる．これは早期療育段階では主要な養育者が誰であるのか，両親は障害をもつこどもとその兄弟姉妹の養育をどのように解決していかなければならないのかといったことを理解するのに役立つ．

しかし，本来エコ・マップは長期間の使用により，家族とともにこどもを取り巻く社会，宇宙が拡大していくような計画立案と実施のために用いられるべきである．米国では，家族中心

図 1-3 エコ・マップ例（家族構成および環境）

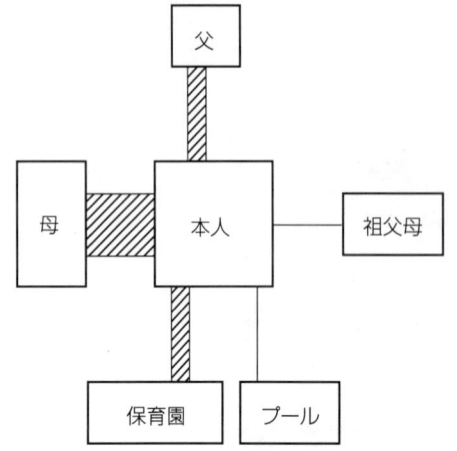

7歳女の子　ヘルペス脳炎後遺症
主として母親との時間が多い．
母は父の仕事を手伝っている．
母はリウマチをもっており手に力を入れたりすることがつらい（更衣など）．
父も協力的で，祖父母もすごくかわいがっている様子（祖父母は同居していない）

療育が法律的に義務づけられているので，このような方法を用いて療法士の役割も変遷していかなければならないと提唱されている（図1-3）．

5）こどもの「生活史」を作成する

最後に，障害をもつこどもの早期療育とは長期療育を意味するという観点で，療法士によるこどもの「生活史」という履歴書作りを提唱しておく．これは，筆者の長男と同じ年に生まれた脳性まひをもつこどもを長期間にわたって担当させてもらい，母親から聞かされていた日常の出来事をカルテとは別に日記のようにつけていたものと，その時々の日付が判明している写真を整理したものを，6年前に岡山に赴任する時に2人に手渡し，彼の半生を3人で顧みて，感謝された経験を基にしている．

長期にわたり適切な援助を行い，「人生の質」に貢献することが療法士の使命だと強調したい．

V．まとめ

日常生活の一場面を取り出した光景に，理学療法・作業療法の目的と方法が示されていると感じないだろうか．「ごく当たり前の日常生活」の中に，姿勢・運動制御，感覚，理解，意志疎通，聴覚，視覚，手の使用の要素があり，この「ごく当たり前の日常生活」を実現できるように援助することが理学療法・作業療法の目的にかなっていると感じるならば，そのような技術の開発が療法士の手で行われなければならない．

障害をもつこどもと家族のための理学療法・作業療法を適切に実施していく理念を，脳性まひ当事者からの提言という形でまとめておく．

①問題点指摘型ではなく，必要性把握型の理学療法・作業療法を実施する．

②各種訓練法に支配されたり，実施することを前提として理学療法・作業療法を実施するのではなく，こどもと家族の実生活を直視することを第一に考える．治療手技は目的指向療育の手段として位置付ける勇気をもつ．

③病院，施設での場面ではなく，家庭生活場面を基盤とした療育のための理学療法・作業療法を行う．

④障害中心型療育からこども中心，そして家族中心型療育への変換によって療法士の役割も変換していることを自覚して，例えば生態相関図や生活史を作成する活動なども理学療法・作業療法を通して実施していく．

⑤相互依存や共助といった当事者の意志を無視した流行語ではなく，ともに能動的に大きな目標に立ち向かっていく共生（synactive）発達概念に基づいた自立を目指すための理学療法・作業療法を実施していく．

そのために必要な新しい理学療法・作業療法とは，生物として快適で，運動生理科学に基礎を置き，発達科学を考慮し，機能的な目標を目指した治療アプローチである．

『生物として快適で，運動生理科学に基礎を置き，発達・学習を援助し，機能的な目標を障害当事者に適応させた』
療育の確立を目指して

しかし，療法士自身が理学療法・作業療法の最大の武器である．その生きざまが癒しの過程に大きく反映してくる．療法士が自分の生活に潤いをもち，大事に生きていることを示す必要がある．

Role model としての 療法士

障害をもったこどもの両親は，こどもの障害を受容するのに大変な困難を感じ，関係者の援助を必要としている．こどもの治療が長期にわたる場合は，療法士が両親の困難さを理解できる最適な関係者になることが多い．関係者がそれぞれ勝手に両親に対して矛盾する指導を行い，無益な精神的圧迫を両親がもたないように，療法士が中心となって関係者間の意見調整ができるように信頼される必要がある．

まとめてみると，成長と発達がこどもの行動や必要性を理解するための基本概念であった．例えば，乳幼児や中枢神経系障害をもつこどもが，意志疎通の方法として言葉をしゃべることができないとしても，それは何も理解できないとか意志疎通の能力をもっていないということにはならない．こどもの治療に携わる療法士はこのことを常に念頭におき，言葉を用いながら，顔の表情や身体の動きも使って意志疎通の努力を最大限行う必要がある．たとえ乳児であっても，周囲の雰囲気には敏感であり，触れられ方や抱かれ方によって大切にされているか，安全かを判断することができる．

もちろん治療が必要なのはこどもだが，両親には適切な援助と指導が必須であり，家族と心身にわたって隔離した状態でのこどもの治療は絶対に成功しない．こどもの周囲の雰囲気はこどもの幸せと自立にとって最も重要なものである．乳幼児は静かで落ち着いた環境で好ましい反応を示す．障害をもつ乳幼児にとって治療と遊びは不可分なものであり，治療によってこどもが世の中を知り，自分との関係を学習できるように援助するのが療法士の役割である．

旭川児童院周辺の森は，6年前に訪れた時，あまりにも景色がヨーロッパで見た Brdo の森に似ているので驚き，その後ここを第三の Brdo の森と密かに呼び，私の果たせなかった夢を実現したいと思い，毎日充実した活動をしている場所である．今回，この森からの提案という形式で「小児理学療法・作業療法の進歩と小児療法士の進化」を期待してまとめてみた．

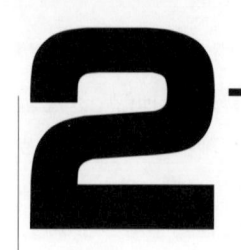

2 小児理学療法・作業療法の概念・理論・技術の基盤

Childhood is not only a preparation for later life and adulthood, it is LIFE

　小児理学療法・作業療法は，多くは一般の理学療法・作業療法の原則に準じているが，その実際にあたっては，小児の特性を十分考慮に入れた基本的概念と科学が必要となる．それらには次のような，3つの領域がある．

　①小児理学療法・作業療法を展開する際，こどもの運動障害だけではなく，こども全体，その家族，そしてこどもが遊び，学習し，生活している空間を包括した全体的アプローチが要求される．

　②こどもの成長，発達に伴う変化に対応したり，変化を予測したりするために，小児療法士には発達科学の知識が必須のものとなる．

　③こどもとその家族には，医療，教育の諸問題に直面していくために擁護活動が必要となる．

　小児理学療法・作業療法の実際は発達科学，小児病理学，発達評価と発達管理を基礎としている．小児理学療法・作業療法の治療技術は，成人，老人に対する理学療法・作業療法技術とは，質的にも量的にも大きく異なっている．こどもの特殊な，そして変化する必要性に応じて理学療法・作業療法を展開していくために，特別な基本的概念，発達科学の知識，特殊な治療技術が確立されてきた．

　疾病，障害，運動機能の諸問題を治療，予防していく理学療法・作業療法の基本的概念や科学的基盤は，特殊な小児理学療法・作業療法の実際の展開にも応用できるし，そうしなければならない．解剖学や生理学の知識，問題発見から解決の過程や患者教育の基本的概念などは，小児理学療法・作業療法であろうが，一般の理学療法・作業療法であろうが共通した領域になる．しかし，こどもは大人とは明確に異なる特性をもっている．そこで，小児理学療法・作業療法を実施していくためには，一般の理学療法・作業療法とは異なった領域にも関心を払わなければならない．つまり，こどもの身体的，心理的，社会的かつ情緒的特性に関心を払う必要がある．一般的に小児理学療法・作業療法の目的は，個々のこどもの潜在的能力を最大限に発揮させることにある．そして，患者がこどもであることから，家庭，愛情，遊びなどに特別の必要性があることを心に刻んでおかなければならない．このような観点から，小児療法士は，家族のよき協力者としての立場をとるべきである．

　専門職の哲学というのは，それを実践していく時の概念，原則，価値を形成していく基本的な信念と考えることができる．小児理学療法・作業療法は一般の理学療法・作業療法の哲学や技術を基礎として，そのうえに特別な哲学を発達させてきた．小児理学療法・作業療法の科学においても，一般の理学療法・作業療法の分野と小児の専門性との差異は明確であって，当然，治療技術においても，こどもに適応させるよう

に実施されている．

I. 小児理学療法・作業療法の基本的概念

こどもは大人を小型にしたものではない．この明白な原理はこどもの身体，知的能力，精神，社会における位置といったすべての領域で真実である．

1. 包括的・全体的治療概念

現在の保健医療機構は，数多くの専門性に分化されていて，理学療法・作業療法もその1つである．個々の専門性は身体の一部分を他から分離させて焦点を当てる傾向がある．そこで，患者は自分の身体が分離分解されたような感覚をもってしまうこともある．例えば，ある専門家は患者の腰痛を治療し，別の専門家はその患者の潰瘍の治療を担当し，またその情緒面での問題を取り扱う専門家がいるといったことが起こる．実際には，それらがすべて関連しているにもかかわらずである．治療を受ける大人は，分離分解される感覚から，身体的，知的，精神的に一体化した自分自身の主体的な感覚を維持するために闘わなければならない．包括的・全体的治療概念では，その個人全体の尊厳を重んじ，個々の部分の関連性を大切にしていく．包括的・全体的治療概念は，一般の理学療法・作業療法においても重要であるが，しばしば入院や外来期間が短かかったり，多くの患者を抱えていたりするので，実施が困難であることが多い．成人の理学療法・作業療法の現実は，療法士が患者とその抱える問題を全体的に理解したり，治療したりする時間と能力をもてないまま，単に肩や腰の痛みだけを治療しているといえる．

ただ多くの大人は，そのような部分的な治療を受けても傷つくことなく，一個人として主体的に生活していくことができる．しかしながら，こどもは情緒的にまだ未成熟であり，自我意識が確立していない存在である．多くの場合，こどもは一緒に生活している大人のなすがままになってしまう．このようなことから，小児療法士はこども全体をみていく必要があり，1つの機能や機構の障害が，潜在的に他の機能や機構にどのような影響を及ぼしてしまうかということを念頭におかなければならない．例えば，運動発達障害は，認知，言語，知覚や自己認識の発達に多大の影響を及ぼしてしまう．

包括的・全体的治療概念というのは，こどもの身体の様々な機能や機構，こどもの様々な発達領域，こどもの様々な生活場面，そしてこどもが依存する様々な人間のことを考慮し，関連づけていく観点を指している．こどもは，生物学的にも認知機能的にも発達的にも，多くの活発で動的な相互作用の過程を経験している．一部の影響で他の部分が混乱してしまうこともある．小児療法士はこどもの身体的な発達や技能に対して配慮しなければならないのだが，こどもの身体的状況が情緒面や社会的経験といった他の側面にどのような影響を与えたり，また影響を受けたりするのかといったことにも心を配る必要がある．こどもはまた社会の一員であって，両親，兄弟姉妹，親戚，養育者，近所の人たち，学校の先生，学校の内外の友達といった人たちとの間で，様々な相互依存，相互作用の関係を形作っている．1つの起こった出来事によって影響を受けたり，抑制されたりもする．小児療法士も，こどもと家族，社会文化の内容，経済状態，人々の信仰心，政治状況，教育や科学の変化といった様々な環境の中の一要素として，こどもと同様に相互作用の関係を形作っている．小児理学療法・作業療法における包括的・全体的治療概念では，全体としてのこども，家族の一員としてのこども，こどもが機能している生活場面，家族と療法士の影響といったものを考慮していく（**表1-1, 2**参照）．

小児理学療法・作業療法を受けるこどもは救急性のある疾患は少なく，慢性障害であって最

大限に発達を促すために，長期にわたって治療を受ける必要がある．そこで，可能なかぎり普段の生活場面での理学療法・作業療法を行い，生活と学習が一体化されたような治療活動がなされるべきである．こどもの生活場面というのは，家庭や学校ということになる．そのような状況で小児理学療法・作業療法が展開されると，こどもの発達を促すだけではなく，家族や学校の先生とのコミュニケーションもよくなる可能性が高い．

小児療法士は，こどもと家族に働きかけ，包括的で全体的な治療を展開しなければならない．多職種間のコミュニケーションと協力が必須のものになる．

2．発達的視点
1）小児理学療法・作業療法の特色

こどもは質的にも大人と異なる．生物学的機構が未成熟であると，疾病や障害が成長や発達に影響を及ぼし，こどもの機能学習や獲得能力を阻害してしまうこともある．いくつかの例をあげてみる．まず，視覚障害のあるこどもは，自分のまわりの環境を探索するのが困難なので，認知・知覚機能の発達が阻害され，経験学習の機会が失われるかもしれない．また，下肢への体重負荷ができないほどの機能障害をもっている乳児の場合，臼蓋形成不全が起こりやすく，ひいては股関節の構築的問題をもってしまうかもしれない．発達障害の影響は長期間にわたって起こってくるので，それらを予測していくことが必要になる．ここで重要なことは，ある障害によって引き起こされた異常な構造や機能が，将来どのように発達を阻害するかといった予測である．そういった問題を予測することによって，小児療法士は問題が生じてからの対症療法ではなく，適切な予防策を講じることができる．そのためには，障害，発達過程，こどもの必要性に関する知識が小児療法士に要求される．小児療法士の役割は，小児科の医師の役割と類似したもので，次のようにあらわすことができる．

2）小児理学療法士・作業療法士の役割

小児療法士は，こどもの発達に伴う変化について両親に道しるべを与える資質を備えているべきである．発達過程の転換期の前に，予測的な指導を与えることによって，両親に適切な準備をさせることができる．

こどもの身体的，社会的，情緒的，そして認知的な必要性は，年齢とともに変化していく．そこで，治療の目標や技術も，こどもの発達過程に合わせていかなければならない．障害をもっているこどもの場合，自発的な発達がなかなか起こらないので，大人は待てなくなってしまうことが多い．例えば，2歳のこどもは，コミュニケーションをとろうとし，ある程度の自己制御もでき，自分の周囲の世界に好奇心を示してくる．2歳の障害をもつこどもの治療をする療法士は，コミュニケーションの能力を期待して促したり，自分のことは自分でしたり，好奇心を満たしたりするような機会をつくって励ましたりする必要がある．小児療法士は発達に伴う変化を予測し，主要な運動技能や行動の発達を促通して，準備していかなければならない．こどもが学校に行くようになったり，大きく重くなったり，移動やコミュニケーションの手段が必要になったり，思春期に心身ともに成熟していく段階に入ったりすることを，常に心がけておかなければならない．

3）発達過程への対応

発達課題の中でもいくつかの特殊なものは，小児療法士によって直接促通していくことができる．例えば，体重負荷能力，筋力，姿勢の制御や改良器具を用いて自立を援助するといったことを行う．心理社会的な側面や認知領域の発達に伴う変化も起こってくる．療法士は家族とともに，そのような変化に対策をたてておく必要がある．例えば，理学療法・作業療法に影響を与える情緒的な発達として，思春期に入り，

自己認識や自立心が芽生えてくる時期がある．小児療法士は，両親やこども自身とよく話して，予測される変化に対応していくようにする．思春期に入ってきたこどもには，治療目標の設定や治療活動の選択といったことを自主的に行わせるようにする．それには，家族も参加させるようにする．療法士は，家族や他の専門家がこどもを理解したり，援助したりできるように協力していく．その際に，こどもの発達課題や将来の変化を予測させるようにしていく．

3．擁護活動

擁護者というのは，文字どおり擁護したり，支持したり，保護したりする人間を指す．こども自身は選挙権をもたず，法的な活動もできないので，適切な擁護者とはいえない．社会や政治の複雑な仕組みや働きを理解することは不可能に近い．

伝統的には，家族がそのこどもを擁護している．しかし，障害をもつこどもの家族は，しばしばいろいろと不利な状況に陥ってしまうので，適切な擁護者になることが困難になってしまいやすい．障害をもつという事態そのものが未知で想像もつかないことなので，戸惑ってしまうことになる．非障害児の家族の数に比べて，彼らは少数派である．両親自身，障害児をもつという社会的烙印のようなものを感じて，こどもの擁護者として主張することをためらう場合もある．一般的にみて，こどもに健康の問題や身体的，または精神的な障害があると，社会から遠ざけられ，沈黙を守ってしまう傾向がある．こどもの問題に対処していかなければならない重荷があるので，家族が教育的，政策的，医療的な官僚制度に真っ向から向かっていこうとするのは，相当な覚悟が必要となる．

小児の療法士は，こども全般についても，また運動障害や発達障害についても特別な知識をもっているので，家族や医療機構，学校，社会制度の中で，こどもの権利や必要性を擁護できる立場にある．小児療法士はまた，家族を教育指導し，情報を与えて，自分たちのこどもの擁護者になれるよう支えていくことができる．

II．小児理学療法・作業療法の科学的基盤

小児理学療法・作業療法の実際は，その基本的概念と科学的基盤によって形成されていく．小児理学療法・作業療法に必要な科学的知識は，まず一般の理学療法・作業療法の科学的基盤と同様である．解剖学，生理学，運動学，生体力学，病理学，運動制御，運動学習，心理学，運動療法といったものが含まれる．小児理学療法・作業療法はこれらに加えて次の3つの主要な要素から構成されている．① 発達科学，これには，発達生物学，発達心理学，感覚―知覚―運動発達，社会学そして教育学が含まれる．② 小児病理学，こどもの保健問題や身体の構造と機能の異常性に関する知識を取り扱う．③ 発達上のリスクの評価とその管理．このような領域をまとめ，応用して，小児理学療法・作業療法の実践が行われている．

1．発達科学
1）生物学的特性に関する知識

評価を適切に行い，治療を安全にかつ効果的に実施していくために，こどもの生物学的特性に関する知識と，大人とこどもの相違点についての認識が必須のものとなる．筋骨格系，神経系，呼吸器系，消化器系などの構造が未成熟な状態であるので，こどもの機能には制限がある．そして，そのことを考慮して，治療方法は選択されなければならない．こどもの成長，成熟，発達の過程に対して，家族は応答し，環境を適応させている．

生物学的な未成熟状態に伴って起こるこどもの機能的，認知的，情緒的，社会的発達領域の特徴については，Gesell, Erikson, Piaget, Vygotsky といった小児発達学の先駆者たちの

業績により，かなり解明されている．こどもの情緒性の発達状態によって，自己認識，恐怖感，自立心が影響を受け，それによって監視，保護，指導が必要となる．社会性の発達状態は，社会環境の中で活動する能力に影響を及ぼし，その経験を蓄積していく．こどもと大人では，知覚・認知機能の発達過程においても，質的に大きく異なることが知られている．例えば，病気の原因を理解するこどもの能力というのは，ピアジェがいう身体に関する因果関係の理解の発達段階に対応することが判明している．大体2歳から7歳までの前操作段階にあるこどもでは，疾病は人間の行為の結果であると概念化してしまいやすい．そのようなこどもにとっては，悪いことをした罰として治療を受けると認識してしまう傾向がある．

2）こどもの立場に立った基準

こどもを大人のように治療してはならない．大人とは，身体的にも，認知や情緒面でもその能力が異なるし，長期間にわたり，大人の指導や保護に依存しなければならないからである．大人の能力や行動を単純に小型化した考え方は適切ではない．それとは違った基準が要求される．この事実を考慮に入れないと，結果は効果的でないばかりか，もっと重要なことにこどもの心を傷つけてしまうことになる．例えば，就学前のこどもに新しい治療行為を行おうとする時，くどくどと言葉で説明して行うのは適切なことではなく，しばしばこどもは驚いたり，引き下がったり，おびえたりしてしまいやすい．恐怖感のために，こどもは非協力的になったり，抵抗したりする．このような行動を引き起こしてしまうと，治療効果を引き出すことが難しくなり，下肢装具の採型をとる場合，こどもを押さえつけなければならなくなる時もある．しかし，こどもの好きなお人形や動物の縫いぐるみなどを患者に見立てて，二人で一緒にそれらに下肢装具を作る遊びを通して，恐れをなくし，容易に受け入れさせることもできる．小さいこどもの場合，言語による抽象的な説明を理解する能力には限界があるので，できるだけ具体的な言葉で実際の行為を伴った説得を試みるべきである．

こどもの立場に立った基準の確立の重要性を示すもう一つの例として，新生児集中管理室における治療行為を取り上げてみる．傷つけられやすい乳児に対する医療行為はそのストレスを最小限にとどめるように注意しなければならない．日常定期的に行う医療行為は，最小限の刺激であっても，この高いリスクをもつ乳児にとっては，生理的にストレスをかけてしまうことになる危険性が高い．泣く，嘔吐する，しゃっくりをする，くしゃみをする，あくびをするという乳児にとっては正常な行動は，高いリスクをもつ乳児にとってはストレスを感じる徴候である場合が多い．乳児の生理的状態やストレスに対する閾値を常に確認しておくことができる感受性の高い療法士であると，乳児に対する日常定期的な操作であっても不適切な場合や，危険な時もあるということを認識できる．新生児集中管理室に勤める小児療法士は，医学的に非常に障害を受けやすい乳児のストレスを最小限にとどめるために，このような徴候に対する高い知識と感受性をもつ必要がある．

2．小児病理学
1）知識の必要性

療法士には，将来機能障害を引き起こす危険性のある前兆についての病理学的知識が要求される．しかし，成人の病理学的知識を用いて，単純に小児の病理学に応用することは不可能である．大多数の小児の疾患，障害は，成人の疾患，障害と大きく異なるからである．遺伝性疾患や周産期障害は，乳幼児期に診断され，こどもの成長や発達に影響を及ぼす．これには，ダウン症候群のような染色体異常，筋ジストロフィー症のような発生遺伝学的な疾患，脳性まひや気管支肺異形成のような周産期障害といっ

たものが含まれる．このような疾患，障害は全人口からするとそれほどでもないが，小児人口からすると高い比率を占める．このように，小児の療法士は，小児疾患の病因，症状，経過と予後，そして管理についての特別な知識が必要となる．

2）相互関係の予測

疾病や障害と発達の相互関係を予測しておかなければならない．例えば，脳性まひのような運動障害をもっているこどもは，必然的に探索能力に制限が加えられるので，結果として，認知能力や心理社会性の発達に問題が生じてきやすい．なんらかのまひのあるこどもの場合は，骨格系が未成熟なために，外力の影響で非可逆的な変形をもってしまいやすくなる．このような問題に対して小児療法士は，2つの目的をもって治療に挑む．まず，これ以上の機能障害や構築的変形を引き起こす二次障害，三次障害を予防する．さらに，状況を改善させるような積極的な援助を与える．前述した探索能力に制限が加えられているような場合は，探索が可能となるように，なんらかの移動手段を代替方法として提供できるように治療を計画する．まひがあり，変形の心配がある場合には，アラインメントに注意を払い，運動療法，ポジショニング，日常生活活動，改良器具などを用いて，機能を最大限引き出し，構築的変形を最小限にくいとめるように努める．

3．発達上のリスクの評価とその管理
1）リスクの評価

リスクというのは，損傷や損失を受ける危険性と定義づけることができる．リスクはまた，ある種の特性や要素の存在によって，不利益な結果を引き起こす確率が増加するという意味も含まれている．小児科領域においては，リスクは内的要素と環境的または外的要素の両者から成り立っている．内的なリスク要素というのは，健康や発達の問題を引き起こしてしまいやすい個人の体質や特性のことである．外的なリスク要素には，こどもの養育や発達のために必要な物理的環境の適切さや，こどもの心理社会的特性，家族の特性といったものが含まれる．リスク評価は新生児の治療においてよく用いられるが，その概念は正常発達を阻害される危険性のあるこども時代全体に適用することができる．正常発達を阻害するリスクを評価するというのが，小児理学療法・作業療法の基本的概念の中核をなしている．

乳幼児期のリスク評価とは，発達障害をもってしまう危険性のあるこどもや危険性の高いこどもの過去および現在の要素や出来事を系統だてて検査し，分類する過程を通して，小児療法士に警告を与えてくれる性質のものである．リスク評価はスクリーニングの形態で行い，こどもの健康，成育，将来の発達に重大な影響を及ぼす特性を顕在化されたものだけではなく，潜在的なものも含めて発見する目的をもっている．リスク要素の評価を的確に行うことによって，潜在的な問題が進行しないようにして，治療を最も効果的な時期に開始し，将来の障害を予防したり，最小限にくいとめたりすることが可能となる．

2）リスクの要素

内的なリスク要素の例として，高齢出産，低体重出産，早産未熟，出生時の蘇生，けいれん発作，機能障害を引き起こす脳障害や脊髄障害，先天性四肢欠損，呼吸窮迫症候群などがあげられる．外的なリスク要素の例として，病気や障害のあるこどもを養っていく家族の経済力の問題，乳幼児と家族との隔離（これは愛着行動や絆の形成に問題が生じてくる），温度，酸素，栄養，刺激といった物理的環境の不整備，愛情の欠如，こどもや家族に対する社会的差別といったものがあげられる．

いくつかのリスク要素が同時に重なってくると，その被害は甚大なものになる．その影響が累積され膨れあがってくるからである．早産未

熟児の場合，内的な要素として呼吸器や神経系の障害をもちやすく，長年にわたってこどもに悪影響を与える．障害のあるこどもの場合，内的なリスクをすでにもちながら，健常児よりも外的な環境が劣悪であることが多く，それがまた障害を悪化させる結果を生んでしまう．障害をもっているこどもは，一般的に環境に適応する能力が低く，また自分たちにとって必要なことを周囲から獲得したり，働きかけたりすることも不得手であることが多い．このようなこどもは，劣悪な環境から立ち直ったり，代償しようとする力も弱々しい．このように，身体的かつ社会的な環境が最適でない場合，その発達はますます困難な状況に陥ってしまうことになる．

今までのことをまとめると，小児理学療法・作業療法の科学的基盤は，小児の正常および異常発達，小児病理学，そして障害をもっているこどもの発達のリスク評価とその管理という学問体系にあるといえる．

一般の理学療法・作業療法とは異なった小児理学療法・作業療法の基本的概念と科学的基盤を適応させて，こどもに合わせた具体的な治療技術が導きだされる．これから治療技術の相違点を述べていく．

III. 小児理学療法・作業療法の治療技術

技術というのは，複雑で科学的な課題を遂行していくための系統だった手段ということができる．こどもはいくつかの重要な特性から大人とは異なるので，理学療法・作業療法を行う際にも，特殊な治療技術を必要とする．小児理学療法・作業療法の治療技術のうちいくつかは，成人の理学療法・作業療法で用いられているものを単純に応用するだけでかまわない．しかし，こどもにだけしか用いない，質的に大きく異なる治療技術も存在する．最近，小児科領域の疾患や障害に対する理学療法・作業療法技術について，多くの書籍が出版されている．その中でも，脳性まひ児に対する理学療法・作業療法が最も広範囲に取り上げられている．また，二分脊椎症や筋ジストロフィー症の理学療法・作業療法についても研究され，出版されている．しかしながら，小児理学療法の文献，書籍において，治療技術を導きだす原理，原則について述べてあるものは，皆無に近い状態である．そこで，小児理学療法・作業療法の治療技術の基本的原則を列挙していく重要性が生じてきた．大人に対する治療技術とこどもに対する治療技術の相違点は，量的なものと質的なものがある．

1．量的特徴

治療技術の量的な相違点は，強さ，頻度，期間のすべてに存在する．こどもの場合は，量的な修正をしなければならないと，常識的には考えられ，臨床的にも明白なのだが，そのことの理論的考察はほとんどなされていない．こどもは身体が小さいので，治療の強度を変えなければならない．筋力評価や筋力増強の方法も修正しなければならない．気管支や肺からの分泌物の排痰に用いられる手掌叩打法は，乳幼児の場合，その力を加減しなければならない．

治療頻度も量的な相違点がある．小児理学療法・作業療法を決定するいくつかの臨床的な因子がある（表1-11）．治療頻度については，実践しながら，調査，研究がなされているのが現状である．乳幼児の摂食，衣服の着脱，家庭内での取り扱いといった様々な養育場面と理学療法・作業療法を統合させようと試みられているので，こどものごく普通の生活場面での治療展開の頻度がますます増加していく傾向にある．

治療期間も，もう一つの量的な相違点である．小児療法士は慢性疾患にあるこどもを治療することが多いので，治療期間がかなり長期にわたることを覚悟しなければならない．障害をもっているこどもの身体の成長や必要性の変化に対応していくために，こども時代を通じて，

表 1-11　小児理学療法・作業療法の頻度決定因子

① 刻々と変化するこどもの課題を予測したり，提供したりする必要性の度合い
② 内的，外的なリスク要素の評価とそれらによる悪影響を最小限にくいとめる治療計画の必要性の度合い
③ 両親を主要な養育者として指導する治療計画の内容と形態
④ 教育現場での治療の実施形態
⑤ 診断群に応じた理学療法・作業療法に対する経済的基準
⑥ 必要な治療を提供できる療法士の資質

理学療法・作業療法を実施，展開していかなければならない．現在の機能を維持したり，構築的変形や異常発達を予防したり，身体的，社会的，教育的な発達を最大限に促通したりする必要性に応じて，理学療法・作業療法の期間は連続的なものになるか，経過をみながら進めるかといった決定がなされる．

2. 質的特徴

小児理学療法・作業療法には，成人の理学療法・作業療法とは質的に異なる点もある．この質的特徴によって，どのような小児理学療法・作業療法を，どのような場面で，どのような時に，どのような方法で展開するかということが決定される．質的特徴は，治療実施形態，ハビリテーションとリハビリテーション，動機づけの技術に存在する．

治療実施形態の典型は，療法士とこどもが一対一で関わるものである．こどもに直接関わり，指導し，誘導できる形態である．こどもは，大人と違って，指示を与えておくと自分で治療プログラムが遂行できるわけではないので，一対一の治療実施形態が必要になる．小児理学療法の二番目の治療実施形態は，家族やこどもの養育者や，学校の先生に対する相談指導というものである．ポジショニングの方法，機能的動作の練習，治療活動の実際を，療法士が計画を立て，家族や養育者や学校の先生が実施する．三番目の治療実施形態は，脳性まひ児の学校での場面で，集団で治療を行うものである．これは集団指導教育と呼ばれ，コンダクターと呼ばれる大人の指導者が，その学級の脳性まひ児すべてに同じ運動，同じ活動を同時にさせる形態をとる．四番目は，一人の療法士が数人の患者を同時に指導するものだが，それぞれの患者は個々別々の治療活動を自分たちで行う．これは大人の治療ではよくみられるが，こどもの場合にはまれである．

小児理学療法・作業療法を展開する時，知識や技能をはじめて学習したり，獲得するという意味のハビリテーションと，失った以前の能力を再学習，再獲得するという意味のリハビリテーションの違いを明確にしておく必要がある．大人は構造的に十分発達した身体をもっているが，こどもの身体はまだ発達途上にあり，外からの圧力により敏感に反応してしまう．大人は以前の能力の記憶があるので，それらが再獲得，再学習，回復の手助けになる．障害をはじめからもつこどもの場合，その物事に対する概念的枠組みが欠如している．そこで小児療法士は，しばしば運動や発達の構成要素をすべてなぞってあげなければならないことがある．障害をもつこどもが学習や家庭環境から何かを身につけ，未知の世界に足を踏みいれ挑戦していこうという勇気をもてるようにする資質が，小児療法士には必要である．こどもが今まで経験したことがない技能のハビリテーションを進めるために，大人とは質的に異なった治療活動が要求される．例えば，歩行機能の学習の準備として，這い這い器，立位フレーム，パラポディウムといった発達段階に応じた改良器具を用いて姿勢制御をさせるとか，年齢に応じた日常生活活動の設定をするとか，コンピュータを使ったコミュニケーション方法の導入を行ったり，電動車椅子を操作させるといったことがあげられる．さらに，三輪車の改造や電動スイッチつきのおもちゃなどを作製することによって，自

立した移動手段だけではなく，遊びや学習といった機能的動作も自立できるように援助していくことができる．

治療活動に協力させるように動機づけることも，こどもと大人の理学療法・作業療法の質的相違点の一つである．大人は一般的に，理学療法・作業療法の目的や長期目標を理解したり，治療活動とその目標との関連性を把握することができる．大人はまた，治療をしなかったり，協力しなかったりすると，どのような結果が起こるかということも了解することができる．例えば，歯磨きを怠ると虫歯になるといったことである．ところが，こどもは長期目標を理解したり，予防的な治療の大切さを認識したりすることはできない．彼らの理解や動機というのは，現実的で，実際的で，その時期に彼らが最も重要だと考えているものに向けられる．例えば，2歳児にとってのおもちゃ，8歳児にとっての自転車，14歳児にとっての自分の外見の見ばえといったことである．このように，治療技術をこどもの関心，動機に合わせ，治療活動に積極的に参加させる必要がある．小児療法士は，目標を達成するために，大人に用いている従来の治療体操のようなものは極力少なくし，こどもの創造的な遊びやおもちゃの使用，日常的な機能的活動などを多用する方法を見出すべきである．こどもが学校や家庭で普段行う摂食，衣服の着脱，移動といった日常生活活動は，治療の方法でもあるし，結果にもなりうるものである．このような場面設定や治療活動は，こどもにとって自然なものであり，動機づけがしやすい．そして，これはこどもの現実の世界を取り扱い，こどもを全体としてとらえている包括的かつ全体的な理学療法・作業療法ともいえる．

IV. まとめ

小児理学療法・作業療法は，特別な基本的概念と科学的基盤をもち，それらによって導き出されたこどもの健康問題や障害を治療したり，管理したり，予防したりする具体的な治療技術をもっている．こども特有の性質があるので，成人の理学療法・作業療法の基本的概念，科学的基盤，治療技術をこどもに用いる場合，修正し適応させる必要性がある．生物学的，心理的，情緒的かつ社会的な機能において，こどもは大人とは質的に異なる特性がある．理学療法・作業療法を必要とするこどもの課題に合わせた明確な哲学と特殊な知識，そして修正した治療技術を基礎として，小児理学療法・作業療法は存在している．

第2章

早期療育の新しい流れ

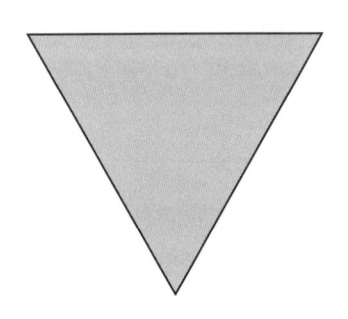

1．GM Assessment：発達神経学による療育改革

2．行動機構の共生発達理論

3．NICUにおける療育：ポジショニングを中心として

1 GM Assessment
発達神経学による療育改革

Gestalt perception as a source of scientific knowledge

　新生児集中治療管理室（Neonatal Intensive Care Unit：NICU）における早期介入を実践していく療法士には，その基盤として多くの理論，モデル，概念的枠組みが必要である．低出生体重児やハイリスク児の神経生理学的および行動学的理解のための知識や，様々な能力の評価技能，種々の介入モデルなどがそれである．現状では，単一の理論（あるいはモデル）ですべてのこどもの問題を解釈，解決することは困難であり，多くの知識，技術をとりそろえ，必要な部分を取捨選択し，あるいは統合して用いていく必要があると感じている．そうした意味を十分踏まえたうえで，一つの評価法を紹介したい．

　既存の評価法としては，Brazelton, Dubowitzなどの評価や原始反射の検査，いわゆるこどもの成熟度の評価などがあげられる．これらは，古典的な神経学を基盤としており，どちらかといえば，その時期その時期のこどもの状態や成熟度を把握することはできても，療法士の介入目的や指針を導きだしにくい印象が強かった．また，早期産児の中枢神経系の特徴を考慮すれば，いかにこどもに対して非侵襲的手技であるかという点や，評価結果をもとにした発達の予後予測という点についてはほとんど皆無と思われた．

　今回紹介するPrechtlによるGM Assessmentは，早期産児の運動活動の質的な評価である．この方法を学ぶことによって，これまで気づかれていなかった生後早期の運動発達の特徴やその運動活動の質を評価することによって，将来的発達予後を予測できるようになる．

I. 自発運動活動と全身運動

1. 胎児期からの神経機能の連続性

　過去の認識では，胎児や新生児は外部からの感覚刺激入力に対して反応するものと考えられていた．この考えに基づいたものが，いわゆる神経学的検査法である．しかし近年の研究において，胎児は子宮内環境でその時期その時期において完全に適応できている状態であり，新生児も出生直後より様々な能力をもち合わせていることがわかってきた．胎児や新生児が自発的に運動することはその一つと考えられる．Prechtlは，この胎児や新生児の自発的な運動をSpontaneous Movements（自発運動）として概念化した．

　胎児の行動，いわゆる胎動にも様々なものが存在する．超音波を用いた胎児の観察から，胎児は受精後数週から胎動を開始し，自発的に動いていることが確認されている．図2-1では，受精後8週頃からの胎動の出現を表している．

　また，de Vriesらの研究では，超音波によって観察した胎児の自発運動と新生児の自発運動を比較している．それによると，新生児でみられる自発運動と同じ運動が胎児でもみられ，胎児期の自発運動が新生児期まで持続していること

図 2-1 胎児運動

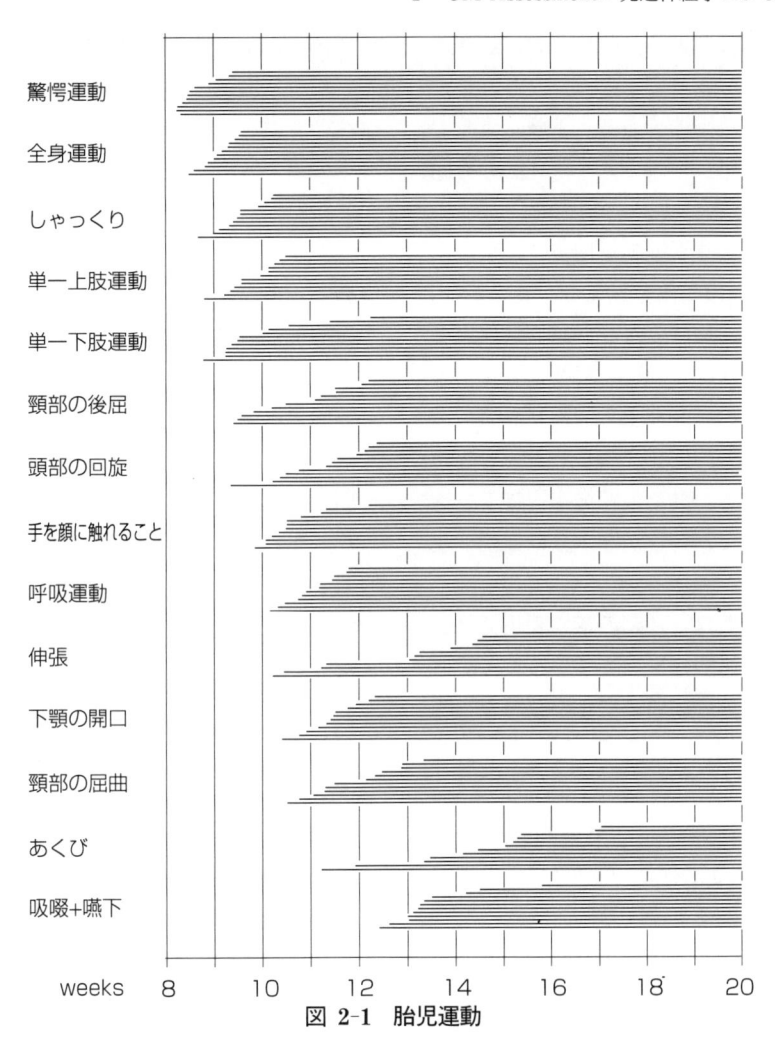

とを示している．つまり，胎児の運動は受精後8週頃から出現し始め，その行動は出現してしばらくはその出現頻度が増加するが，2〜3週経過するとそれ以降は変化がなくなり，出生時まで持続する．さらに，新生児期まで継続する．

乳児にとって，出生時には子宮内環境から子宮外環境へ適応するために，全身の諸器官が急激に変化をすると考えられる．呼吸機能においては，肺内の羊水を排出し，肺サーファクタントにより肺胞を膨らませ，肺胞でのガス交換を開始する．循環器系でも，臍帯動脈および動脈管の閉鎖と肺循環など，同様のことが起こっている．他には，自律神経系機能としての体温の調整などもそうであろう．それにもかかわらず，新生児の自発的な運動形態は胎児のままであり，胎動のままで子宮外環境におかれることとなる（図2-1）．

2．なぜ全身運動なのか

Prechtlらは，自発運動活動が胎児や早期産児の神経系機能全般の評価にとって有用であると仮説し，自発運動の中から全身運動（general movements, 以後GMs）を評価パラメーターとしてとりあげた．彼らはGMsを「全身に及ぶ粗大運動であり，数秒から1分ほど続く運動である．その特徴は，上肢，下肢，頸部および体幹

運動の様々な連続性である．強度，力，速さにおいては，強くなったり弱くなったりし，その始まりと終わりは段階的である．上肢，下肢の大きな屈曲伸展運動は複雑であり，運動の方向に回旋が加わったりわずかな変化を伴っている．この付加的な要素が運動を円滑に，優雅にし，複雑さや多様性の印象を与えるものである」と定義づけている．つまり，評価パラメーターとしての選択理由は，①在胎8週頃から出現し，出生後2カ月の終わり頃まで同じ形態で継続して出現すること，②他の運動に比べ，その出現頻度が高いこと，③その特徴が複雑で多様性をもつ粗大運動で，数秒から1分ほど続く運動であること，などである．

ここで重要なことは，運動の量の変化ではなく，その運動の質に焦点を当てていることである．Prechtlらは，運動の質の変化が脳障害を明確に表していると述べている．

3．GMsの発達過程における質的変換

GMsの質的な発達過程は，図2-2のように示される．前述のごとく，GMsは胎生8週頃から出現し，その後継続して出現する．特に満期時以降，2カ月（満期後年齢）の終わりまでの間は，writhing qualityをもつGMsと呼ばれる．その特徴は，「全身に及ぶ粗大運動で，2～3秒から数分間あるいはそれ以上続く．その特有なものとは，上肢，下肢，頸部，体幹の運動の様々な順序性である．その運動は，強度，力，速度において強まったり，弱まったりし，段階的に始まり段階的に終わる．上肢や下肢の伸展・屈曲運動の主な順序は，回旋が加わったり，運動方向にわずかな変化を伴うことで，複雑となる．この補足的変化が運動を滑らかに，優雅にし，複雑さや多様性の印象を創造する」と定義づけられている．そして2カ月の終わり頃から徐々にwrithingから新たなfidgety運動へと移行する．この時2～3週の間，writhingとfidgetyが同時に存在することもある．このGMsの質の変換は，胎児期から出生後も継続して出現していた子宮内運動様式から重力下（子宮外）様式への変換を意味し運動機能としての子宮外環境への適応と考えられる．

fidgety運動の定義は，「頸部，体幹，四肢の様々な加速をもった円形の運動であり，小さな振幅，中等度の速度，全方向への運動である．fidgety運動は，注意を集中している間や落ち着かないとき，あるいは泣いているときを除いた覚醒中は継続して起こり，他の粗大運動と同時に起こることもある．fidgety運動は，早くて満期後6週頃からみられるが，ふつう9週頃起こり，徐々にその出現頻度が増加し，15週～20週頃まで出現しつつも徐々に頻度は減少する（図2-2)」である．この年齢の幅は受精後の週数を目安としており，満期産児はもちろん，早期産児でもその修正年齢から同等の週数で考えることができる．

さらにこのfidgety運動も，満期後15週頃から徐々に，より随意的な運動や視覚誘導による操作運動へと移行する．それは，リーチ，接触，把握，軸性の回旋，抗重力運動（下肢の挙上，手-膝の接触）などである．在胎8週から続いたGMsは，この時点で消失して観察することが困難となる．

このGMsの質的変換過程は，これまで眼にしていたかもしれないが，その存在を認識されていないものであった．事実，正常発達について書かれたどの本にも，このような視点で乳児の早期の運動が観察，分析されていない．この理由としては，神経学的検査や反射研究の概念が，乳児を観察する時に大きな前提となっていたためであり，このような事実が発見の障壁になっていたとも思われる．

II．評価方法

1．ビデオ記録の作製

乳児を背臥位の状態（可能なかぎり裸）で寝かせ，自発的に起こる運動を上方あるいは一側

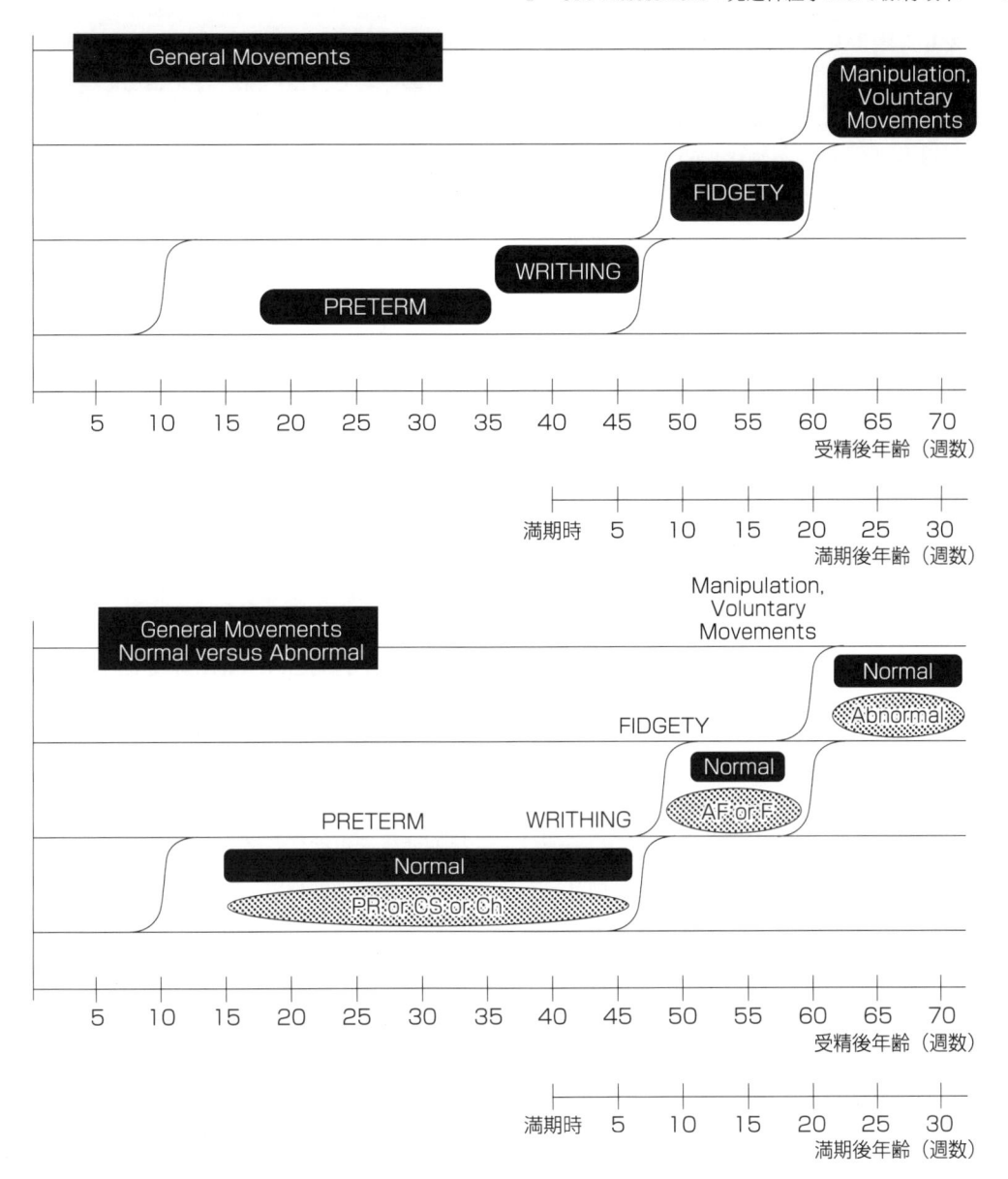

図 2-2　GMs の経年的変化：正常と異常

上方からビデオ撮影する．撮影に際して，授乳30分後の乳児が能動的に覚醒した状態で行い，撮影中は乳児に対して外的な刺激をいっさい与えない．

Prechtl らは，早期産児の場合，入院中は出生後から満期時あるいは退院時まで毎週1時間のビデオ撮影を，また退院後は3～4週毎に15分以上のビデオ撮影（ただし，能動的に目覚めている覚醒状態）を行っている．

2．ビデオ記録の観察と評価

撮影したビデオ記録を倍速で再生し，GMs の出現部分を抜き出し，次に普通の速度で再生しながら運動を観察する．Prechtl による GMs の分類をもとに，その GMs を正常あるいは異常，異常であればどのような異常であるかを判断す

る（表2-1, 2, 図2-3参照．正常の定義は本文を参照）．これを global judgement と呼ぶ．Prechtlらは，このようにして作成した編集テープに基づいてそれぞれの乳児の神経学的予後を予測している．

満期後20週までこの観察と評価，判定を継続して実施し，その結果を乳児の個別の発達過程（individual developmental trajectory）としてビデオ記録を編集，整理しておく．また，数カ月後の運動機能の様子や発達検査の様子を追加していくことにより，個別の発達過程をより明確に示す貴重な記録となる．

また，GM Assessment の次の段階として，より細部の評価のために「最適得点（optimal score）」に基づく分析を用意しており，正常・異常のそれぞれのより詳細な評価が可能となっている．

3．Gestalt 視知覚

撮影した GMs のビデオ記録観察手段として，Prechtl らは Gestalt 視知覚を用いている．この Gestalt 視知覚については，「鳥の刷りこみ」で有名なノーベル賞の医学生理学賞を受賞した Konrad Lorenz の1959年の論文「科学的認識の源泉としてのゲシュタルト知覚」の中で詳しく述べられている．

Gestalt とは，心理学事典によれば，全体的関連のもとにある「まとまり」をもって現れる具体的な形象のことと記されており，細部の関連性を含めた全体的特質のことである．つまり Gestalt 視知覚は，視覚的にとらえることのできる全体的特質，例えばその対象の構造上の特徴，あるいは感覚的性質として全体から規定されている性質，さらに相貌的表出的な特性を認識することができるものである．例えば，一つの音は音階が違うと異なって聞こえ，一つの要素は全体から規定されている．しかし，メロディーは音階が違うと一つ一つの音が違うのに同じように聞こえる．要素が異なっても全体の特徴は保持されるといった全体の特徴を認識するものである．Lorenz は，Gestalt 視知覚が特に複雑さを示すような対象に対して，強力な認知手段となると述べている．つまり，GMs のもつ「複雑さ」の特徴をとらえるのに有効といえる．

しかし，この手段が非客観的要素が強いといった批判的意見もある．また細部やパターンにとらわれると Gestalt が崩れてしまうことや，実施者自身の Gestalt 能力の低さと条件の低下（疲労など）などが実施上の弱みとして挙げられ，実施の困難さの印象を生み出す可能性をもっている．しかしながら，Prechtl は「Gestalt 知覚は機械的定量化には置き換えることのできない分析手段である」と強調している．

III. GM Assessment のもつ価値

GM Assessment は GMs の質を評価することにより，各々の乳児の将来的な神経発達学的予後を予測するものである．特に，脳性まひの早期発見を可能にしている．これにより，小児科医，発達神経科医，小児神経科医などによる脳性まひ診断システムが向上しうる．

これまでの脳性まひの早期診断では，乳児期に決定的な診断根拠がなく，重症例を除けば4カ月以内の診断は不可能であり，8カ月以内でもしばしば難しいといわれており，将来的な予後を診断する精度はないと考えられている．そのため診断とその後の発達経過を調査し，両者の関係を分析することで，ギャップをうめようとされてきたが，いまだ診断精度は低いままである．例えば，ある神経学的検査により異常である場合には脳性まひとなる確率が高いとされても，その検査が正常である場合でも脳性まひとなることがあるからである．つまり，検査結果が正常，あるいは異常となった場合に，正常がどのくらい正常な確率をもつのか（特異性：specificity），同様に異常ではどうか（鋭敏性：sensitivity）といった点がどちらも高い確率で

表 2-1 異常な GMs の定義

●胎児期，満期前の時期(早期産児の場合)，満期時および満期後最後の 2 カ月間の異常な GMs のタイプは以下のようである

タイプ	定義
➡ Poor repertoire of GMs (PR)	連続する運動要素の順序性が単調で，他の身体部位の運動が正常な GMs でみられるような複雑な形態で起こらない．
➡ Cramped-synchronised GMs (CS)	この運動は，硬く(rigid)，正常な滑らかさや流暢な特徴にかける．四肢，体幹筋群は，突然に収縮し，弛緩する．
➡ Chaotic GMs (Ch)	四肢の運動が大きな振幅で，流暢さのない，また滑らかさもなく，無秩序に起こる．この運動は突然に起こる．

表 2-2 異常な GMs の定義—fidgety 運動

● fidgety 運動が以下のようであれば，異常な fidgety 運動と判断する

タイプ	定義
➡ Absent (F-)	満期後 6〜20 週まで，fidgety 運動が観察されない．しかしながら，その他の運動が観察される．Cramped-synchronized 乳児は fidgety 運動をもたない．
➡ Abnormal (AF)	その運動は正常な fidgety 運動のようにみえるが，その振幅，速さ，jerkiness は，中等度か非常に誇張されている．

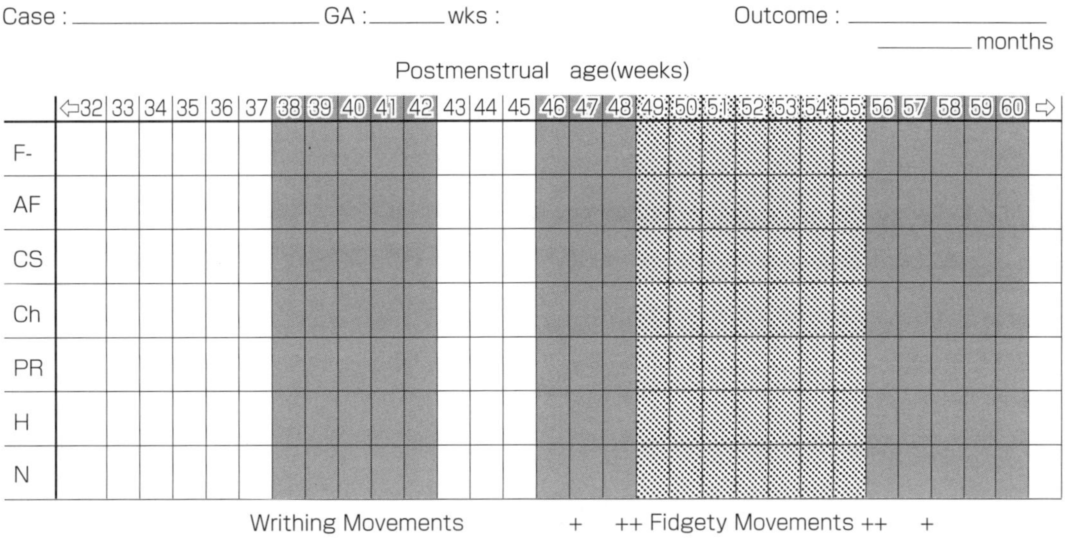

図 2-3 Individual Developmental Trajectory

F-: Absence of Fidgety Movements; AF: Abnormal Fidgety Movements; CS: Cramped-synchronized GMs; Ch: Chaotic GMs; PR: Poor repertoire; H: Hypokinesia; N: Normal GMs.

はないということである．

Prechtl らが提唱する GM Assessment は，生後 5 カ月（修正月齢）までに脳性まひの診断が可能である．生後 5 カ月というのは，前述したとおり，GMs が fidgety 運動からより随意的な運動行動へと変化するからであり，fidgety 運

動の評価が予後予測と強く関連しているからである．これまでの研究から，fidgety 運動の有無，そして正常あるいは異常かが，予後と最も関連が強いことが示されており，fidgety 運動が観察される年齢での評価結果を重要視している．近年の論文では，正常な fidgety 運動をもつ乳児の 96％が，2 歳時の神経学的予後が正常であり，異常な fidgety 運動であれば 81％が異常（うち 37％が重度の脳性まひ，44％が発達遅滞），fidgety 運動が出現しなければ 100％が異常（うち 98％が重度の脳性まひ，2％が発達遅滞）と報告している．この評価による予後予測の妥当性は，これまでの神経学的検査に比べ妥当性が高いことを示している．1997 年の Prechtl の報告では，予測の特異性が 96％，鋭敏性が 95％とされている．さらに，他の検査結果との比較により，Prechtl は超音波エコーよりも特異性，鋭敏性が高いことを報告し，Cioni はこれまでの神経学的検査よりも特異性，鋭敏性が高いことを報告している．したがって，GM Assessment の予後予測力の高さは，これまでの脳性まひの早期診断システムに新たな発展をもたらすものと考えられる．

IV. GM Assessment がもたらす療法士にとっての意義

療法士にとって，この評価方法の意義を以下の 3 点と考えている．① その評価方法の特徴の理解および実践，応用，② 作業療法・理学療法の適応の有無の確立，③ 作業療法・理学療法の形態の指針などである．

臨床の中で姿勢や運動をパターンとして観察，分析しがちであるが，この方法では全体を大きく捉えることからはじめる．細かい部分にばかり注目しすぎると全体がみえなくなり，全体的本質を捉えきれなくなるという落とし穴に陥るかもしれない．GM Assessment で用いる Gestalt 視知覚は，療法士の日常の臨床場面で無意識的に用いているかもしれない．こどもがみせる運動活動，行動などから感じとる視覚的情報は，これまで療法士自身が蓄積してきた様々な知識，経験を通して浮かび上がってくる直感的認識としての Gestalt をもとに，観察，評価を行い，より詳細な分析へと応用しているかもしれない．単に GMs の評価手段としてだけでなく，日常の臨床場面で意識的に活用していけるものかもしれない．

GM Assessment により，作業療法や理学療法が必要とされる乳児には早期から，そして長い将来を見据えた治療を展開することが可能である．逆に，周産期，あるいは新生児期にリスクをもち異常所見を示していたにもかかわらず，その予後が良好となる乳児への過剰な治療を防ぐことができる．さらに，異常な乳児に対する作業療法・理学療法の内容や頻度といった指針の目安がいくらか可能にもなる．我々はこれらのことを考慮し，個々の乳児の GMs を観察，評価している．

本評価は，直接作業療法や理学療法の内容を決定するものではないが，早期治療を実践する者にとって必要な最新の発達神経学に基づく知識であると同時に，非常に興味深いものであると考えている．

V. GM Assessment の利用：症例を通して

1．正常例

在胎 26 週 6 日，出生時体重 790 g にて出生．Apgar 指数は 1 分 8 点．生下時から呼吸窮迫症候群のため気管内挿管，人工呼吸管理を日齢 50 日まで受けた．日齢 56 日まで酸素投与が続いた．

日齢 113 日（PMA 42 週）より，超低出生体重児，上衣下出血という理由から理学療法・作業療法を開始した．

ビデオ撮影は，入院中に PMA 43 週，45 週，46 週に，外来継続中には PMA 51 週，54 週，57 週に実施した（45 週のビデオは児の行動覚醒状

Individual Developmental Trajectory								case : normal case										Predict : normal							
			Writhing													Fidgety									
	35	36	37	38	39	40	41	42	43	44	45	46	47	48	49	50	51	52	53	54	55	56	57	58	59	60
Global Judgement									N			N					N				N					

図 2-4　正常例の個別発達軌跡表

Individual Developmental Trajectory								case : abnormal case										Predict : CP?							
			Writhing													Fidgety									
	35	36	37	38	39	40	41	42	43	44	45	46	47	48	49	50	51	52	53	54	55	56	57	58	59	60
Global Judgement										CS	CS			CS												

図 2-5　異常例の個別発達軌跡表

態が不安定であることから評価より除外した)．各々のビデオ記録を観察し global judgement を行い trajectory を作成した (図2-4)．

以上の結果から，予後を「正常」と予測し，理学療法・作業療法継続を児の発達経過のチェックと家庭での養育援助・指導を中心とした内容に変更し，外来通院の頻度を減少させた．

【本症例の GM Assessment から得たもの】

PMA 55 週時のビデオ観察結果から，両親に対し児がみせる運動の特徴が良好なものであることを説明した．児の将来的不安を抱えていた両親の安堵が感じられた．これにより，療法士が指導する家庭療育に対して，両親がより積極的に修得，実施しようとする変化がうかがわれた．

GM Assessment により，その時その時の児の運動の評価結果と予後の確信の両面から，療法士自身も両親に対して自信をもって状態が良いことを説明できるように思えた．

2．障害例

在胎 33 週，出生時体重 796 g（－4.038 SD）にて出生．Apgar 指数は 9 点/1 分，9 点/3 分．日齢 2 日まで酸素投与．日齢 45 日まで低血糖状態が続く．頭部超音波エコーにて，IVH，PVLは認めないものの，像にやや陰影があった．発達評価の依頼で理学療法・作業療法を開始した．

児のビデオ撮影は，入院中には PMA 44 週と 45 週に，外来継続中には PMA 48 週にそれぞれ実施した．各々のビデオ記録を観察し，global judgement を行い，trajectory を作成した（図 2-5）．

以上の結果から児の GMs は fidgety 運動を欠いた異常な発達軌跡を示した．将来的予後の予測として，障害をもつ可能性が考えられた．しかしながら，出生後からこれまでの経過および検査結果からは危険因子が少なく，小児科医は予後に関して懐疑的であったが，児への早期理学療法・作業療法へと変更した．

【本症例の GM Assessment から得たもの】

本症例は，初回のビデオ記録において Cramped-synchronized GMs を示し，異常と判断され，以後正常化することなく fidgety 運動の出現もみられなかった．これまでの児の経過，医学的検査データ，画像診断からは，危険因子が見出せず，小児科医では理学療法・作業療法の必要性がないと考えていた．つまり，これまでの診断基準では，先に述べた鋭敏性の問題を示していると考えられた．GM Assessment が，より感受性の高い予後予測力をもつものである

と実感できた．

VI. まとめ

Prechtl によるこの GM Assessment は，早期診断，早期予後予測，非侵襲的，低経費という特徴をもち，これまでの神経学的検査手段との違いを明確にしている．また，これまではこどもの中枢神経系は外部からの刺激に対してのみ反応する反応器官であると考えられてきたが，もう1つ自発的に運動を発動するといった「起動器官」でもあるという2つの側面をもっている．こどもの運動行動がこの2つの側面をもっていることを考えると，Cioni が述べているように，GM Assessment が過去に発展してきた神経学的検査にとって変わるものではないことを十分理解し，様々な神経学的検査と GM Assessment のそれぞれの意義をはきちがえないように注意しなければならないと感じている．

早期介入を実施する療法士にとって，生後早期における乳児の運動発達過程を理解し，特に運動の質を観察する能力を身につけることは非常に意義深いことと考えている．

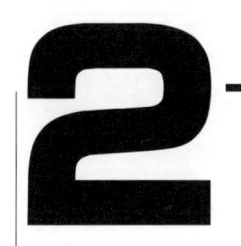

2 行動機構の共生発達理論

I've never seen a person who doesn't communicate

　早期治療を実施していく資質の向上のために最も考慮しておかなければならない点の一つとして，養育者が新生児に与えた特定の介入の結果を，新生児が養育者にどのように意志疎通しているのかを識別する能力があげられる．Alsらは，新生児，特に未熟児が子宮外環境と相互作用する方法を説明するために「新生児行動機構の共生発達理論」を提唱した（図2-6）．これによると，新生児は5つの行動下部機構を通して環境と相互作用していると提唱している．5つの行動下部機構とは，「生理性（自律性）」，「運動」，「覚醒状態」，「注意」，「自己調整」であり，それらは順次各々が相互に関係し，共生的に発達している．生理的あるいは自律的下部機構により，乳児は自律神経系機能の制御が可能となる．乳児は運動下部機構により，運動活動，筋緊張，姿勢の制御を行う．覚醒状態下部機構により乳児は，「深い眠り」から「泣く」までの様々な段階の意識（覚醒状態）を経験でき，さらに一つの覚醒状態から他の覚醒状態へ滑らかに変化させることができる．注意的下部機構により乳児は，外環境からの刺激に対して敏活で，注目し，反応することが可能となる．自己調節下部機構により乳児は，他の下部機構を制御（維持）し，調整することが可能となり，その結果，ストレスに満ちた，あるいは混乱した状況にさらされた自分を鎮めることができるようになる．

　Alsらによれば，この下部機構は，図2-7で示すように，階層的パターンで発達する．生理的（自律的）下部機構は最も未熟で，最初に機能的となり，全機構の安定のための基盤もしくは核と考えられている．それぞれの下部機構は，発達において互いに相互作用している．新生児は階層的に高い段階の下部機構における行動を組織化させるために，より低い段階の下部機構が安定しなければならない．

　新生児は適切な運動制御を達成する前に，生理的下部機構を安定させなければならない．行動覚醒状態の調整を可能にするためには，生理的下部機構と同様に，運動下部機構を安定させなければならない．同様に，相互作用的能力を得るために，行動覚醒状態，運動，生理的下部機構のすべてにおいて安定性をもたなければならない．最適な自己調整は，他のすべての下部機構において適度な安定がある時にしか起こらない．図2-7は，この階層的組織を図解し，全体の機構を支える基礎として生理的下部機構を表現している．

　健康な満期産児が環境との間で協調的で，滑らかで，調和が取れ，ストレスがほとんどない状態で相互作用できるのは，この行動機構複合体が成熟し，統合している結果である．Alsらは，この過程を「神経行動機構」と呼んだ．満期前に生まれた新生児は，しばしば下部機構の一部分（または全体）に成熟と安定を欠いてお

46　第2章　早期療育の新しい流れ

システム：
注意/相互作用
覚醒
運動
自律神経

環境　　　　　　　　　　　　　　　　　　　生物

全世界

母親の子宮外環境

保育器

母親の子宮内環境

受精

週	行動
47-52	課題遊び
42-46	社会的相互作用
37-41	注目
32-36	素速い眼球運動　協調された呼吸運動
28-31	複雑な動き，指しゃぶり
25-27	胎児の呼吸運動
21-24	素速い眼球運動
17-20	顔への協調された手の動き
13-16	開眼と眼球運動
9-12	頭と四肢の分離した運動
2-8	屈曲姿勢
→4	けいれん様の動き

図 2-6　行動発達における共生理論

自己調節
注意/相互作用
行動覚醒状態
姿勢・運動の組織化
生理的安定性

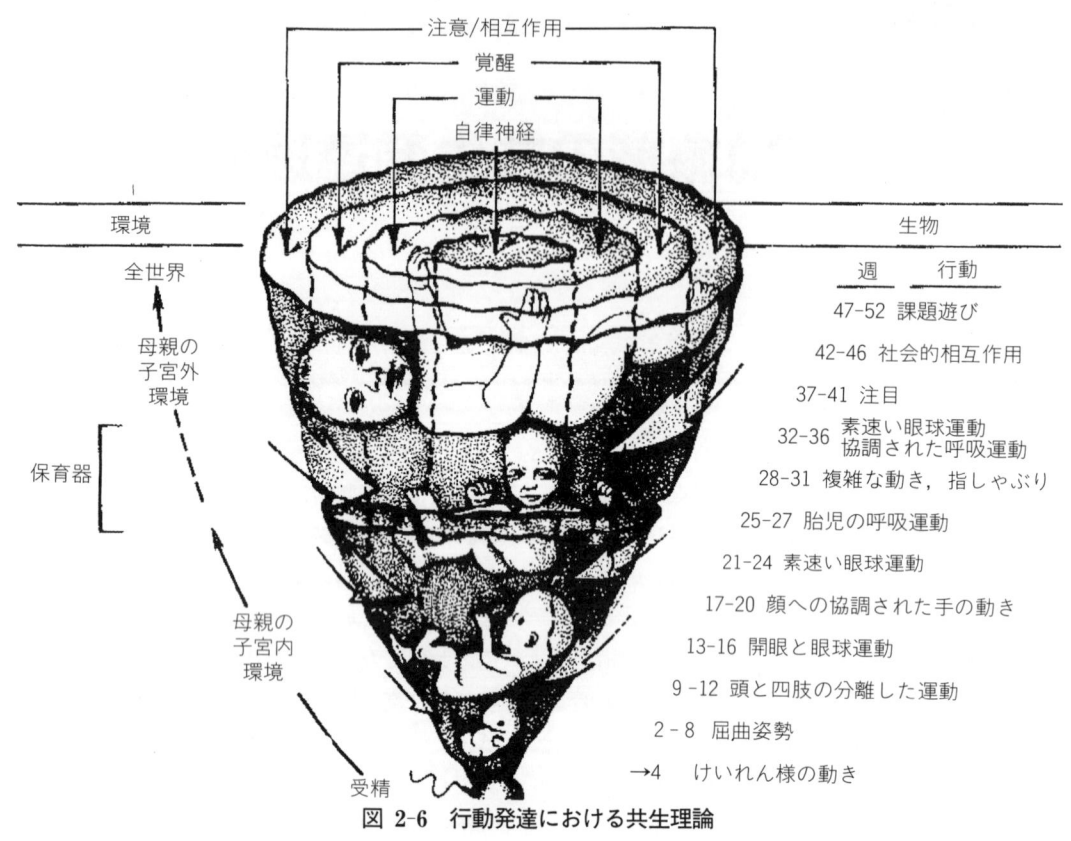

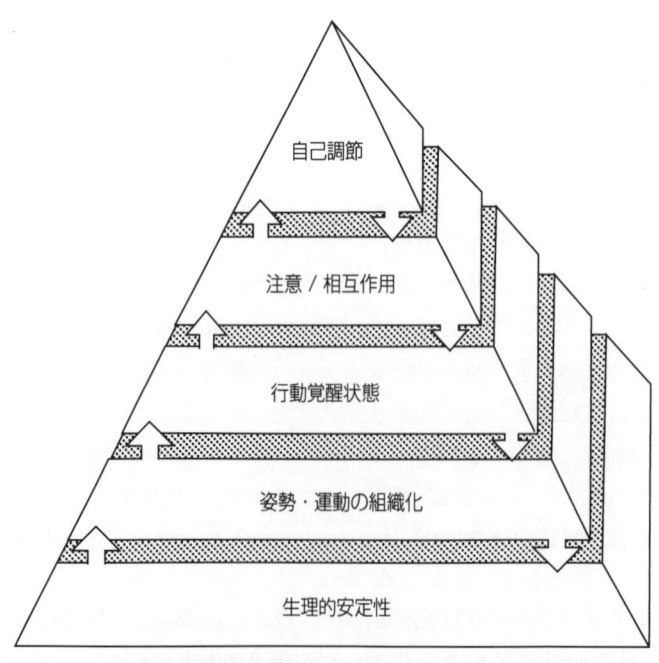

図 2-7　生理的安定性を基礎とする乳児の行動組織の共生理論のピラミッド図

り，この神経行動機構を環境と適度に相互作用させることができない．

下部機構の安定と制御を欠いた新生児がその下部機構での反応を要求されると，直下の下部機構に不安定徴候が現れやすくなる．もし新生児が「不安定性」の初期徴候にもかかわらず，反応を要求され続けると，不安定性は機構の階層的発達（図2-7）の逆の順序で増悪しやすくなる．これが起こると，新生児は最も低い段階である生理的不安定状態に到達する危険が起こり，結果として新生児の健康や生命までも脅かすかもしれない．

以下の例は，この概念を示している．

> ある療法士が修正33週の乳児の治療にNICUにやってきた．そこで療法士は，乳児の母親が自分の言葉や顔の表情に対して，乳児が反応するように働きかけているのをみかけた．乳児は眠たそうにしていたが，何度か驚いた後，母親をみることができた．母親が乳児に話しかけると同時に，乳児は顔を背けてしまった．母親が乳児に話しかけながら乳児の眼を注視し続けようとすると，乳児は徐脈を起こした．
>
> この乳児の行動は，乳児が感覚刺激を処理できなかったことを明らかに示している．乳児は，相互作用，行動覚醒状態，運動といったすべての自己機構の能力を失い，生理的に不安定になる寸前であった．母親の介入によって，乳児の下部機構の安定性は恒常性を失った．もし母親の介入が続けられれば，多分乳児は重度の生理的機能障害を経験することとなったであろう．
>
> 別の面から考えれば，もし乳児が不安定を経験した後，神経行動機構を再構築できるように促されたり，援助を受けると，機構は恒常性を回復し，その状態で介入が続けられ，乳児は下部機構に必要な安定を維持することができるということを，この理論は述べている．これを達成する最善の方法は，乳児を休ませるために即座に刺激を取り去るということである．この休息は，「一時中断期間」と呼ばれる．
>
> 先ほどの例では，乳児が顔を背けた時，母親は即座に介入を中断すべきで，そうすることにより，乳児に相互作用維持に必要な初期努力である生理的疲労から回復するための時間を与えることができる．その間に，母親は乳児が生理的不安定になりつつあるかどうかを判断するために心拍モニターを監視すべきである．母親の介入のほんのちょっとの中断の後，乳児の心拍がすでに正常ならば，母親は相互作用を再開できる．乳児が2回目の試行の後も不安定になるなら，母親は刺激の量を減らすべきである．つまり，話しかけたり，あるいはみつめたりするのを組み合わせるよりは，むしろどちらかにして，刺激の量を減らすべきである．刺激の強さが減少されると，下部機構の安定に影響を及ぼすストレスも減少していく．

Alsらは，様々な下部機構の安定段階に影響が生じていることを示唆する新生児の一連の典型的行動を述べている．このような行動は，介入に対する乳児の反応を何らかの徴候を監視することによって評価しようとする介護者に手がかりを与える．ストレスに対する乳児の反応が常に監視され，そして介入が乳児の行動能力に沿って計画される場合，有害な段階まで新生児に過剰なストレスがかけられる確率が最小限となる．以下に，未熟児やハイリスク児の典型的な自己調節行動やストレス反応について述べる．

1. 感覚刺激に対する反応

1. 乳児の個性，手がかり，養育への影響

感覚刺激入力にさらされている乳児が示す行

動は，刺激の受け入れ方によって異なってくる．新生児が感覚刺激にさらされると，3つの現象のうちいずれか1つが起こる．まず乳児が刺激に対して非ストレス状態であると判断すると，行動下部機構の安定性に影響を与えることなく適切に刺激に反応する．二番目の可能性としては，乳児は刺激にさらされるとストレスを経験するが，ストレスの影響を減らし下部機構の安定性を保持しながら行動を組み立てることができることである．三番目の可能性としては，ストレスの影響に打ち勝つことができなくなるほどの刺激が乳児に重圧を与えることである．この場合，神経行動機構の安定性が危険にさらされる．

　この刺激のストレスに対する3つの可能性に応じて，乳児は次の3つの行動様式を示す．
　①自己調節に向かう合図
　②自己調節に対処する合図
　③ストレス（または回避）反応

　2つの自己調節行動は，乳児が刺激に耐え，機構を維持できていることを示しているが，「対処徴候」は刺激が多少乳児の神経行動機構にストレスを与えていることを介護者に知らせる手がかりになっている．後者において，刺激によって引き起こされるストレスの程度によって，乳児が神経行動機構の恒常性を維持するためには適応反応が必要であり，より一層の感覚刺激にさらされることは，乳児の耐久性の限界を超すことになる．「ストレス反応」は，刺激が乳児のストレスへの耐久性の限界を超え，神経行動機構が不安定状態に突入したことを表している．

　もし介護者の適切な介入が神経行動機構の再安定のために与えられなければ，ストレスの増加に伴い，乳児の自己調節能力は減少する．もし「一時中断」の合図が表れるなら，乳児が過刺激の徴候を発しているとみなされる．介護者による刺激を「打ち破る」形式（coping）の介入によって，神経行動機構は再構築することができる．介護者の介入が行われず，ストレスが

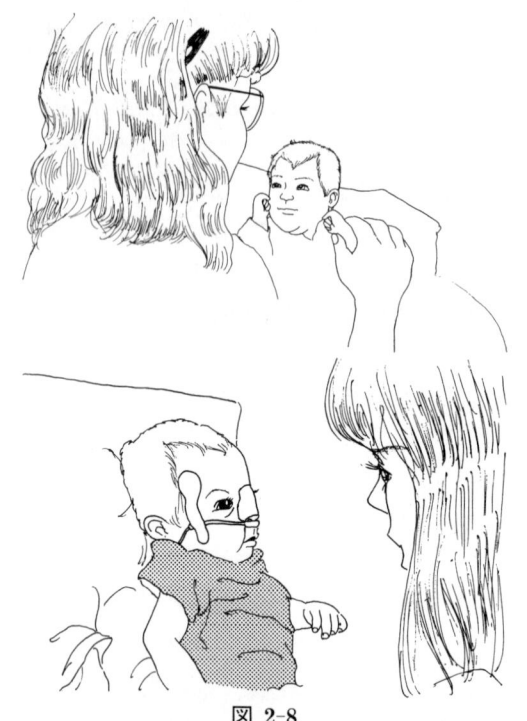

図 2-8
この2人の乳児は，微笑み，クックッと喉を鳴らして喜び，口をモグモグさせたり，少し動いたり，最適な覚醒で養育者の刺激に反応している．

続けば，ストレス耐久性段階の限界を超え，乳児はストレス反応を示し始める．乳児は最初に，相互作用的あるいは注意的下部機構のストレス反応をみせる．これは，行動覚醒状態や運動，最終的に生理的下部機構のストレス反応や不安定へと進行する．

　自己調節に向かう合図は，乳児が制御を維持しており，機構が十分働いていることを示している．乳児が介護者の相互作用を受け入れていくような行動を示すため，「向かう」という用語が用いられた．

　自己調節に向かう行動の例が，図2-8に示されている．

　典型的な自己調節に向かう合図には以下のものがある．
　①微笑んだり口をモグモグさせる
　②驚いた表情（「OOH」といった表情）

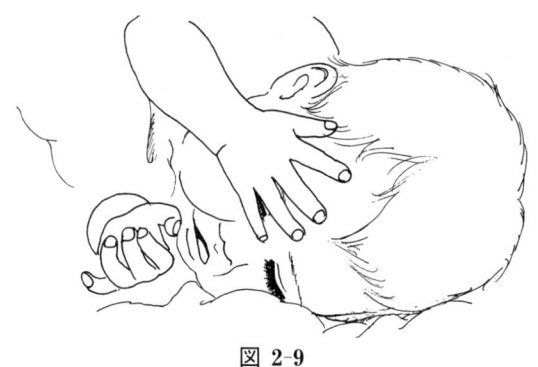

図 2-9
この乳児は照明や養育者の刺激に対処する「手を顔にもっていく」反応を示している．

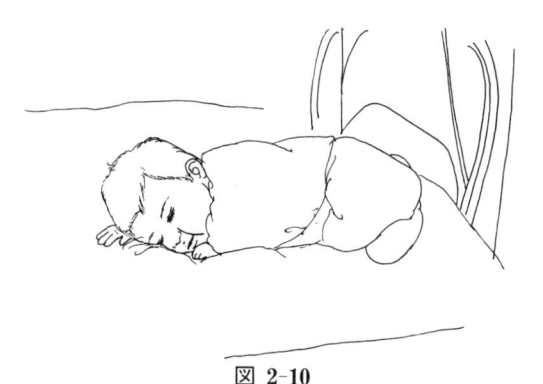

図 2-10
この乳児はストレスへの反応として安定性を求め，保育器の壁に沿って身体を突っ張っている．

③ クックッとのどを鳴らして喜ぶ
④ 四肢のくつろいだ状態
⑤ 最小限の運動活動，滑らかな身体運動
⑥ 覚醒
⑦ 穏やかでくつろいだ顔の表情

自己調節に対処する合図は，乳児のストレス耐久性が最大段階に到達しかけているという警告信号として解釈されなければならない．この時点での乳児は，ストレスの結果として起こる不安定性を補うために，自己構築能力をまだ持ち合わせている．

自己調節行動の出現はどのような状況でも起こっている．一般的には，乳児は自己調節行動の遂行のために，より安定した下部機構の援助を受けなければならない．しかしこの過程が長引くと，ストレスに長くさらされた場合と同様に，下部機構が不安定となり，乳児はもはや代償させることができなくなり，結果ストレス反応が出現してしまう．したがって，対処する形式の自己調節行動は，乳児がまだ制御された状態にあることを暗示しているけれども，乳児の自己制御の限界を超えないように監視しておかなければならない．この自己調節に対処する合図の典型例は次のようなものである．

① 下肢を突っ張る
② 手を顔へもっていく（図 2-9 参照）
③ 吸啜

④ 手や足を握りしめる
⑤ 把握
⑥ 強く拳を握りしめる
⑦ 屈筋パターンを示す
⑧ ベッドに沿って身体を突っ張る（境界を探索する）（図 2-10 参照）
⑨ 下位の行動覚醒状態へ移行する（うとうとした状態や浅い眠り）

未熟児やハイリスク児，医学的合併症をもつ乳児はストレス耐久能力が欠如しているので，ストレス反応を示す行動様式が優位となっている．ストレス反応とは，感覚刺激の重圧が乳児の代償能力を超えているということを意味している．未熟性や神経行動機構の混乱の結果，あるいは過剰な刺激の結果として，ストレス反応は起こる．

乳児が示すストレス徴候は，どの下部機構がストレスにより影響を受けているかによって異なる．ストレス反応は，影響を受ける下部機構に応じて，明確に，生理的，運動的，行動覚醒状態的，注意/相互作用的階層に分類されている．ストレス徴候は，一般的に障害程度に呼応して出現する．最軽度のストレス反応は注意下部機構のものであり，最重度のストレス反応は生理的下部機構に起こる．後者は，自律神経系が不安定となる時に起こる．影響を受ける下部

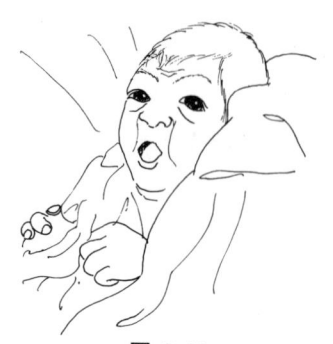

図 2-11
この乳児は注視を嫌い，しかめっ面をして社会的相互作用を回避している．

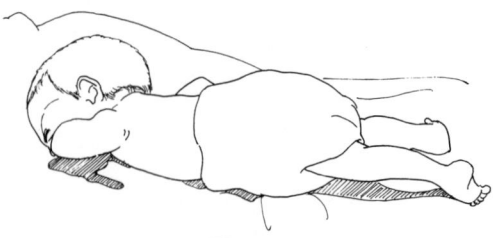

図 2-12
この乳児は腹臥位にされると非常に過敏となり，ストレスによる下肢の伸筋緊張の亢進を示している．

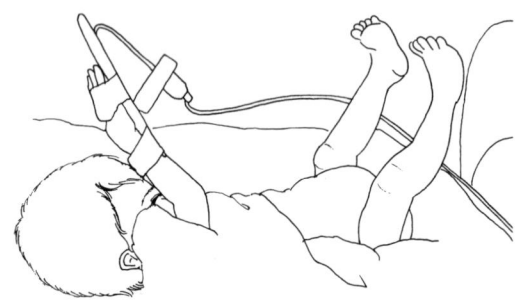

図 2-13
この乳児はわずかな養育によるストレスの結果，宙に浮いたような座位を示している．

機構により分類した以下のストレス反応は，虚弱な新生児において共通している（図2-11〜17参照）．

① 注意/相互作用的ストレス徴候
- 加えられた感覚刺激入力に対して社会的に相互作用する統合能力の欠如
- 社会的相互作用の回避

② 行動覚醒状態的ストレス徴候
- 注視を嫌う
- 注視の固定
- どんよりした眼
- 過敏さ
- 覚醒の欠如
- 散漫な睡眠状態

③ 運動的ストレス徴候
- 宙に浮いたような座位
- 敬礼する
- 指を斜めに外へ広げる
- 身もだえ，もがく
- 半狂乱の，無秩序な運動
- 体幹の反り返り
- 舌突伸
- ポカンと口を開けた表情
- 全身の低緊張

④ 生理的（自律的）ストレス徴候
- あくび
- ゲップ
- しゃっくり
- 嘔吐
- つばを吐く
- クシャミ
- 皮膚色の変化（蒼白，斑点，潮紅，チアノーゼ）
- 生命維持徴候の変化（心拍数，呼吸数，経皮酸素飽和度）

ストレス防止は，虚弱な乳児への治療的介入計画の中核要素としなければならない．乳児が示す手がかりを認知し，効果的に反応できるような資質は，虚弱な新生児を対象として働く療育専門家にとっては必須の基本条件である．

2．乳児のストレス調整と行動制御の援助

近年の研究では，感覚刺激の過負荷や神経行動機構へのストレスを防ぐために厳重に監視された未熟児が，「Bayley 精神発達および心理運

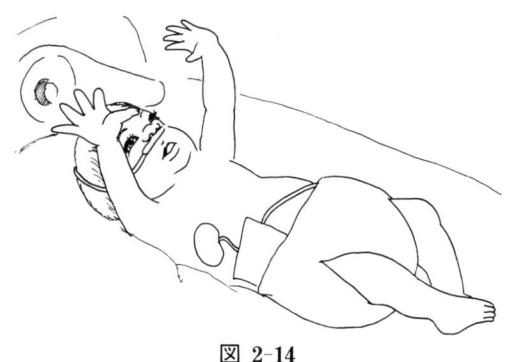

図 2-14
この乳児は敬礼したり，指を斜めに外へ広げることにより，背臥位の状態を維持している．

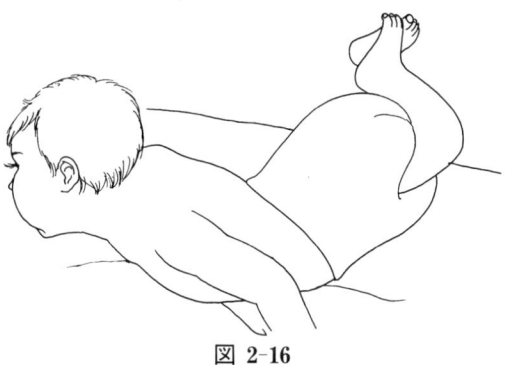

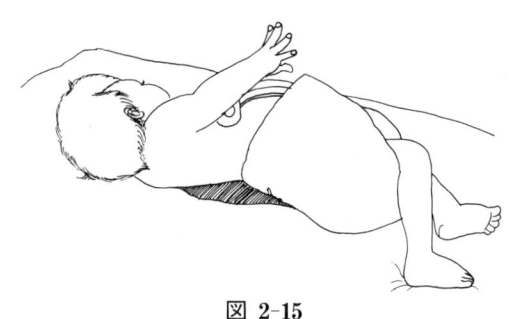

図 2-15
背臥位でのストレスにより，この乳児は過剰に反り返り，身もだえしている．

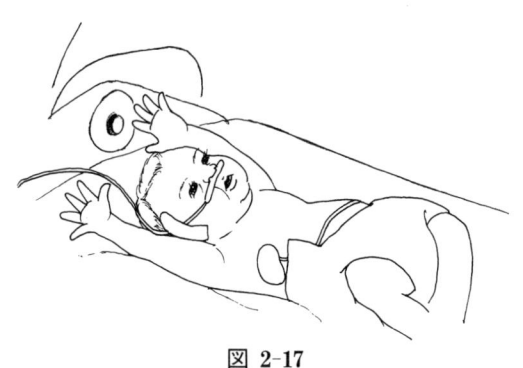

図 2-16
この乳児は腹臥位で体幹をほぼ 90 度過伸展している．このストレス反応は「蠍」肢位と呼ばれる．

図 2-17
持続的なストレスの結果，いくつかの微妙な運動反応を示した後，この乳児はポカンと口を開けた表情を示した．

動発達指数」や標準化された神経心理学的検査において高い得点を示し，少なくとも生後 36 カ月までの発達において良好な結果を示すことが示唆されている．このような乳児は，探索遊びにおいて行動機構の改善もみせ，また人工換気装置，酸素吸入，経管栄養から早期に離脱する．Als らは，出生直後から系統的な行動観察と個別養育計画を行った 20 人の未熟児と，新生児集中治療管理室における通常の看護を受けた対照群とを比較する研究を行った．治療群（実験群）は，脳室内出血と慢性肺疾患の発生率が低く，入院期間が短く，低費用であり，生後 2 週と 9 カ月での発達結果が良好であった．この実験群と対照群には，脳内の電気生理学的活動の形式にも違いがあった．この結果は，刺激に対する反応に従って養育を受けた乳児が，通常の看護を受けた乳児より早く集中治療管理期間を乗り越え，なおかつ非常に良好な予後をみせていることを示唆している．

Als らは，「新生児個別発達的養育および評価計画」（NIDCAP）を開発させてきた．これは，神経行動機構やストレスに対する反応を基礎としてハイリスク新生児への介入を個別化するために，観察技能を高めさせることに焦点を当てている．欧米では個別的養育の有益さが認められてきて，多くの新生児療法士が NIDCAP の研修資格をもちつつある．様々な施設で NIDCAP の研修会が実施されている．

新生児療法士は，乳児の発達予後を促進するために，個別的発達援助養育の基本的概念を熟知しなければならない．これには，自己調節行動（接近や対処）のような乳児の手がかりや合

表 2-3 乳児の神経行動機構促進のための援助と禁忌

援　助	禁　忌
生理的ストレス反応 　環境を調節する：極端な騒音を減らし，明かりを薄暗くする；乳児への語りかけを避ける；ハンドリングを最小限にする；穏やかに腹臥位や背臥位の肢位をとらせる；手を口へもっていく活動を促進する；四肢を屈曲させる；指やおしゃぶりを吸啜させる；養育者の指を握らせる；抱っこあるいは湯上がり毛布で包み込む．	生理的ストレス反応 　不必要な運動とハンドリング，特に背臥位から腹臥位へひっくり返す．背臥位の状態を持続させる．不必要に監視装置の警告ブザーを鳴らす．伸展パターン，特に体幹の反り返りを強化する．動揺した乳児に叫ぶように語りかける．叫んだり，激しいリズム音楽をかける．
運動ストレス反応 　四肢の屈曲位に保持し，抱っこする，屈曲位での巣ごもりを行う，できれば腹臥位や側臥位の肢位をとらせる．乳児の手掌内に指をおく，優しくハンドリングする．	運動ストレス反応 　無秩序な運動活動をさせ続ける，完全伸展姿勢をとらせたり，持続させる，乳児を激しく動かす．
行動覚醒状態ストレス反応 　養育を集団でする；哺乳と哺乳との間はできるかぎり眠らせる；自然に目覚めさせるようにし，もし必要ならば優しく目覚めさせる方法を用いる：穏やかに語りかける，優しく身体をたたく，抱っこしない，姿勢支持を与えながら保育器から出す，垂直方向への前庭刺激を優しく与える，睡眠を促すために身体を前後に揺らしたり，吸啜を促す．	行動覚醒状態ストレス反応 　哺乳と哺乳の間に目覚めさせる．目覚めさせるために突発的な方法を使う，例えば叫ぶようにしゃべったり，保育器をたたいたり，乳児の身体を揺れ動かす．
注意/相互作用ストレス反応 　ストレス合図を重視する，休息時間を与えるために介入を一時中断する，一時に1つの感覚刺激入力を与える，明かりを薄暗くし，覚醒を促すために抱っこする，目から20〜30cm以内に視覚刺激を与える，不必要な感覚刺激を排除する，手を口へもっていくことを促進しおしゃぶりを与える，屈曲位をとらせる，乳児を抱く時，支持と安定性を与え，乳児が最も良い時間帯に介入する．	注意/相互作用ストレス反応 　乳児がストレス（特に生理的）合図をみせる時に持続して相互作用を促す．最適でない環境状態で相互作用を促す．同時に1つ以上の感覚刺激入力を与える．

図，またストレス反応の識別や乳児の合図に対して反応する介護者の適切な介入などが含まれている．

　虚弱な乳児のストレスを調整し，行動を制御させる援助を実現するために，介護者は接近行動の発達を促進し，ストレス（回避）反応を防止しなければならない．後者のためには，刺激入力を一時中断する休息期間を与えることで最善の結果が得られ，乳児が神経行動機構の恒常性を再獲得させ，自己調節行動を再び獲得するために必要な安定性を回復させるようにする．

　表2-3は，無秩序であったりストレスを受けている乳児が，より良く神経行動機構を構築していく援助方法を提示している．

II. 神経運動発達

1. 反射発達

　反射の発達は，子宮内において原始反射の出現として始まる．大部分の正常乳児は，出生時にすべての原始反射が出現している．しかし，未熟児は神経系が未熟であるので，いくつかの原始反射が出現しないことが多い．

　原始反射の出現時期に関する文献には，いくつかの相違点がある．反射の発達を解明するための多くの研究が未熟児において行われてきた．近年，超音波エコーを用いた反射の胎内発

表 2-4 未熟児の反射の発達

Reflex	Gestational Age (in Weeks)						
	23〜24	25〜26	27〜28	30	32	35	37
Palmar grasp	わずか, 潜在	改善	局所化	指と手関節の潜伏のない, 力強さ	強力な引き起こしのはじまり	安定, 努力, 頭部は引き起こしについてこない	頸部を除いて力強い
Galant	強力	強力	強力	強力	強力	強力	強力
Rooting	未完成	上唇と側方でわずかに開口	開口, 3相, 下唇以外	未完成の4相, 弱い頭部の伸展	完成, 激しい, 長い持続	完璧, 頭部の伸展はまだ弱い	完璧, 弱い頭部の伸展
Sucking	不規則, 簡素	改善	咀嚼運動	より同調	自動的, 良好	より良好空腹を表現	満期産児と同様
Gag/ Swallow	未出現	未出現	舌の突出	吸啜・嚥下の呼吸との非協調	自動, まあまあ	より良い	満期産児と同様
Moro	最小限（手のみ）	より良い, わずかな上肢の伸展	出現, 外転を伴わない上肢の伸展	力強く, 簡単に誘発	上肢の完全な外転と伸展	完成, 俊敏	完璧
Plantar grasp	未出現	一定	一定	一定	一定	一定	一定
Automatic walking	未出現	ほんのわずか	改善	改善	出現 つま先	出現 支持はない	自動的, 十分な足底での支持
Crossed extension	未出現	疑わしい	対側性の防御反応	改善	屈曲/伸展は良好外転がはじまる	ほとんど満期産児様	完成 踵のfanningをはじめる
Doll's eye	未出現	未出現	未出現	未出現	はじまり	出現	出現
Placing	未出現	未出現	未出現	未出現	未出現	弱い	出現

(Dargassiesを改編, 1977年)

達に関する興味が高まってきている.

早産児の反射および姿勢に関する最も包括的な研究は, Dargassiesによって行われた. Dargassiesは, 修正23週の健康な早産児と病弱な早産児の両方を研究した. この研究の批評の大部分は, 幾人かの乳児が致命的なほど病弱で, 検査後非常に短い時間しか生きていなかったという事実に関するものである. したがって, このような乳児の行動は必ずしも健康な早産児や胎児と比較できない.

論争にもかかわらず, Dargassiesの研究は, 未熟児の反射発達に関する最も役立つ解説である. Dargassiesが述べた未熟児の反射行動の要約は表2-4に示している. 37週未満の未熟児の反射行動は, 満期産児の反射行動と異なることがこの表から明白になっている. ほとんどの反射は, 28週頃に出現しはじめ, 37週頃までに徐々に増加してくる. 40週までに, 新生児は原始反射のほとんどを発達させている. 著者の臨床的経験は, Dargassiesが報告した所見を支持している.

2. 筋緊張の発達

未熟児の特徴的な運動パターンや姿勢の発達に関して, いくつかの論争が起こっていた. 未熟児の典型的な姿勢と, 健康な満期産新生児の

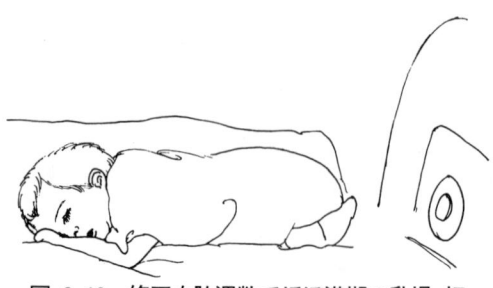

図 2-18 修正在胎週数でほぼ満期の乳児，初期の下肢の屈筋筋緊張

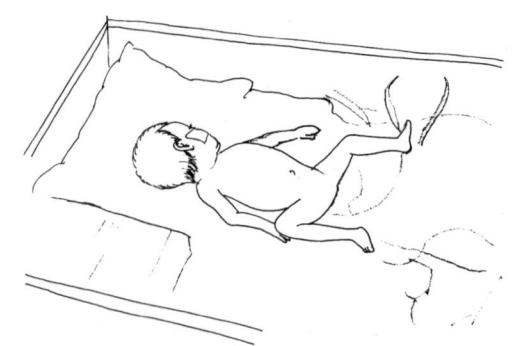

図 2-19 早期産児の典型的な低緊張姿勢

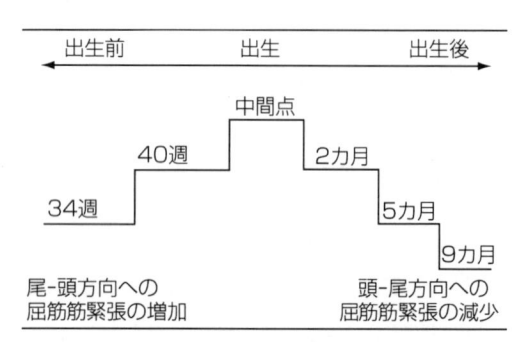

図 2-20 乳児の受動的筋緊張の発達

姿勢が異なることはよく知られている．満期産新生児が，全身をいわゆる屈曲優位で保持する傾向があるのに対して，未熟児は満期産児でみられる生理的屈筋筋緊張が欠如しているようにみえる（図2-18, 19）．

未熟児の年齢が若ければ若いほど，屈筋筋緊張は低下していくという見方が衆目の一致するところであるにもかかわらず，この項目は討議され続けている．Dargassies が実施した研究では，未熟児が典型的な姿勢をとる傾向があると提言している．反対に，Prechtl は未熟さを除いてはほとんど「完璧に」健康な未熟児に対して非常に厳重な研究を行い，Dargassies の所見を確認することができなかったとしている．この2つの研究所見の差は，研究した乳児の類型の違いと関連しているように思われる．Prechtlの所見がほとんど「まったく健康な」乳児であるというのが事実であるけれども，Dargassiesの研究に賛同する強力な論拠は，新生児療法士が「まったく健康な」乳児の治療にほとんど携わらないことと，Dargassiesの研究の対象児が恐らく新生児療法士の治療する典型的な未熟児に近いということである．

Amiel-Tison と Grenier は，Dargassies の研究に基づいて未熟児における筋緊張の発達を分析した．彼らは，受動的筋緊張（乳児が示す受動的姿勢）と能動的筋緊張（評価者の取り扱いに対する乳児の反応）を区別していた．Amiel-Tison によれば，在胎28週以前の未熟児は屈筋筋緊張の欠如があり，典型的な弛緩性伸筋姿勢をとる傾向がある．在胎28週から40週の乳児では受動的屈筋緊張が尾-頭方向に向かって発達しはじめている（図2-20）．つまり，屈筋筋緊張は上肢に出現する前に下肢に現れる．彼らは，28週から40週の間で，能動的筋緊張においても同様の尾-頭方向への発達があると述べている．Amiel-Tison と Grenier によれば，未熟児は下肢の立ち直り反応を示しはじめる．そしてこの伸筋の制御は体幹方向に進み，最後には頭部や頸部へと広がる．このように，未熟児は体幹あるいは頸部の姿勢制御を獲得するよりも早い在胎週数で，下肢への体重負荷が可能となる．Dubowitz 夫妻もまた，「早産新生児および満期産新生児の神経学評価」の開発のための研究において同じような尾-頭方向への発達を見出した（図2-21, 22）．多くの臨床的な証拠によって，特に「それほど健康でない」未熟児に関するこ

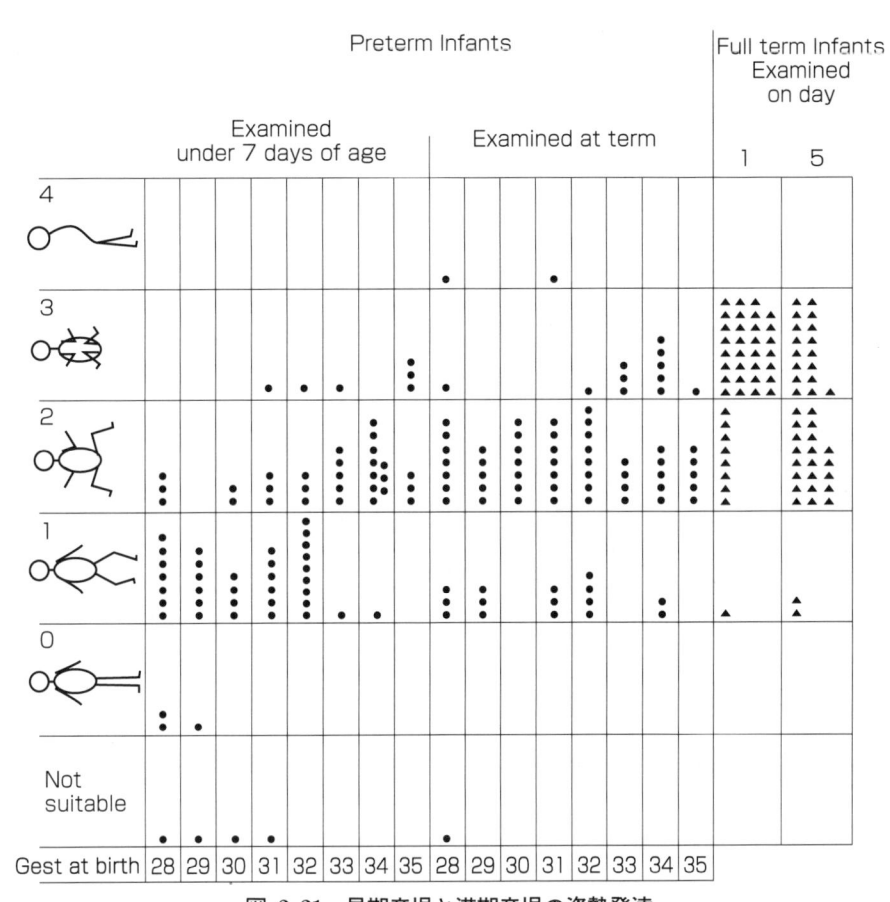

図 2-21 早期産児と満期産児の姿勢発達
各点と三角はそれぞれ1症例を示す.
(From Dubowitz, L., & Dubowitz, V. [1981]. The neurological assessment of the preterm and full-term infant. Clinics in developmental medicine no. 79. Philadelphia : Lippincott).

のような所見が確認されている．きわめて病弱な未熟児においては，能動的筋緊張や受動的筋緊張の発達はしばしば遅れるが，一度出現しはじめると通常上述のような尾-頭方向への発達をたどる．

これまでの著者により示唆された発達の方向性は，既存の認知された概念ではない．他の理論家は，新生児でみられる屈筋筋緊張の増加を，筋緊張そのものの発達的増加というよりも，むしろ，長い期間子宮内において屈曲肢位を強いられることから起こる神経学的偏位の結果として説明している．満期産児の生理的屈筋筋緊張の増加は，出生後すぐに乳児が筋紡錘の屈曲への偏向に強いられないで動き始めることによ

り，消失する．そして，これは Amiel-Tison や Grenier が述べているように，筋緊張そのものの発達的減少の結果ではない．この点に関する論争は続くであろうが，以下の重要な点は覚えておくべきである．

① 未熟児は筋緊張の減少を経験する．

② 筋緊張は早期産児が修正40週に近づくにつれて増加する．

③ 未熟児は出生後，尾-頭方向に筋緊張の発達をみせる．

④ 子宮内で経験するのとは異なった姿勢環境のため，未熟児が修正週数40週までに発達させる姿勢パターンは，満期産児がみせる姿勢パターンとは異なっている．

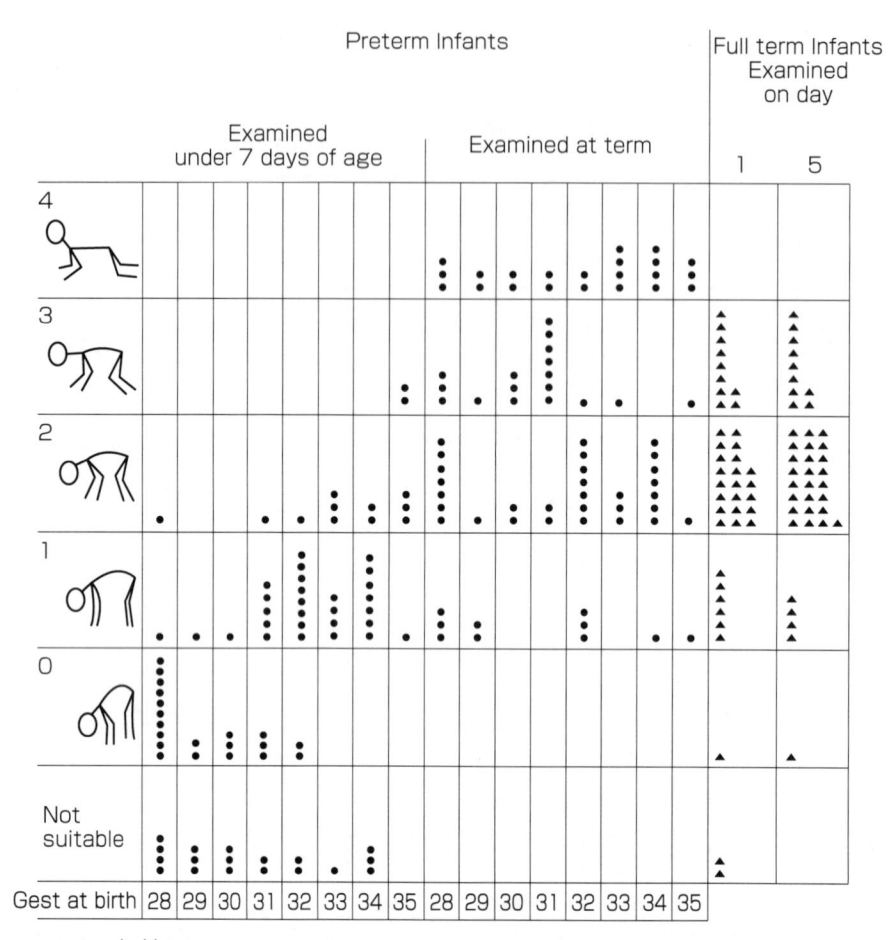

図 2-22　早期産児と満期産児の水平懸垂の発達
(From Dubowitz, L., & Dubowitz, V. [1981]. The neurological assessment of the preterm and full-term infant. Clinics in developmental medicine no. 79. Philadelphia：Lippincott).

⑤ 未熟児が満期産児に似た筋緊張を発達させるために，子宮内姿勢によく似た姿勢に維持して援助しなければならない．

Amiel-Tison や Grenier によれば，乳児は修正40週以降に，(伸筋筋緊張が出現しはじめることにより) 受動的屈筋筋緊張の減少を経験しはじめる．そしてこれは，尾-頭方向の発達よりもむしろ頭-尾方向へ発達していく (図 2-20)．同じ現象が能動的筋緊張の発達にも起こり，最初頭部の制御が発達し，続いて体幹の制御，最終的に下部体幹から下肢の制御へと続いていく (図 2-23)．

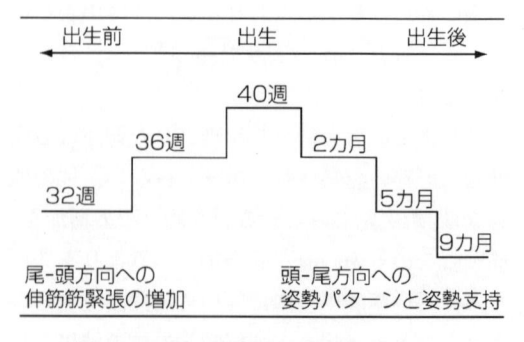

図 2-23　乳児の能動的筋緊張の発達

3. 運動活動の発達

満期産児がみせる運動活動も，未熟児の通常の運動活動とはずいぶん異なっている．未熟児は満期産児よりもよく動き，一般的には不活動期間はほんのわずかである．満期産児の運動は，体幹の適切な（大体は高い）筋緊張の枠内で構成されている．これは，満期産児の運動がより調節され，協調されており，遠位部の運動を制御するために，必要な体軸の筋緊張が欠如している未熟児より低頻度であることを示している．

一般的に運動活動は，年齢に伴い驚愕や伸張を除いて減少していく（運動活動が年齢に応じて減少していくのは，出生後と同様に子宮内においても起こっている）．未熟児で観察される運動量は，出生後の年齢よりも修正在胎週数と関連している．修正在胎週数34週以前は，下肢の運動が優位である．34週以降，乳児の生活年齢にかかわらず，上肢の運動が基本的に変化しないのに対して，下肢の運動が減少し，顔面の運動が増加する．

未熟児は全睡眠時間の80％以上の間，運動活動を示している．未熟児における運動活動は，行動覚醒状態に関連している．浅い眠りでの運動はより非協調的で限局しているが，深い眠りでは驚愕や全身的相動性運動が優位となっている．未熟児は全睡眠時間のほとんどを浅い眠りに費やすので，限局した運動が全般的に優位を占めることとなる．

いくつかの議論があるにもかかわらず，未熟児は特定の刺激に対し大変洗練された意図的運動を行うという，一般的に信じられている説がある．未熟児は，最初は知らない刺激に対し，逃避的に反応する．つまり防御反応としてその刺激から離れていく．神経系の成熟に伴い，未熟児は恐れるべき刺激ではないと解釈した後に反応するようになる．このように，より小さい未熟児においては逃避的な運動パターンが優勢であるが，大きな早産児や満期産児は接近行動が優位となっている．自己調節行動と呼ばれるこのような運動は，年齢に伴い増加し，乳児の機能的能力，成熟段階，ストレスへの適応能力を反映している．早産児がみせる最も一般的な運動パターンは，手を口へもっていくこと，手を顔にもっていくこと，吸啜，把握，手や足をしっかり握ること，ベッドに向かって身体を押しつけること，微笑む，口をモグモグ動かすことなどである．満期産新生児と健康で週数の大きい安定した未熟児は，週数の小さい病弱な未熟児に比べ，幅広く，質の高い運動行動を示す．このような運動発達能力により，病弱な乳児よりも環境との相互作用が有利に行える．

4. 哺乳の発達

哺乳は，乳児が子宮内で準備してきたもう一つの機能である．妊娠後期の最後の3カ月間に経験する子宮内の空間の制限が，乳児の吸啜や嚥下の能力を高める屈曲パターンの発達を促進する．子宮内の包み込みにより，手を口へもっていく活動が増え，それが乳児に多くの口腔運動反射を経験させ，また実際に母指を口へ入れ非栄養的吸啜を経験している．同様に，胎児は羊水を嚥下することで子宮内において哺乳の練習を繰り返している．

出生時に効率的な吸啜，嚥下ができるために，乳児は成熟した探索，吸啜，嚥下反射，正常な口腔運動筋緊張，強力な頬脂肪体，屈筋筋緊張，呼吸/嚥下の協調性をもちあわせていなければならない．ほとんどの満期産新生児は，苦もなく出生後すぐに哺乳を始めることができる．対照的に，未熟児は哺乳において非常に不利な状態である．未熟児は哺乳に必要な屈筋筋緊張を欠き，頬脂肪体が小さく，必要な口腔運動反射が未成熟のままである．伸筋群の緊張の亢進と抗重力屈曲活動の欠如により，下顎の開口と後退を助長し，結果として口唇での閉じが不十分で，効率の悪い吸啜となる．未熟児の哺乳の問

題は，もし挿管の必要があると，さらに悪化する．挿管中の乳児は，口腔の過敏性と頸部，肩の後退を発達させ，それが哺乳を阻害してしまう．加えて，不規則な呼吸をする乳児は，律動的な吸啜・嚥下の協調性を確立するのが困難である．吸啜，嚥下，呼吸が協調されないと，結果として無呼吸を起こしてしまう．そのうえ，未熟児は哺乳のための適切な覚醒状態に到達したり，維持するのが困難であることが多い．感覚刺激の過負荷を防ぐために，より下位の行動覚醒状態へ移行することで環境刺激に対して反応しようとする乳児において，この問題は特に重大となる．

屈曲パターンの促進，頸部や肩の後退の防止，環境刺激の減少，口腔の過敏性の減少によって，未熟児の哺乳の発達は高められていく．乳児の哺乳の能力を高めるために，適切なポジショニング，環境の調整，口腔運動介助方法を家族に指導しなければならない．

III. 覚醒と相互作用行動の発達

1. 覚醒行動

新生児治療のために学習すべきもう一つの重要な要素は，どのような時が乳児に介入できる最適な行動覚醒状態であるかを判断することである．この章では新生児の異なる意識状態（神経行動覚醒状態）について述べ，比較し，様々な介入様式に最適な行動覚醒状態を確認する．

新生児の神経行動覚醒状態の分類は少なくとも3つある．Brazeltonの行動覚醒状態の分類が現在最もよく使われており，「深い眠り」，「浅い眠り」，「うとうとした状態」，「静かで覚醒している状態」，「運動を伴う覚醒状態」，「泣く」という6つの行動覚醒状態に定義づけられている．表2-5には，神経行動覚醒状態と同義語で使われている用語を示している．

乳児は神経系の成熟の結果，神経行動機構を発達させ，意識状態を制御できるようになっていく．適切な神経行動機構をもつ健康な満期産

表 2-5 神経行動覚醒状態の同義語

Brazelton（1984）	類似用語
第1段階—深い睡眠	静かな睡眠 Non-REM睡眠 規則的な睡眠
第2段階—浅い睡眠	動きを伴う睡眠 REM睡眠 不規則な睡眠
第3段階—うとうとした状態*	移行状態
第4段階—静かで覚醒している状態	目覚め
第5段階—動きを伴う覚醒	
第6段階—泣く	

* この行動覚醒状態はPrechtlの分類には含まれていない．

児はすべての行動覚醒状態を示し，混乱なく一つの行動覚醒状態から他の行動覚醒状態へと滑らかに移行することが可能である．早産児は，成熟の程度によるが，行動覚醒状態の制御に大なり小なりの困難さをもっている．

多くの研究者は，早産児が修正在胎週数36週以前では行動覚醒状態の制御を獲得していないということで一致している．乳児が在胎37週以降に覚醒して集中する能力を発達させることを図2-6で示したことを思い出してほしい．未熟児は満期産児と比較して長い睡眠時間をとり，その眠りの特徴として活発な動きを伴う．また覚醒期間は短く，特発的である．2つの睡眠状態の時間の割合は乳児の成熟につれ変化する．未熟児は，混乱した状態の浅い睡眠が睡眠時間の約80％を費やすのに対して，満期産新生児はそれぞれの睡眠状態を約50％ずつ費やしている．乳児が神経行動機構を獲得するにつれ，浅い睡眠の割合が減り，覚醒の持続期間の増加に変わっていく．

未熟児の行動覚醒状態が，範囲や領域が不明確で，混乱した状態になりやすいことは，よく知られている．ほとんどの文献で，未熟児が36週以前には明確な行動覚醒状態の違いをもっていないことを示唆している．Alsらは，未熟児の行動覚醒状態の評価のためにBrazeltonの行

動覚醒状態の分類を改正し，開発させた．この行動覚醒状態の分類は，伝統的基準を緩和し，そういった伝統的基準から少し逸脱した「騒々しい」行動覚醒状態や「不明確な」行動覚醒状態を評価できるような方法を確立させた．Alsの尺度は，前者のBrazeltonの6つの行動覚醒状態（「B」覚醒状態分類）による十分秩序だった行動覚醒状態の採点が可能となるだけではなく，同時に7つの，不明確で混乱した行動覚醒状態（「A」覚醒状態分類）をも含んでいる．この尺度は「早産未熟児の行動評価（APIB）」の一部を構成している．Alsの行動覚醒状態の分類の定義は，表2-6に示している．

新生児の行動覚醒状態の評価は，以下のものを含むべきである．
① 乳児が示せる行動覚醒状態の範囲の識別
② 各々の行動覚醒状態の質，特に覚醒の質
③ 行動覚醒状態の変化の頻度
④ 乳児が一つの行動覚醒状態から他の行動覚醒状態へ移る時の円滑さ
⑤ 行動覚醒状態間の移行の際の乳児の生理的労力
⑥ 乳児が経験するイライラ（混乱）の程度

2．治療介入に最適な行動覚醒状態

新生児治療を行う際に，静かで目覚めている状態が最適な行動覚醒状態である．この行動覚醒状態で，乳児は最高の相互作用/注意能力をみせることができる．活動的な覚醒状態は，たとえ乳児が目覚めていても，乳児が自らの運動活動から受け取る固有感覚受容器へのフィードバックのために，相互作用能力を阻害するので，介入は効果的にならない．運動活動が頻繁に起こるので，介入する目的と競合してしまう．

介入のために，特に深い眠りから乳児を目覚めさせるのは可能なかぎり避けるべきである．介入は，理想的には哺乳の直前あるいは直後に予定すべきである．これは，より目覚めている時が有益であるのと，乳児の行動覚醒状態パターンの混乱を最小限にするためである．乳児が自発的に目覚めることが困難な時，覚醒状態へ引き上げる様々な方法がある．この方法のいくつかは，場合によっては乳児を混乱させるかもしれない．以下は，乳児を目覚めさせるための最も一般的な方法である．
① 明かりを薄暗くしたり，遮る．
② 乳児を抱き上げる．
③ ゆっくりとさすったり，軽くたたく．
④ たて抱きにして，乳児に上下（垂直方向）の前庭刺激を用いる．
⑤ 抱っこされている乳児をおろしたり，抱かれていない乳児を抱っこしたりする．
⑥ やさしく話しかける．

療法士は，乳児にとって混乱が最小限ですむ方法で始め，必要な行動覚醒状態に到達するまで徐々により強い刺激方法を試みていかなければならない．行動覚醒状態を外部から促通することに対する生理的反応は，注意深く監視しておかなければならない．

3．相互作用および注意の能力

早産児は神経系の成熟とともに社会的相互作用の能力を発達させる．Gorski, DavidsonとBrazeltonは，この過程を「神経社会行動発達」と呼んだ．彼らによれば，未熟児が効果的に社会的相互作用をするのに必要な下部機構の安定性を獲得していくのは，3つの発達段階を通して進んでいくと述べている．その段階は「引きこもり」(turning in)，「活動開始」(coming out) そして「相互関係」(reciprocity)である．表2-7でこの段階を述べている．

新生児療法士は，ハイリスク児の治療時に神経社会行動発達の段階に配慮しなければならない．「引きこもり」段階にある乳児との社会的相互作用は，避けるべきである．「活動開始」段階にある乳児は，注意深く計画した社会的相互作用には耐えうることができるが，もし乳児が環境や養育者に対して能動的に関わろうとする時

表 2-6 「早期産未熟児の行動評価」による覚醒状態の定義

	"A" 分類	"B" 分類
Sleep States： 睡眠 　行動覚醒状態 深い眠り （第1段階）	つかの間の規則正しい呼吸，閉眼，瞼の下での眼球運動のない状態での睡眠；弛緩した表情；自発運動はない；驚愕を含んだかなり急速な振動，反射的運動，あるいは振戦や第2段階（浅い眠り）の行動特徴を示す．	ほとんど規則正しい呼吸，閉眼，瞼の下での眼球運動はない状態での睡眠；弛緩した表情；驚愕を除いて自発運動はない．
浅い眠り （第2段階）	閉眼（あるいは部分的な開眼）での睡眠；急速な眼球運動が瞼の下で観察される；散漫な混乱した運動を伴う低活動段階；呼吸は不規則，多くの吸啜運動，しくしく泣く，顔をぴくぴく動かし，しかめっ面をする；「騒々しい」印象を受ける．	閉眼での睡眠；急速な眼球運動が瞼の下で観察される；運動や鈍い驚愕を伴う低活動段階；運動の振幅は狭く，第1段階よりは多く観察される；乳児は鈍い驚愕などの様々な内部刺激に反応する．呼吸はより不規則；軽度の吸啜と口の動きが起こったり，起こらなかったり；1,2回しくしく泣いたり，ため息をもらしたり，微笑む．
Transitional States： 移行 　行動覚醒状態 うとうとした状態 （第3段階）	半分まどろんだ状態；閉眼または開眼，眼瞼をピクピクしたりおおげさなまばたきをする；開眼していればぼんやりとベールがかかったようにみえる；活動段階は多様で，持続したり間隔を置いて起こったりし，時おり軽度な驚愕を示す；散漫な運動；むずかったり，ぐずついたり，しくしく泣いたり，しかめっ面などをする．	うとうとした"A"分類状態と同様であるが，ぐずついたり，しくしく泣いたり，しかめっ面などは少ない．
Awake State： 覚醒 　行動覚醒状態 静かで落ちついた状態 （第4段階）	低覚醒状態（4 AL）-運動活動はほとんどなく目覚めていて；目は半分または全部開いているが，どんよりとした目つきで周囲への関心や距離感がほとんどない印象を与える；もしくは，焦点を合わせているけれども目的物や検者を通り抜けて見ているようであったり；また明らかに覚醒反応があるが目は間欠的に開く． 過覚醒状態（4 AH）-運動活動はほとんどなく目覚めていて，目は大きく開いている；「過剰覚醒」もしくは混乱したり，恐怖におののいている印象を与える；刺激に捕らわれたようにみえるが，その固定の強さを調節したり，打ち砕くことができないようである．	さえた明るい表情で目覚めている；刺激源に注意し，焦点を合わせているようにみえ，調整しながら情報を能動的に処理しているようである；運動活動は最小である．
活動的な覚醒 （第5段階）	目は開いたり，閉じたりしているが，はっきりと目覚め活発になっているのが，活動の活性状態，筋緊張や少し苦しんだ顔の表情，しかめっ面，その他の不快さを表す徴候で判断できる；散漫なぐずつき．	目は開いたり，閉じたりしているが，はっきりと目覚め，相当量の十分明確な運動活動を示し活発である．ぐずついているが，泣くことはない．
泣いた状態	激しく泣いているのがしかめっ面や泣き顔で判断できるが，泣き声は非常に緊張したり，弱かったり，時には伴わない場合もある．	律動的で，荒々しく元気で力強い激しい泣き方．

表 2-7 神経社会発達の段階

段　階	説　明
Turning in「引きこもり」段階	修正 32 週以前の未熟児は生理的に不安定であり，一般的には呼吸管理や集中治療を必要とさせる．彼らにとってはごくわずかな刺激でさえも過負荷となり，容易に動揺させられる．このような乳児はそのエネルギーを生理的安定性獲得に大部分を費やすので社会的相互作用を行うことは不可能である．
Coming out「活動開始」段階	修正 32 週から 35 週の未熟児は生理的により安定しており，通常集中呼吸管理や集中治療にもはや依存せず，経口での哺乳も可能であるかもしれない．この段階では乳児は一般的に自発的に周囲と相互作用することが可能であるが，生理的な負担を伴うことが多い．養育者は周囲との相互作用を促通することを援助すべきであるが，乳児の生理的なストレス徴候を重要視し，乳児の最良な時間に相互作用の介入を予定すべきである．
Reciprocity「相互関係」段階	修正 35 週以降の未熟児は生理的にも運動的にも安定しており，行動覚醒状態が非常に明確で，覚醒状態も良好であり，十分な自己調整能力が備わっている．このような乳児は周囲との相互作用を行うだけの耐久性と準備能力をもっている．

は，社会的相互作用は自粛しなければならない．最終段階の「相互関係」では，乳児は安定し，適切な量の社会的相互作用に安全に耐えることができる．

IV．生理機能（自律神経系機能）の発達

　生理的（自律神経系）組織は最初に機能が完成する組織系の一つである．在胎週数が満期（38週から40週）まで健康な乳児は，母親から独立して生命維持に必要なすべての組織系の働きを完了させている．出生時，健康な満期産児は以下のような機能を自立させることができるようになっていなければならない．

　① 年齢相応の代謝機能
　② 体温調節機能
　③ 心臓血管系機能
　④ 呼吸系機能
　⑤ 胃腸系機能
　⑥ 腎臓を含めた排泄機能

　ここでは新生児の介入に直接関係する自律神経系発達の基本構成要素について述べる．

1．体温調節

　乳児は体温調節を化学機構や代謝機構を通して行う．また同時に身震いという身体反応でも体温調節の状態を示している．この自律神経系機構は在胎 36 週から 38 週までに成熟する．

　体温調節の欠如は，早産児が出生時に直面する非常に重大な問題の一つである．未熟児は，寒さに対する代謝反応が未発達であり，身震いによって寒さに反応する能力をもたない．保育器導入以前は，未熟児の新生児期死亡原因は体温調節能力の欠如によるものが第一であった．保育器は，こういった乳児が生きていくために非常に必要な体温調節を援助する役割を果たした．

　温度調節援助の範囲は乳児の未熟性の程度に左右される．生後 4 日間，未熟児は適切な体温を維持するために次のような温度環境が必要である（おおよその基準）．出生時体重 1200 g 未満の乳児は 34～35.5℃，1,200～1,500 g の場合は 33～34.5℃，1,501～2,500 g の場合は

32.5〜34℃である．2,500g以上の新生児は肌着を着たり薄い毛布をかけていれば普通の温度環境（28〜31℃）で通常問題がない．最初の新生児期を過ぎれば，乳児の出生後の生理的状態に合わせて保育器の温度を調節しなければならない．長期間の低体温状態の結果起こりうる可能性の高い障害は，低血糖，代謝性アシドーシス，O_2摂取量の減少，必要酸素量の増加，成長の減退，代謝率の増加，凝血障害，ショック，無呼吸，脳室内出血などである．

最近の保育器は，乳児の皮膚温度の変化に合わせて保育器の温度を調節するような自動制御機構がついている．自動制御機構により乳児は，適切な体温の維持が可能となっている．体温調節の未熟な乳児の過冷や過熱が，自動制御機構が開発されてからは激減した．

保育器から乳児を出して治療を行う時（特に肌着を着ていない場合），特別な注意を払わなければならない．冷やし過ぎを避けるために，赤外線光や放射熱保温器を使用すべきである．しかし，その保温器が自動制御機構でなければ，温め過ぎにならないように監視すべきである．温め過ぎの徴候として，筋緊張や運動活動の低下，心拍数の減少（または増加），無呼吸を含めた間欠的呼吸などがあげられる．

2．呼吸機能の発達

健康な満期産児は，出生後間もなく自発的呼吸を始めることができる．乳児が自発的呼吸をするために，肺は酸素化能と換気能力という2つの重要な機能を発達させなければならない．ここでは，乳児の酸素化や機械的換気を可能とする肺の発達過程について述べる．

最初の肺芽は，受精後ほぼ3週頃に現れる．28日間で肺は分割分岐をしはじめる．受精後17〜24週にかけて気道ができはじめ，毛細血管が形成される．24週以降に空気囊が現れはじめ，この時期に毛細血管が終末細胞にまでいき渡る．満期産児の肺胞の数は制限されている．出生後，肺胞の数と肺の全表面積は20倍に増加する．

肺は子宮内で出生後の機能の準備をしている．近年の研究では，胎児期の肺の成長や弾力性は，子宮内の胎児の肺内に満たされる羊水の量（この液体の一部は胎児の尿である．一般的に，子宮内排尿障害の胎児は，出生後の肺の拡張に重度の障害をもつ）によって生ずる物理的伸張（呼吸器官通過圧力）によって大きな影響を受けるとされている．胎児の横隔膜の呼吸運動から起こる胸腔内陰圧によっても，肺の成長は増進する．胎児呼吸が消失していると肺の発達機能を変化させ，出生時の呼吸の初動に悪影響を及ぼす（横隔膜ヘルニアの乳児も肺の拡張が困難である）．神経学的機構と多様な神経化学物質も，肺の拡張特性を発達させるために必要である．

肺内の表面張力の発達は，肺の発達にとって非常に重要な要素である．新生児の成熟肺は，過剰な努力なしで膨らませたりすぼめたりできるように，表面張力が低くなっている．表面張力の高い乳児は，呼吸が非常に困難となる．

ある種の肺胞細胞が，蛋白質，複合脂質を産出，分泌させ，肺を膨らませるために必要な張力を弱める働きを助けている．この肺胞の安定のために働く表面活性と張力低下の化合物は，肺サーファクタントと呼ばれるものである．サーファクタントは発達の早期に合成されるが，胎児期の終わり（出生直前）までは放出されない．サーファクタントは，運動や特定の拡散素因により肺内の至る所に拡散する．満期産児の肺内にサーファクタントが存在し，適切に分布していることが，適切な酸素化能や，自発的，自立した換気初動にとって必須の条件である．サーファクタントは，肺内へ空気を均等に供給したり，呼気時に空気囊が小さくなる際の表面張力を減少させる働きがある．この機構は，呼気相での空気囊虚脱の危険性を減少させる．サーファクタントは，出生後に肺内の羊水の吸

収過程を促し速めることで，肺を乾燥させ続ける働きもある．

肺サーファクタント不足は，死亡する未熟児で，きわめて高い発生率を示している．新生児呼吸障害をもつ多くの未熟児の呼吸機能の予後は，出生直後のサーファクタント補充療法により有意に改善されている．

肺容量と呼ばれる呼気後の残気量も，空気嚢の開放維持の働きがある．動脈血の流入やガス交換のために，空気嚢は開いていなければならず，そうすることで残気量が酸素化能を促進できる．残気量は，新生児にしばしばみられる過剰な胸郭の可動性による胸壁の吸気時虚脱を保護する働きもある．正常で健康な満期産児は，胸部の虚脱を防ぐために，出生直後に残気量を増加させる．適切な残気量が貯まるまで，肺内で空気を捕らえている．肺の発達が未熟な未熟児は，残気量を自発的に増やす能力がなく，このような乳児にみられる漏斗胸の高い発生率の原因の一つになっている．

満期産児の呼吸活動は，早産児とは非常に異なっている．早産児は，頻繁な呼吸休止と頻呼吸をもった不規則な呼吸パターンがほとんどである．未熟児は，ある程度規則的な休止によって中断する，特徴的な呼吸発作パターンをよく示す．これは周期性呼吸と呼ばれている．もし呼吸休止が長引かなければ，未熟児は人工換気装置の援助を受けずに，自分で効率的な呼吸をすることができる．肺が成熟するに従い，呼吸はより規則的で，ゆっくりとなり，呼吸休止の数や期間は減少する．

未熟児は高い発生率で無呼吸を示す．無呼吸とは15秒以上続く呼吸休止である．呼吸休止により低酸素となると，心拍数は下降ぎみになるため，無呼吸発作は頻繁に徐脈（心拍数100回/分以下）を伴う．無呼吸と徐脈は未熟児においてよくみられるが，満期産児で発生すると重度障害を併発する．

ほとんどの乳児は無呼吸/徐脈発作から自発的に回復する．しかし，何例かはバッグ（アンビュー）や酸素マスクによる酸素投与が必要となる．カフェインやアミノフィリンは，無呼吸や徐脈の発生率減少に大きな成果をあげてきている．一般的に乳児は，未熟な無呼吸から脱却して成長する．

無呼吸と徐脈は，次のような疾患から起こりうる．脳室内出血またはくも膜下出血，水頭症，けいれんを伴った脳梗塞，胎児仮死，気道閉鎖，肺疾患，換気不全，低酸素症，未熟なままでの抜管，うっ血性心不全，動脈管開存，壊死性腸炎，胃食道逆流現象，貧血，体温変動，敗血症，電解質の不均衡，迷走神経性反射（経鼻胃チューブの挿入による二次的症状），あるいは薬物（例えばフェノバルビタール）．これらの症状の多くは未熟児でよくみられるものであり，未熟性無呼吸の通常発生率を二次的に増加したり悪化させたりする．

子宮内での在胎31週から38週までの間，呼吸数は変化しないが，極低体重出生児は，満期に近づくにつれ呼吸数が増える傾向がある．これは，呼吸機能を自力で引き継がなければならない未熟な肺をもつ乳児が，呼吸パターンの回数を速めることによって代償していることを示唆している．

3．心臓血管系機能の発達

出生後，短期間で一連の出来事が起こり，新生児は胎児循環から成人循環へと移行することができる．最初の呼吸の開始で，肺の拡張，酸素化の始まり，肺血管の抵抗減少（肺膨張の結果），動脈血酸素分圧（PaO_2）の増加（動脈管の収縮），血管系の抵抗増加が起こり，卵円孔が機能的に閉鎖する．何例かでは，肺内の血管系の圧力が出生後上昇したままとなる．この状態は，新生児肺高血圧症（PPHN）と呼ばれている．肺高血圧が持続すると，動脈管や卵円孔が閉鎖できない．そこで，心臓内血液の右から左への短絡が起こり，それが肺血管を圧縮する低酸素

やアシドーシスを引き起こし，さらに肺高血圧を増悪させる．新生児肺高血圧症は3～5日間で自発的に改善するが，在胎週数（未熟児で高い発生率）あるいは肺疾患の多様な障害，例えば胎便吸引，横隔膜ヘルニア，低酸素やアシドーシス，母親の糖尿病，敗血症などにより持続する場合もある．これらのすべての要素は，肺高血圧の増悪と併発する．

未熟児は，満期産児に比べ心拍数がより高く，不規則となりがちである．前述のように，このような乳児では徐脈発作もよくみられる．

V. まとめ

最後にまとめを表2-8にした．

表2-8 「行動機構の共生発達理論」要約

① 新生児は，刺激から経験した結果を様々な方法で意志疎通することができる．
② 「発達の共生理論」は，乳児が5つの神経行動下部機構（自律性，運動，覚醒状態，相互作用/注意，自己調整）を通して環境とどのように相互作用しているのかを解明している．
③ 神経行動下部機構は階層的に構築されている．
④ 生理的（自律的）下部機構は，全機構の基盤をなしている．
⑤ 生理的安定性は高位下部機構の機能正常化にとっては必須のものである．
⑥ 低位下部機構の安定性は高位の機能の基礎をなす．
⑦ 神経行動下部機構間の共生的相互作用が成熟することによって，環境との相互作用が可能となる．
⑧ 不安定な下部機構が反応しなければならなくなると，直下の下部機構に不安定徴候が現れやすくなる．新生児は，下部機構の安定性が欠如すると，明確なストレス信号を発信する．
⑨ 養育者がストレスを受けている乳児に相互作用を強要すると，乳児の生理的安定性が脅かされる．
⑩ ストレスを与えている刺激を取り除かなければ，不安定状態は増悪する．
⑪ ストレスを受けた乳児には，神経行動機構を再構築できるように「一時中断期間」が必要となる．
⑫ ストレス反応は，乳児が発信している信号を監視することで予防することができる．
⑬ 乳児は，刺激をどのように知覚したかによって異なった反応を示す．
⑭ 乳児は，ストレスを与えている刺激を代償できたり，できなかったりする．
⑮ 乳児は，3つの方法でストレスに応答する．
⑯ 「自己調節行動」は，乳児が刺激に耐えることができることを示している．「自己調節対処」信号はある程度ストレスを感じているが，依然として刺激に耐えることができることを示している．
⑰ ストレスが増加すると，乳児の自己調節能力は低下する．
⑱ 養育者は，乳児の神経行動機構が再構築する間，ストレスを軽減するために「一時中断期間」を与える．
⑲ 「自己調節に向かっている合図」は，不安定状態が起こっていないことを意味する．
⑳ 「自己調節に対処している合図」は，もう少しで乳児の耐久性の限界を超すことを示している．
㉑ 乳児は，ストレスの影響に打ち勝つために低位の下部機構の援助をあおぐ．
㉒ 「一時中断期間」が与えられないと，低位下部機構の不安定状態が起こる．
㉓ ストレス反応は早産児によくみられ，制御機能を失っていることを示している．
㉔ ストレス反応は，どの下部機構がストレスを受けているかで様相が異なる．
㉕ ストレス信号は，様々な下部機構で出現する．
㉖ 注意（相互作用の問題）．
㉗ 行動覚醒状態（不明確な状態，下位の覚醒状態への移行，不十分な覚醒，過敏さ）．
㉘ 運動（筋緊張の変化，姿勢または運動）．
㉙ 生理性（心拍数，呼吸数，皮膚色，生命維持徴候の変化）．
㉚ 虚弱な乳児には，常にストレスを防止しなければならない．
㉛ ストレス防止のための個別的養育は，好結果を生む．
㉜ 個別的養育を受けた早産児は，様々な障害の発生率が低く，発達も促進する．
㉝ 「新生児個別発達的養育および評価計画」(NIDCAP)は，虚弱な乳児に対する個別的養育を促進するために考案された．
㉞ 個別的養育は，障害危険児の発達を促進する．
㉟ ストレスを防止するために，養育者は自己調節行動を促進し，ストレス反応を誘発しないようにしなければならない．

㊱ 乳児は，子宮内においてほとんどの原始反射を発達させている．未熟児は，原始反射が十分成熟せずに出生してくる．
㊲ 原始反射の出現時期はすべて明確なわけではない．
㊳ Dargassies は，未熟児の反射発達の順序を提唱した．
㊴ 多くの研究により，大部分の反射は 28 週後に出現し始める．40 週までに，原始反射のほとんどを発達させている．
㊵ 未熟児の筋緊張および姿勢の発達にも様々な説がある．
㊶ 満期産児は，屈筋筋緊張が優位である．
㊷ 早産児は筋緊張が低く，伸展位姿勢を維持する傾向がある．
㊸ 屈筋筋緊張は，在胎 28 週以降から出現し始め，40 週まで尾-頭方向に発達していく．
㊹ 立ち直り反応における能動的筋緊張においても，40 週まで尾-頭方向への発達がある．
㊺ 理論家の中には，新生児にみられる屈筋筋緊張の原因は，筋紡錘の偏向によってのみ起こると信じている人たちがいる．未熟児は，筋緊張低下を示す．筋緊張は，早期産児が修正 40 週に近づくにつれて尾-頭方向に増加する．
㊻ 能動的筋緊張も受動的筋緊張も，修正 40 週以降にはそれまでとは逆方向である頭-尾方向へ発達していく．
㊼ 未熟児の運動は，満期産児よりも幅が大きく，未調節で，高頻度である．
㊽ 修正在胎 34 週以降は，下肢の運動が減少し，顔面の運動が増加する．
㊾ 未熟児は全睡眠時間中，ほとんど常に運動活動を示している．
㊿ 未熟児は，特定のストレス刺激に対し洗練された運動反応パターンを示す．
(51) この運動は，乳児が修正 40 週に近づくにつれ増加していく．
(52) 子宮内で，乳児は手を口へ運び，母指を口へ入れ，羊水を嚥下することで哺乳の準備を行っている．
(53) 効率的な哺乳は，いくつかの前提条件が満たされた後，可能となる．哺乳の前提条件として，成熟した口腔反射，頬脂肪体，屈筋筋緊張，そして呼吸/嚥下の協調性が挙げられる．未熟児は口腔反射が未成熟のままで，屈筋筋緊張と頬脂肪体を欠き，肩と頸の後退があり，口唇の閉じが不十分で，覚醒状態も低い．
(54) 屈曲の促進，後退の防止，環境調整によって，未熟児の哺乳能力は高められていく．
(55) 新生児療法士は，介入のための最適行動覚醒状態を認識しておかなければならない．
(56) Brazelton による行動覚醒状態の分類が現在最もよく使われている．
(57) 健康な満期産児はすべての行動覚醒状態を示し，一つの行動覚醒状態から他の行動覚醒状態へ滑らかに移行する．
(58) 良好な行動覚醒の制御は，在胎 37 週以降に獲得される．
(59) 未熟児は，満期産児と比較して長い睡眠時間をとり，より活発な動きを示し（浅い睡眠が全睡眠時間の約 80%以上を占める），覚醒期間は特発的である．
(60) 未熟児の行動覚醒状態はほとんどが不明確で，混乱した状態になりやすい．
(61) Als による行動覚醒状態の分類は不明瞭で，混乱した「A」行動覚醒状態を評価する方法である．
(62) 行動覚醒状態評価には，行動覚醒状態の範囲と質，行動覚醒状態の変化の頻度，そして一つの行動覚醒状態から他の行動覚醒状態へ移る時の円滑さと，移行の際の生理的労力を含まなければならない．
(63) 静かで覚醒している状態が，介入に最適な行動覚醒状態である．活動的な覚醒状態における自らの運動が相互作用を阻害する．
(64) 介入は，できれば哺乳後 2 時間を経過した後に実施すべきである．不必要に乳児を目覚めさせるのは避けるべきである．
(65) 乳児を目覚めさせるために推薦できる方法は，明かりを薄暗くしたり，さすったり，抱き上げたり，抱っこしたり，抱っこをやめたり，軽くたたいたり，優しく上下に動かしたりする．
(66) 早産児は，「引きこもり」，「活動開始」，そして「相互関係」という 3 つの神経社会行動発達段階を経過していく．
(67)「引きこもり」段階にある乳児との社会的相互作用は避けるべきである．
(68) 自律神経系（生理的）組織は，完全な成熟度に達成する最初の組織の一つである．
(69) 未熟な生理的組織をもつ乳児は，効果的な体温調節が不可能である．
(70) 乳児は，体温調節の欠如により死亡する場合がある．
(71) 保育器は，自己体温調節能力をもたない乳児のために使用する．
(72) 保育器の温度環境は，乳児の体重と在胎週数によって決定する．
(73) 保育器の自動制御機構によって，乳児の体温の安定性が得られる．

⑭ 保温器は，保育器外で体温調節が不可能な乳児への介入時に使用しなければならない．
⑮ 乳児は，生下時すぐに呼吸を開始できなければならない．
⑯ 乳児は，呼吸開始のために酸素化と換気ができなければならない．
⑰ 肺は在胎 24 日頃に発達し始める．
⑱ 生下時には肺胞の数は制限されている．
⑲ 子宮内では肺は羊水で満たされており，これが生下時に肺を拡張させる．
⑳ 胎児呼吸が肺の成長を促進する．異常な胎児呼吸は異常な出産後呼吸の原因となる．
㉑ 肺内表面張力が高いと生下時肺膨張が不可能となる．
㉒ 肺サーファクタントは肺内表面張力を低下させ，肺胞の虚脱を防ぐ．
㉓ サーファクタントは自発呼吸開始に必要となる．
㉔ サーファクタント低下は，特定の呼吸窮迫症候群で死亡する乳児に多くみられる．
㉕ 肺胞の虚脱と胸壁漏斗変形を防ぐために，呼気後ある程度の空気が肺に残っている必要がある．
㉖ 呼気時肺に空気を捕らえることができない未熟児もいる．
㉗ 未熟児は，呼吸が不規則で頻繁な呼吸休止があり，頻呼吸である．
㉘ 未熟児には周期性呼吸がよくみられる．
㉙ 無呼吸と徐脈は未熟児によくみられる．
㉚ 大概は無呼吸発作から乳児は自然回復する．カフェインやアミノフィリンは，持続的な無呼吸を示す乳児の治療に用いられる．
㉛ 無呼吸と徐脈は，様々な障害の結果発生する．
㉜ 一般に未熟児は，満期時に満期産児より呼吸数が高い．
㉝ 生下時に成人循環が始まると，動脈管と卵円孔の閉鎖が起こる．
㉞ 肺高血圧症があると，動脈管と卵円孔の閉鎖が起こらない．
㉟ 肺高血圧症は大半が一過性で，3〜5 日間で自然回復する．
㊱ 肺高血圧症を引き起こす一連の障害がある．
㊲ 早産児の心拍数は通常高く，不規則である．

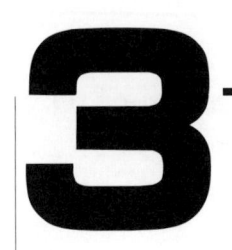

3 NICUにおける療育
ポジショニングを中心として

Positioning for a certain functional purpose, not positioned, as in a coffin

　この項の目的は，新生児集中管理室において，未熟児や病弱な新生児に対して行われるポジショニングに理論的根拠を見出そうとするものである．内容は次の通りである．①ハイ・リスク児に対して不適切なポジショニングを行った結果生じてくる問題点の整理，②正常児およびハイ・リスク児の様々なポジショニングにおける生理学的効果および行動学的効果の文献的考察，③ポジショニングの目標と目的，④ポジショニングにおける乳幼児の評価方法，⑤新生児の最適発達を促すための様々なポジショニングの提案である．

I. 問題点の整理

　子宮内の正常胎児は，決して不適当な，欠陥のある生物ではなく，十分態勢を整えた，完全に適応している生物であって，この発達段階と環境で適切に機能を果しているといえる．Alsは，未熟児で生まれた新生児を子宮外胎児と呼び，環境に対して不釣り合いな状況にあるとしている．体温調節，栄養摂取，酸素供給といった生命維持機能は，工学的な手段で実現しなければならず，未熟な脳機能は酸素不足，虚血，頭蓋内出血，感染といった疾患にかかる危険性を高くもっている．それに加えて，多くの未熟児は出産前にすでに脳障害をもっている場合がある．その中から脳性まひ児になる場合もある．病的な所見から推測すると，このような障害は子宮内で数回にわたって起こり，重複，反復していくものもある．未熟児の脳は，以前考えられていたように，あまりにも未熟なので刺激を処理したり，反応したりすることができないというものではなく，むしろ，感覚情報に対して過剰反応を起こすので，環境からの負荷が過剰にならないように保護する必要がある．

　脳障害がすでにあっても，起こる危険性があっても，乳児は生物学的に，もう数週間は子宮内にとどまっていなければならない．子宮外の環境では，乳児のエネルギーの大半は恒常性維持のために使い果たされることになる．早産児のための治療の第一課題は，調節された自律神経機能と静かな睡眠状態の中での運動バランスを獲得させ，維持させてあげることである．外界に対する発達課題に必要な機能を獲得させるために早産児を刺激するのは，不適切であり，非常にストレスをかけることになる．Alsの提案では，優しく包み込んだり，腹臥位でのポジショニングによって，秩序だった行動が促通されるとしている．一方，手で軽く叩いてあげたり，さすってあげたり，揺すってあげる刺激や，話しかけたり，見つめたりするような社会的刺激は，相当注意深く与えないと，混乱した行動を引き起こしてしまいかねない．新生児集中管理室で働こうとしている療法士は，このような壊れやすい新生児との相互作用が潜在的に危険な側面をもっていることを認識しておかねばな

らない．ハイ・リスク児に対する治療を行うためには，高度な訓練と臨床技能が要求される．

子宮内で生存していると，生命維持機能の調整だけではなく，姿勢や運動の要素も制御されている．妊娠の初期段階では，胎児は急激な粗大運動を行って，水の環境の利点を生かしているようである．この運動は，Milani-Comparettiが，「ジャンプして姿勢を変える」と呼んだもので，子宮内で位置を変え，その後子宮の床に漂い戻ってくる運動をさす．これは，姿勢変換を意図した運動であって，常に重力によってある方向に引かれることによって生じる変形を予防する役割も担っている．胎児が成長してくると，子宮内での空間が制限されてくるので，姿勢の包み込みを受けることになる．全身の伸展パターンは不可能であって，必然的にリラックスした屈曲姿勢がとられる．

早産児は重力のなすがままになる．様々な理由で姿勢変換ができない．生下時のショック，全身の低緊張，または生命維持装置のために長期にわたり姿勢を固定されていること等が理由として考えられる．さらに姿勢の包み込みもなく，十分な屈筋筋緊張をもたないので屈曲姿勢を保持できない．そのような諸般の事情から，支持面に対して身体が押しつけられた状態になってしまう．特に支持面が硬い場合には，このことがより顕著になる．

前述した理由から，未熟児や数は少ないが病弱な満期産児は，いくつかの「育児環境が原因となった肢位性変形」をもちやすい．肩甲骨が挙上，後退して，肩関節が外転，肘関節屈曲したW肢位，膝関節屈曲位で，股関節屈曲，外転，外旋した蛙様肢位，頭部の扁平化や，楕円形変形，肩甲骨の挙上を伴った頸部の過伸展（これは人工呼吸装置のために長期間背臥位で固定されていた乳児に特に多い），そして重度痙性をもつ乳児にみられる全身性過伸展姿勢等が代表的な変形としてあげられる．

もし乳児が姿勢変換できずに，長期間同じ姿勢で固定されていると，筋や腱の粘弾性にも変化が現れ構築的変形に結びついてしまう．肺胞の機能不全も起こり，上気道のフロー抵抗も障害を受けてしまう．Casaerは，姿勢を他動的に変換しても，乳児は習慣的に親しんでいた元の育児姿勢に戻ってしまうことが多いと述べている．そこで未熟児は，より正常な姿勢を獲得し，維持しても，アライメントは崩れているが元の習慣的な姿勢に戻ってしまう傾向があるといえる．

このようにして形成された肢位性変形は乳児期に修正されないと，年長児になるに従って異常発達の結果が顕著になってくる．下肢の蛙様肢位とそれに続く腸脛靱帯の短縮によって，股関節外転，外旋，足関節外反という体重負荷には好ましくない結果が生じてくる．上肢のW肢位の結果，両手の正中線上への指向，両手の注視，リーチといった発達が遅れる．全身の過伸展パターンは立位時に硬くこわばった下肢を作り出し，四つ這いや座位といった屈曲の要素が必要な発達指標の獲得に遅れを生じさせる．頭部の楕円形変形は，頭部の回旋を困難にし，成人に達してからは，外見上の問題にもなってしまう．

このような構築的問題だけではなく，乳児には社会性の発達や相互作用の問題をもってしまう危険性がある．このうちのいくつかは，姿勢・運動障害と関連しているかもしれない．乳児が全身を硬く伸展させていたり，極端に低緊張であったり，不安定な運動をしていると，両親はだっこをしたり，運んだり，あやしたりするのがずいぶん難しいと感じてしまう．視覚的な相互作用や社会的な相互作用もまた阻害される．ハイ・リスク児はしばしば両親の相互作用の働きかけに対して反応が少なかったり，ときには拒否的な反応を示したり，刺激に対する反応が過敏であったりする．そういった反応は両親にとっては理解しにくいものであることが多く，いったん反応が起こると抑制することができな

表 2-9 満期産児のポジショニング効果

① ☆対象：正常乳幼児
　★比較肢位：腹臥位・背臥位・直立位
　⇒結果：腹臥位および直立位において，ガスの貯留，嘔吐，疝痛性の泣き声が減少した．
② ☆対象：12名の正常乳幼児（生後6週から5歳まで）
　★比較肢位：腹臥位・右側臥位・左側臥位・背臥位・直立位
　⇒結果：右側臥位において，胃の蠕動運動が増加した．左側臥位および腹臥位において，胃の空腹時間が増加した．
③ ☆対象：140名の白人満期産新生児
　★比較肢位：腹臥位・背臥位
　⇒結果：腹臥位において，泣くこと，襁褓皮膚炎および自分で引っ掻く行為が減少した．
④ ☆対象：52名の健常満期産新生児（生後1時間から10日まで）
　★比較肢位：腹臥位・右側臥位・左側臥位・背臥位・直立位
　⇒結果：腹臥位において，呼吸インピーダンスが増加した．
⑤ ☆対象：30名の正常満期産新生児
　★比較肢位：腹臥位・背臥位
　⇒結果：腹臥位において，運動活動，泣くことおよびうとうと状態が減少し，静かで深い睡眠が増加した．
⑥ ☆対象：12名の満期産乳児（生後4日から7日まで）
　★比較肢位：腹臥位・背臥位・半直立位
　⇒結果：腹臥位において，心拍度数や呼吸数の不規則さおよび粗大な運動活動が減少した．
⑦ ☆対象：10名のアジア系満期産乳児（生後3日から4日まで）
　★比較肢位：腹臥位・背臥位
　⇒結果：腹臥位において，深い睡眠が増加し，過敏状態，運動および睡眠中の無呼吸状態が減少した．
⑧ ☆対象：11名の健常満期産乳児（生後2日から4日まで）
　★比較肢位：背臥位・直立位
　⇒結果：腹臥位において，1回換気量および吸気呼気期間が増加し，1分間換気量が減少した．

いものとしてとらえられてしまう．

　療法士は，こういった直接的な問題のいくつかを適切なポジショニングによって対処していかなければならない．いくつかの姿勢は，この壊れやすい新生児にとっては禁忌である場合もある．これは全身の生命維持装置とそれらのモニターを装着しなければならないからである．このような場合，腹臥位で乳児を観察するのが困難であるので，当然ながらこの姿勢をとらせることができない．腹壁の後退，腹部拡張や臍動脈カテーテル周辺の出血等は注意深く監視しなければならない．そこでハイ・リスク児に対して適切なポジショニングを行うために，ポジショニングの生理学的効果および行動学的効果を新生児の直接的観察と文献による事実によって考察してみる必要がある．

II．ポジショニングの生理学的・行動学的効果

1．ポジショニングの研究

1）正常満期産児のポジショニング研究

　満期産児に対するポジショニングの効果については，多くの研究，討議がなされている．直立位，腹臥位，背臥位，右および左側臥位といった肢位で比較がなされている．比較検討している因子としては，ガスの貯留，嘔吐，胃の空腹状態，呼吸数，心拍度数，1回換気量，吸気呼気期間，分時換気量，行動覚醒状態と姿勢・運動パターン等が取りあげられている（表2-9）．

　大部分の研究の結果から，正常満期産児は，背臥位よりも腹臥位，側臥位，直立位でのほうが消化機能や呼吸機能が改善し，泣くことや運動の不適応さは減少し，静かな睡眠と静かな覚醒状態が増加することがわかった．このような

結果はハイ・リスク児の場合でもあてはまるものであろうか．

2）ハイ・リスク児のポジショニング研究

ハイ・リスク児に対するポジショニングの研究では，未熟児，低体重出生児，SFD児，呼吸窮迫症候群の乳児，そして仮死の既往歴をもつ乳児が検討されている．ここでも，腹臥位，背臥位，側臥位と頭部の位置を変化させた肢位で比較検討が行われ，消化機能，呼吸機能，酸素飽和濃度，エネルギー消費，行動覚醒状態等が調査されている（表2-10）．

全般的にみて，腹臥位や側臥位が背臥位よりも優れていて，消化，呼吸，酸素飽和といった機能で改善し，静かな睡眠が増加している．

調査研究の結果は，ハイ・リスク児を腹臥位または側臥位でポジショニングすることによって，生理学的にも行動学的にも危険性がほとんどないだけではなく，有益であるという結論に達する．行動覚醒状態，肢位，呼吸，酸素飽和濃度の間に相関関係があって，乳児にとって有益なものになっている．腹臥位は静かな睡眠状態を獲得するのに好ましく，その状態で呼吸が規則正しく，安定し，酸素飽和も改善する．前述した肢位性変形や社会的かつ相互作用の問題が，このようなポジショニングによって予防されるかどうかという確定的な調査研究はまだないけれども，個人的な観察によって予防できるという感触をもつことができる．加えて，ポジショニング研究の結果を年長児でみてみると，姿勢アライメント，頭のコントロールおよび四肢の機能で改善がみられることが指摘されている．

3）ハイ・リスク児のポジショニングの目的

ハイ・リスク児に対してポジショニングを行う際に2つの大きな目標がある．1つは，自然な軽度屈曲姿勢で安定させ，定型的異常姿勢の発達を予防したり，最小限に押さえることである．もう一つは乳児の知覚および感覚運動能力の発達を援助することである．

この目標を達成するために具体的に次のような目的をもってポジショニングを行っていく．
① 体幹および四肢の屈曲を促通する．
② 屈曲姿勢と伸展姿勢とのバランスを保つ．
③ できるだけ対称的姿勢をとり，正中線上への指向を促す．
④ 四肢の滑らかな運動を促通する．
⑤ 四肢，体幹，頭部の典型的な肢位性変形を減少させる．
⑥ ストレスを減らし，快適な状態をつくりだす．
⑦ 乳児の残存能力，障害状態，発達段階に応じた行動覚醒状態を促通していく．

4）ポジショニングの評価

育児環境が原因で形成された肢位性変形を最少限にするためのポジショニングの基本的原則は，乳児を1つの肢位で長時間固定しておかないというもので，特に頭部がいつも同じ方向に回旋していたり，四肢のアライメントが崩れていたりしないようにすることである．それでは，ポジショニングの目的である最適な運動パターンや覚醒状態に適応した行動を促通するためには，どのポジショニングがむいているのかを，どのようにして評価すればよいのか．

NIDCAPを用いれば，ハイ・リスク児に最適なポジショニングを決定することができる．NIDCAPは，自然な観察による評価方法をとっており，従来の検査にあるような乳児をハンドリングすることはないので，乳児の状態が十分安定していない時期でも使用することができる．養育行為をする前，間，そしてその後で用い，様々なポジショニングを試している時に簡単に評価することができる．NIDCAPで観察する対比的行動というのは，ストレスを感じているということを表す徴候としての拒否的，逃避的または防衛的な行動と，秩序だった自己調整ができている行動である．

逃避的行動というのは，次のようなものを含んでいる．呼吸休止や頻呼吸，顔面蒼白，チア

表 2-10 ハイリスク児のポジショニング効果

⑨ ☆対象：119 名の早産乳児（生後 3 日から 7 日まで）と 49 名の満期産乳児
　★比較肢位：腹臥位・背臥位
　⇒結果：腹臥位において，早産乳児の呼吸率（単位時間において組織と血液との間に行われるガス交換量）と規則性が増加した．

⑩ ☆対象：12 名の健常満期産乳児，12 名の健常 AGA 早産乳児，12 名の SFD 乳児と 12 名の呼吸窮迫症候群乳児
　★比較肢位：腹臥位・右側臥位・左側臥位・背臥位
　⇒結果：腹臥位および右側臥位において，胃の空腹率が増加した．

⑪ ☆対象：86 名の早産病弱乳幼児（生後 28 週から 42 週まで）
　★比較肢位：腹臥位・背臥位
　⇒結果：腹臥位において，食物の誤嚥が減少した．

⑫ ☆対象：10 名の早産乳児と 13 名の SGAT 乳児（生後 5 時間から 34 時間まで）
　★比較肢位：腹臥位・右側臥位・背臥位
　⇒結果：腹臥位において，早産乳児の 1 回換気量，1 分間換気量，弾性仕事量，吸気粘性仕事量，全粘性仕事量，そして呼吸および換気のすべての仕事量が増加した．また，腹臥位において，SGAT 乳児の肺コンプライアンス（単位圧力の変動に対して起こる肺容積の変化）および食道分圧が増加した．

⑬ ☆対象：16 名の早産乳児（生後 3 日から 52 日まで）
　★比較肢位：腹臥位・背臥位
　⇒結果：腹臥位において，経皮的動脈血酸素分圧および深い睡眠が増加し，非同期的な胸郭運動が減少した．

⑭ ☆対象：12 名の呼吸窮迫症候群乳児と 2 名の吸引治療中の乳児（生後 2 日から 14 日まで）
　★比較肢位：腹臥位・背臥位
　⇒結果：腹臥位において，動脈血酸素分圧，動的肺コンプライアンスおよび 1 回換気量が増加した．

⑮ ☆対象：15 名の早産乳児（生後 1 日から 7 日まで）
　★比較肢位：腹臥位・背臥位
　⇒結果：腹臥位において，経皮的動脈血酸素分圧，呼吸時の胸郭と腹部運動の振幅および運動の規則性が増加した．

⑯ ☆対象：44 名の早産乳児と 6 名の満期産乳児
　★比較肢位：半直立位・背臥位
　⇒結果：ハンモックを用いると，深い睡眠が増加した．

⑰ ☆対象：14 名の早産乳児（7 名は仮死の既往歴がある）
　★比較肢位：6 種類の頭部の位置
　⇒結果：頭部を正中線上で挙上すると，頭蓋内圧が減少した．

⑱ ☆対象：7 名の満期産乳児と 6 名の健常早産乳児
　★比較肢位：右側臥位・左側臥位・背臥位
　⇒結果：右側臥位において，肺動脈抵抗および平均呼気終末分圧が減少し，動的肺コンプライアンスが増加した．

⑲ ☆対象：42 名の健常早産乳幼児（生後 12 日から 57 日まで）
　★比較肢位：腹臥位・背臥位
　⇒結果：腹臥位において，エネルギー消費および過敏状態が減少し，深い睡眠が増加した．

⑳ ☆対象：18 名の慢性肺疾患をもった超低体重出生早産乳幼児（生後 17 日から 57 日まで）
　★比較肢位：右側臥位・左側臥位・背臥位
　⇒結果：3 つの肢位において，経皮的血液酸素分圧および経皮的血液炭酸ガス分圧に差はなかった．

㉑ ☆対象：18 名の早産乳児と 1 名の呼吸窮迫症候群をもった満期産乳児
　★比較肢位：腹臥位・背臥位
　⇒結果：腹臥位において，換気終末時の血液酸素分圧，呼吸数および呼吸機能の後退が減少し，経皮的血液酸素分圧が増加した．

ノーゼ，潮紅（皮膚充血）等の皮膚の色の変化，嘔吐，溢乳や便通運動様の極度の緊張，シャックリ，振戦，驚愕反応，攣縮等の自律神経反応および内臓反応がまず挙げられる．ストレス状態にあることを示す運動徴候としては，興奮し取り乱したような散漫運動，弛緩状態，筋緊張亢進状態等がある．行動覚醒状態に現れるストレス徴候としては，睡眠や覚醒が冗長状態になったり，能動的に凝視を嫌う行動をとったり，緊張してぐずったり泣いたりすることが挙げられる．加えて，刺激に対して錯乱したような過敏性を示したり，覚醒状態が急激に変化することもある．

　行動が秩序だってきたり，制御されてきたことを示す徴候としては，呼吸，皮膚の色，内臓状態が安定してくるといった自律神経徴候や，運動要素の安定性を表わすリラックスした屈曲姿勢，滑らかで空間的時間的協調性のある運動，よく調節された筋緊張等がある．行動覚醒状態が制御されていると，睡眠状態が明瞭で，時々目覚めて周囲に焦点をあわせることができる．自己調整を試みるような行動としては，両手やチューブを握ったり，指や手を吸ったり，ベビーベッドや保育器の角にすり寄る行為等が挙げられる．

　このような行動に加えて，NIDCAPによる観察期間に，乳児の呼吸数，心拍度数，酸素飽和状態の情報を記録しておく．これらの情報によって，様々なポジショニングの行動学的因子および生理学的因子を比較することができる．そして個々の乳児にとって，行動や生命維持機能が最も調整できるのはどの肢位であるかを決定することができる．

　5）ポジショニングによる具体的な治療（図2-24）

　適切なポジショニングを行うと，直接的な治療を行っていない期間にも，治療刺激を与え続けることができる．これはまた，直接的な治療が困難である場合には，まさに治療そのものと

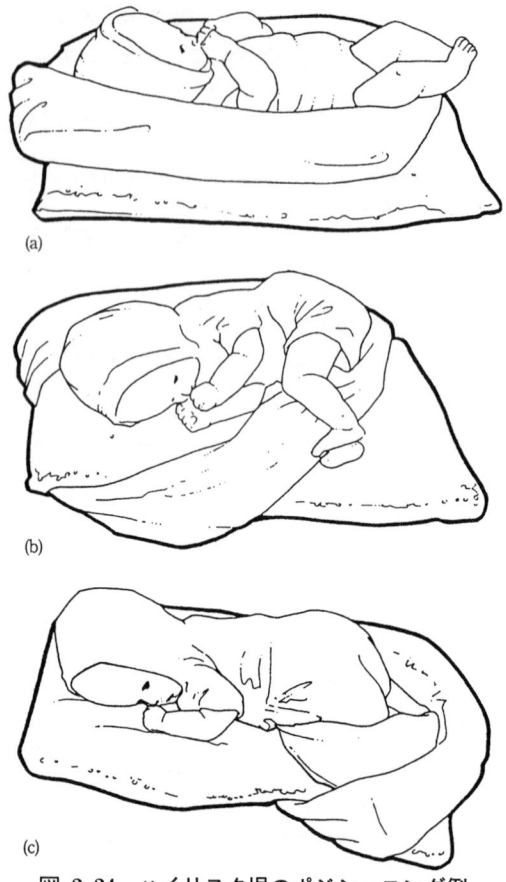

図2-24　ハイリスク児のポジショニング例

いうことができる．乳児にとって最適な発達を促すポジショニングの具体例は，新生児治療に携わっている臨床家によって数多く提案されている．このような提案の大部分は，リラックスした屈曲姿勢の取り方と，背臥位以外の肢位で乳児を安全で快適な状態にする方法に集約される．

　背臥位でポジショニングをしなければならないとすると，頭部と上肢の正中線上への指向が可能となるように，肩甲帯を前突させ，頸部，体幹，股関節および膝関節を軽度屈曲させておく．右または左側臥位でのポジショニングでは，頭部の支持，上肢の正中線上への指向，頸部，体幹，下肢の軽度屈曲，両下肢間のパッド，そして背臥位に寝返ってしまわないための背中に当てるロールが必要となる．腹臥位では頭部を

一側に回旋しておく（しかし，定期的に方向を変える）．上肢は屈曲させ，顔面側で手と口の協調が可能となるようにする．下肢は身体の下まで屈曲させておく．すべての肢位において，足関節は中間位を維持させるように足部支持しなければならない．足装具が必要な場合もある．

　前述のような最適な肢位を得るために様々なポジショニングの補助具が，革新的な臨床家によって使用されてきた．ハンモックまたは背臥位支持装置やポリスチレン（スチロール樹脂）ビーズの入った枕を，背臥位，腹臥位，側臥位で屈曲を維持するために用いることができる．子羊のなめし皮で覆った水枕は，腹臥位でのポジショニングの際に用いることによって，重力の影響を減少させることができる．水枕はまた，両側の頭部の扁平化を軽減させるために用いる．多くは軟らかいタオル，毛布のロール，羊皮，気泡素材，折り畳みおむつといった簡単な素材を用いてできる．最も大きな発案は，一種の「巣」のようなもので，縁がついていて，リラックスした屈曲を維持させることができる．そして，この巣の中で吸ったり，握ったりといった発達活動ができるように工夫してあって，さらにこの巣の中で適切に休むこともできるようにしてある．

　こどもが大きくなってくると，半直立位でポジショニングの時間を過ごすようにしたほうが，頭のコントロールの発達，食事介助の容易さ，覚醒状態の維持そして社会的相互作用の機会の増加といった点で有利となる．このポジショニングで注意することは，背臥位でのポジショニングの時の留意点と非常によく似ている．このポジショニングでは背臥位より重力の影響が大きいので，側方の支持は体幹と骨盤が真っすぐになるようにし，非対称姿勢にならないようにしなければならない．乳児用シートやカー・シートを改良して，このポジショニングを行うことができる．

　ポジショニングを行っている乳児の両親や担当の看護婦に，そのポジショニングの方法と留意点を確実に伝えるために，ベッドの柵に写真を取り付けておくようにするとよい．この単純な方法は，養育者が治療的ポジショニングを再現するのにとても役立っているという報告がある．

III. まとめ

　ハイ・リスクの新生児や乳児の最適発達を促す目的で立案された発達プログラムの一部としてポジショニングに注目した．このようなポジショニングにより，発達プログラムの2つの大きなそして互いに補完する目標を達成することができる．この目標というのは，姿勢変形の予防，改善と社会的相互作用技能の発達のための行動資質の向上というものである．このような目標やそれらに関連するもっと具体的な目的がポジショニング・プログラムによって得られるかどうかは，今後新生児集中管理室において様々なポジショニング治療を行い，長期にわたる計画的なフォロー・アップ研究で実証していかなければならない．

第3章

療育の理論と技術の新しい流れ

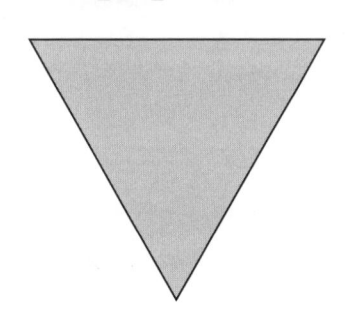

1. 小児理学療法・作業療法の理論と技術の歴史的変遷

2. 運動行動の制御・学習・発達

3. 姿勢・運動制御の発達科学

1 小児理学療法・作業療法の理論と技術の歴史的変遷

Having a vision is not just planning for a future we already know how to get to. It is daring to dream about what is possible

　運動科学の発展により，理学療法・作業療法の理論基盤も変革が起こっている．ここではCarrやShepherdらの研究を紹介し，その歴史的変遷を顧みて，今後の方針を模索してみる．

I．理学療法・作業療法基礎仮説：理論考察と歴史展望

1．治療アプローチの発展

　新しい治療アプローチはどのように発展するのか．この疑問に答えるために理学療法・作業療法における神経生理学的アプローチの発展を歴史的観点から考察する．ここでの目的は神経損傷患者をどのように機能回復させるべきか，ということに対する既存の様々なアプローチと，新しい考え方の両方を評価するための，基本的な概念の枠組みを形成することである．

　神経損傷患者のリハビリテーションを目的とするどのようなアプローチも，中枢神経系がどのように運動を制御するかということに関する仮説をそれぞれがもち，治療の基礎にしている．これらの仮説は，それぞれの特殊なアプローチの創始者，または提案者によって自明のことのように述べられていることが多い．例えば，脳障害からの回復は一定の過程にそって起こり，それは乳幼児の正常運動行動の発達過程に類似している，と既存の神経生理学的アプローチの大半は仮説している．この仮説に基づいて，ある特別な治療活動の順序が決定されている．しかし，治療アプローチのほとんどの仮説は，盲目的に疑う余地がないと一方的に思い込まれているものである．例えば，ある治療活動の練習は，より高度な巧緻性を導き出すというように思い込んでいることが多い．ある方法で反復すると，中枢神経系の中で適切なシナプス結合を「強化」するのではないか，という基礎的な仮説がある．療法士として私たちが臨床で行っていることのすべては，このような仮説に基づいている．しかし，私たちが患者を治療している時にはそのようなことは考えていないし，もし尋ねられてもそれらを認識することは大変難しい．治療アプローチに有意義な批評を行うためにまず第一に必要なことは，その治療アプローチの基本となっている仮説を認識することである．これらの仮説から総体的な理論モデルを理解し始めることができる．これらは特殊治療アプローチにつながるような一連の仮説で，明白なものや思い込みのものが含まれている．様々な特殊治療アプローチの背景となる仮説を構成したり，比較するための枠組みについては終わりのほうで提案する．

2．治療アプローチの変化

　我々はなぜ治療アプローチを変化させる必要があるのか．この質問に対する答えは2つ考えることができる．(1) 現在のアプローチは療法士が認識する臨床的問題を解決するのに適切で

ない．(2) 治療アプローチの背景となる理論的仮説が現在の知識に合っていない．現在の治療アプローチが，実践的にも理論的にも不適当と認識される時が新しい治療アプローチを開発する最適条件である．

　治療技術の新しい考えはどのようにして生まれるのか．新しい考えは理論的進歩（すなわち神経科学や行動科学の領域で）と実践的実験（すなわち臨床場面で）の両方から生まれる．しかし治療に関する特殊な概念は，直接患者の問題を解決しようとしている療法士から生まれなければならない．療法士は自分がしていることに関するある特定の疑問への答や，実験的に得られた結果をどのように治療技術に移行させることができるか，という直接的な考えや工夫を，科学者に求めてしまう場合がある．このことは実際的ではないし，科学者と臨床家が非現実的な期待を持ち合う関係に陥ってしまう．科学的理論の重要な役割は，実践的工夫を首尾一貫した治療哲学へと統合させていくための基礎となるモデルを提供することにある．このモデルは中枢神経系がどのように運動を制御するのか，脳損傷のために何がうまくいかなくなるのか，脳損傷の後でどのように回復が起こるのか，そしてどのような機構が回復を促進するために働くのか，といったことに一般的な考えや指針を提供してくれるだけである．だから患者をどのように治療するかということについて特定の新しい工夫を基礎科学に求めることはできない．科学は一般的なモデルを提供してくれるだけなので，我々がその臨床的応用を実現しなければならない．

II. 神経生理学的アプローチの歴史的発展

　新しい考えは自然発生的に現れるものではない．たいていは新しい考えは古い考えの反動である．古い考えでは現在の問題をもはや解決することができないという認識から新しい考えは生じる．1つの有意義な例として，神経損傷患者の治療に対してどのように既存の治療アプローチが発展してきたかについて考えてみる．既存のアプローチとは Rood, Bobath, Brunnstrom, Fay, Kabat, Knott, Voss やその他の人々の業績を基礎とした治療アプローチである．これらのアプローチは「神経生理学的アプローチ」とか神経損傷を治療するということで「神経療法アプローチ」とも呼ばれているものである．

1. 1950年代以前

　神経生理学的アプローチが発展する以前は，どのような治療哲学が優勢を占めていたのか．この疑問に答えるには，これらのアプローチを発展させてきた人々が直面した歴史的状況に我々自身も立つ必要がある．神経生理学的アプローチが誕生して間もない1950年代以前には，理学療法・作業療法はその大部分がポリオ患者の治療に向けられていた．実際，20世紀前半に専門職として理学療法・作業療法が成長してきたのはポリオに罹患した多数のこどもや成人のリハビリテーションの必要性がその一因である．この時期の有力な，すなわち「最先端技術」は筋再教育であった．その名前が意味するように，これは個々の筋に焦点を当てた局所的アプローチであった．徒手筋力検査は弱化した筋を見出すために用いられ，患者は弱化した筋を強化するための，ある一定の体操を教えられた．この手技では療法士は患者の意識を個々の筋に集中させた．例として Kenny 法の記載を引用してみる．

　「意識的に筋を知覚しなければならない．そして順序よく協調された関節の動きを継続させるために，関節が動かされる時に働いていない筋の収縮も，意識的に視覚化しなければならない．このことを達成するために筋の位置，とりわけ筋の停止部を患者に正確に教えなければならない．筋の付着部が筋の収縮によって引っ張られ

た結果起こる関節や身体各部の運動を，患者は理解しなければならない」

　筋再教育は，局所的な筋のまひが全身に散在しているポリオ患者の治療にとっては効果的な手技であった．同時期に片まひや脳性まひのような神経障害をもつ患者のリハビリテーションは，ほとんど整形外科的問題として考えられており，手術，装具療法や筋再教育が治療の中心であった．

2．1950年代以降

　1950年中頃にSalkワクチンが用いられるようになって数年間で，ポリオは重篤な問題ではなくなっていった．ポリオに悪戦苦闘していた療法士は，他の患者，とりわけ神経障害をもつ患者に注意を向けるようになって，筋再教育やそれまでの体操療法は不適当であるということが明らかになってきた．ポリオは分類上，中枢神経系障害と比較すると正確には「下位運動神経」障害であり末梢神経損傷と同義語である．脳卒中や脳性まひを原因とするほとんどの中枢神経系損傷は，神経系の高位中枢の障害である．中枢神経系は，運動制御に必要な神経信号をより複雑に統合させるところである．このように筋再教育のような局所的アプローチはポリオには効果があったが，その他の多くの神経損傷には無効であった．その障害は単に個々の筋の障害として考えられるものではなく，全体的な目的運動の構成障害といった観点でみられるものとなった．

　この時注目すべき動きが台頭してきた．「脳障害をもった患者をよりよく治療するための考えを生み出す」といった明確な目的をもって，療法士は，中枢神経系がどのように働くかを研究し，神経生理学におけるその当時の考え方を学んだり，討議したりし始めた．このような活動の結果，つまり，いくつかの類似した神経生理学的アプローチの発展の結果，神経損傷をもつ患者のリハビリテーションに真の改革が成し遂げられた．以前はこういった患者は整形外科的問題だと考えられ，装具や手術や局所の筋を強化するといったことがなされていたのだが，やっとこれらの運動障害の真の治療が考えられるようになった．この改革の重要な点は，個々の関節や筋を特定した治療を強調し，障害を末梢的にとらえていたことから，障害を中枢性で神経系を起源とするものというとらえ方に変化したことである．つまり，中枢神経損傷の影響が出現する末梢部の変化ではなく，中枢神経系そのものに治療の焦点を当てるべきだという考えが重要となった．障害は中枢神経系にあるのだから神経生理学的アプローチは中枢神経系そのものを治療の標的とした．

　神経生理学的アプローチが治療法として確立していく過程は刺激的であり混乱の過程でもあった．いくつかのアプローチが発展し，各々の創始者が学会や雑誌，あるいは臨床場面でそれぞれの長所を主張した．理学療法・作業療法のこのような動乱の時期は1950年代から1960年代まで続き，1964年にNU-STEP（Northwestern大学での歴史に残る会議）の開催で最高潮に達した．その時以来，動乱は鎮まり，様々なアプローチの創始者たちはお互いに和解してきた．そしてその強調点は，RoodやBobath，その他の人々によって発展させてきた治療テクニックをより一層磨くことに変わってきた．それから30年後，「神経生理学的アプローチ」の改革的考えは神経損傷をもつ患者の治療にとって確立されたアプローチとして現状維持されてきた．

III．神経生理学的アプローチの基礎共通仮説

　種々の神経生理学的アプローチの間には確かに本質的な違いはあるけれども，それぞれが基本としている理論的仮説はきわめてよく似ている．ここでは共通の仮説において最も重要であると信じられていることについて論議する．こ

れらのアプローチの基礎となる一連の仮説を「促通モデル」と呼ぶことができる．

　脳は筋ではなく，運動を制御している．この言葉は19世紀の著名な神経学者 John Hughling Jackson のものとされており，神経生理学的アプローチの中核をなす概念を表している．それは，筋再教育モデルを否定し，徒手筋力検査や単一の筋の筋力強化のように，個々を強調するより，運動パターンとしてより包括的に強調すべきであるということを意味している．これは，Jackson の考えをあまりにも単純化してしまっているのは明らかであり文字通りに解釈することには問題があるけれども，巧緻運動を遂行するために，異なった筋の収縮が連結して一緒に起こるよう中枢神経系が働いている，ということを強調している．すべての神経生理学的アプローチは，中枢神経系の特定部分の損傷が個々の筋のまひや弱化を引き起こすのではなく，運動パターンの障害を引き起こすであろうと仮説を立てている．このように治療哲学は異なっていても，すべての神経生理学的アプローチは運動パターンに焦点をあてている．実際，提唱者の中には「異常」運動パターンの抑制を試みる者もあれば，その異常パターンを正常パターンを再び回復させる最初の段階として利用することを提案する者もある．異常運動パターンは脳損傷を患者が代償しようとして起こしたものではなく，脳損傷そのものから起こってきたものであるというのが共通の仮説である．

　特殊な感覚刺激パターン，とりわけ固有受容器の上行路を介した刺激パターンを用いて患者の運動パターンを変えたり，促通したりすることができる．この仮説はその根拠を当時の神経生理学の反射学（20世紀の始めに Sherrington や Magnus の研究によって実証された）と，行動心理学において最も優勢であった「刺激―反応方法論」に置いている．それはまた臨床経験にも基づいていた．つまり，適切な感覚刺激を注意深く用いることによって，患者にある特定パターンを引き出すことができるということを療法士は知っていた．なぜ治療テクニックとして感覚刺激が，神経生理学的アプローチを発展させている療法士にとってそれほど魅惑的であったのか，は容易に理解できる．それは中枢神経系への接近を表しており，問題の根源にたどりつくための直接的な方法であった．促通が強力な手段になるということは，神経生理学的アプローチの夜明けの時代には，真の希望であり，様々な刺激の種類の効果や様々な部位への刺激の効果を論じることに多くの努力が費やされた．感覚刺激は永久的な効果を生み出す，つまり，感覚刺激は中枢神経系そのものの変化を促通する，ということが盲目的で疑う余地のない仮説と考えられた．そのような永久的な効果の背景にある機構は現在まで明白には示されておらず後で論議するように「感覚刺激だけで永続的な変化をもたらすことが一体できるのかどうか」と，現在では多くの療法士が疑問に思っている．にもかかわらず，正常運動パターンの感覚的促通は神経生理学的アプローチの手技の基礎となっている．

　通常，高位中枢が下位中枢を制御する，つまり，未熟でより自律的な行動を制御するといったように中枢神経系は階層的に構成されている．この仮説は再び Jackson から引用したもので20世紀の神経生理学の中核をなす考えである．この考えの重要性は制御障害，つまり，中枢神経系の損傷によって生じた障害の特徴にみられる．この仮説は高位中枢，とりわけ大脳皮質の損傷は機能の喪失や下位中枢の高位中枢からの解放を引き起こすということを意味している．結果的に患者がより未熟な中枢段階で機能したり，この下位中枢によって制御されている自律運動パターンを抑制できないといったことが起こる．こうして高位中枢による抑制制御の欠如の結果として異常運動パターン（痙性などの筋緊張の障害とともに）がみられる．高位中枢を損傷された患者は四肢の「分離」運動がで

きない．四肢はある一定の運動パターンに固定されてしまう．制御障害の解発の概念によれば，治療は高位中枢による抑制制御を再確立させる目的をもたなければならないということになる．

脳損傷からの回復は乳幼児の正常発達と類似した一定の経過で生じてくる．このことは先に述べた仮説（階層的構成）とつながっている．発達も回復もともに漸進的に脳が活性化してくるという視点，つまり，高位中枢がそれよりも未熟な下位中枢を制御できるようになってくるという観点でとらえられている．たぶんこの仮説は神経学的問題に対して我々の治療アプローチの組み立て方に最も重要な影響を与えてきた．この仮説は運動療法に関するほとんどすべての教科書で公理として書かれている．そのことは運動療法を進める時に発達過程をそのまま，ときには厳格に応用するといったことを引き起こしてきた．

【神経生理学的解析を最優先する考え方】

神経生理学的アプローチの発展を誘導してきた最優先の仮説で常に当然のように思われてきたのが，「脳損傷に伴うすべての運動現象は神経生理学的基盤をもつ」というものである．前述したようにこの仮説は脳そのものの損傷ではなく，脳損傷のために筋骨格系に生じた末梢の現象に焦点を当てた治療，つまり，古いアプローチへの反動から生まれた．例えば装具や手術によって痙性の影響の結果を治療するのではなく，正しいアプローチでは特定の感覚刺激を用いることによって原因のところで異常筋緊張を修正しようとしていると信じられていた．同様に，もし中枢関節を徒手的に安定させるような治療で患者が末梢の運動をよりうまく制御するなら，この現象に対する説明は神経生理学的に解釈される．つまり，神経系の機能の正常パターンが療法士によって促通されたというものである．神経生理学的解析を最優先するこの仮説は療法士の養成にかなり影響を与えてきたことは疑う余地もなく，このことで理学療法・作業療法教育課程において神経科学が強調されるようになった．一方，脳損傷患者の一面的な見方を強調したことの望ましくない影響もあった．つまり，生体力学，筋生物学，行動科学のような神経生理学以外の重要な見方を考慮しないといったことが生じてしまった．

IV．科学的理論と臨床実践との関係

療法士がどのように治療手段を発展させたり，変化させたりするかを決定するのに基礎科学はどのような役割を果たしているのか．ここで述べてきた非常に単純化した歴史的経過によって，科学と臨床実践がどのように相互作用してきたかということが例示されている．この歴史的展望から学べる教訓はどのようなものであるのか．

科学は理論モデルを提供する．基礎科学が療法士に特定の手技を与えてくれたことはまずない．むしろ中枢神経系が運動をどのように制御しているのかという仮説，中枢神経系が損傷された時何がうまくいかなくなるのかという仮説，そして脳損傷からの回復に対して考えられる機構についての仮説を提供してくれる．既存の神経生理学的アプローチを築いた人たちは患者を観察し，ある一定の治療手技の効果をも観察した．しかしこの観察は単に無秩序なものではなかった．その観察は組織的，つまり，総合的な概念的枠組みやモデルを基礎としていた．療法士はこれらの観察を分類し，基礎科学を応用した仮説を基礎として，新しい考えを生み出した．このことに関しては，NU-STEPの半分以上が基礎科学の論文で構成されていることからも明らかである．例えば固有感覚系，とくに筋紡錘とそれらが運動においてどのような役割をするのかということが大変注目された．運動反射における固有感覚系の役割に関する神経生理学をおおいに強調したことで，固有感覚系の刺激がリハビリテーションにおいて有効な手段

であるという仮説に移行していった．

　神経生理学的アプローチが発展し始めた頃からずいぶん時間が経っているので，我々が彼らが基礎とした仮説を当然のことのように思っても無理のないことである．しかし神経生理学的アプローチを発展させてきた療法士にとっては，観察や実践的実験を導く総合的モデルを形成するのに神経生理学的理論が中核的な役割を果たした．1940年代，1950年代，1960年代には個々の筋や関節を強調することから神経機構の内部に焦点が当てられるといったように療法士の考えにも基本的な変化が起こった．こういった変遷が生じたのは以前から存在していたモデルではポリオのような障害の治療に有効であっても，中枢神経障害患者を治療する療法士が直面している問題を解決することはできないと考えられたからである．

　臨床的必要性が理論モデルの妥当性を決定する．理論モデルは単に正しいとか，誤っているとかいうものではない．有益であるかぎりにおいてのみ正しいとみなされる．神経生理学的アプローチを築いた人たちはこの神経生理学的モデル（促通モデル）をある絶対的な方法で正しかったから取り入れたというものではなく，むしろこのモデルが神経損傷患者に対していかに新しく効果的な方法で治療するかという全体的，普遍的な考えに結び付くからという理由で採用したのである．促通モデルは筋再教育モデルよりも比較的正しいと考えたかもしれない．なぜならこのほうがその当時療法士が問題と感じていたものを解決するのにより適していたからである．

　ここでThomas Kuhnが科学的革命として述べたことと，神経生理学的アプローチの発展の過程の類似性について述べることは有益であるかもしれない．Kuhnは，特定の科学領域においては，その時代で支配的な方法論および理論的アプローチ，または彼がパラダイムと述べている仮説の範囲内で通常物事は処理されると警告した．通常の科学はパラダイムが内包しているものを探索し，また科学が処理する問題はその時のパラダイムのもとで最も取り扱いやすいものが選ばれる．しかしパラダイムがある職種の人たちによって重要と認識される問題をもはや解決することができないといった時がくる．例えば中世の天文学では太陽も含めたすべての惑星が地球の周りを回転していると信じてきた．しかし天文学の進歩につれてこの考えではだんだん天文学者の観察を説明できなくなってきた．新しい考えの間で競争が起こり，このことによって重大な時期に直面することになった．結局，古いパラダイムのもとで取り扱うことができなくなった現象を，新しい仮説によって説明することができるのでそれらが勝利を得た．天文学の場合，GalileoやCopernicusのような科学者が発展させた新しいパラダイムは，惑星が太陽の周りを回るという革命的仮説を基盤としていた．

　このようにKuhnは，彼がパラダイムの移行と述べているように，科学者が全体的な一連の仮説の根本的な変化に出くわす時，科学の革命が成し遂げられると述べた．このことは必ずしも徐々に生じてくるものではなく，危機に面した時代においては古い仮説がもはや有益でないということが認識される時に突然起こるとも述べている．パラダイムの移行が生じるということは解決すべき重要な問題は何なのか，という科学者の認識が変化するということである．さらに新しいパラダイムが勝ったのは正しいからといった単純な理由ではなく，最も重要だと感じている問題を解決できる最善のものだという理由によってである．科学革命に関するKuhnの理論はどのように基礎科学が発達するのかということを理解する方法として述べられたのだが，その理論は，また，理学療法・作業療法のような臨床科学においても，どのようにして革命が起こるのか，を理解するための有益な理論的枠組みを提供してくれる．

V. 科学革命を引き起こす最新要因

　歴史的展望の中で現状を分析するのは難しいと十分理解しているけれど，現在，神経損傷患者の治療のための理学療法・作業療法アプローチにおいて危機と呼べるような局面があるといえる．既存のアプローチはかつて考えられていたのと同じようにとらえられることはもはやない．神経生理学的アプローチに対する幻滅感が，とりわけ若い療法士の間での整形外科的療法の流行という形で現れている．かつては神経損傷のリハビリテーションが理学療法・作業療法の最も強力な領域であったが，今や神経生理学的アプローチの講習会よりも，徒手療法や整形外科的療法の講習会にかなり多くの参加者が集まるようになっている．そこで神経損傷に対する治療アプローチに革命を起こす可能性をもつ最新の要因を検討する価値がある．

1. リハビリテーションにかかわる療法士の役割の変化

　整形外科的療法に関心が高まっているのは，神経損傷のリハビリテーションに対する必要性が減ってきているように思えるけれどもそのようなことはない．現代社会において第三次ケアがその重要性を増してきている．今日，頭部外傷，脳腫瘍，脳卒中，出産時の障害，未熟児分娩などから生存する患者が増加している．さらに高齢者の多くが脳卒中やその他の神経損傷をもつ確率が高く，生活や人生の質の向上が強調されるようになってきている．このようにどちらかといえば，神経損傷のリハビリテーションにおいて効率的な治療アプローチに対する必要性は増大してきている．この必要性の増加によって特に政府機関や支払機関から財政面での増大に見合った内容や条件についての検討が起こってきた．そこで神経損傷のリハビリテーションに対する必要性が増大してくると同時に，科学的基盤と実践的効果の両面で我々は治療手段が正当であるかどうかということを問いかけられている．

2. 神経生理学的（ファシリテーション）アプローチへの不満：機能的汎化

　療法士になって初期の頃に感じるのは，ある運動パターンを「促通する」だけであれば大変容易だということである．難しいのは患者がある機能的動作を実際に行う時にそのパターンを使えるようにすることである．このことはリハビリテーション分野で働く療法士が基本的に挑戦しなければならないことである．正常な運動パターンの真の回復を達成するという要求と，患者が日常生活で基本的な機能を発揮できるよう訓練する，という実際的な必要性の間で治療中には常に葛藤がある．不幸にも神経生理学的アプローチはどのようにして機能的汎化を達成するか，という問題に直接的に立ち向かっていない．神経生理学的アプローチはどういうわけか，神秘的な感じで機能的改善につながっていくという仮説があると単純によくいわれる．運動療法と日常生活訓練は別個のものとされ違った時間帯に違った療法士によって行われる．正常運動の促通と日常生活における機能的自立の間にある明らかな矛盾は，患者をより早く退院させる必要性に我々が直面することが増えてきているので，ますます療法士の間で幻滅感を生む大きな要因となってきている．しかしこれは本質的に神経生理学的アプローチができる以上のことを請け負ってきた結果生じたものである．神経生理学的アプローチの夢は，我々が正常運動を元通りに回復させることができるということであった．現実は我々が正常運動を回復させることに成功した時でさえも，患者が実際の環境の中で機能を果たすことに直面する時，我々が患者に教えたのとは違う運動を使うことに気付く．新しいアプローチはこの問題を直接的に取り扱わなければならない．興味深いことに，筋再教育アプローチによって強調された

個々の筋の収縮よりも，神経生理学的アプローチは，運動の全体的パターンやより高位の機能段階を強調することで，筋再教育アプローチよりも前進した．次の段階では，正常運動パターンの訓練と日常的な機能的動作の中で正常運動パターンを使用することとを結び付けていかなければならない．

3．理論の進化：運動制御の展望

　20年が過ぎて，運動の神経基盤に関する我々の理解は非常に進んできている．運動系を純粋に解剖学的かつ生理学的に解析するところから，Greeneが課題指向型アプローチと呼んでいるものへと，その強調点は移行してきている．このことは中枢神経系がどのように働くかを理解するために中枢神経系の「配線図」のようなものを作り上げる（例えこれができたとしても）だけでは不十分であるという認識によって生じてきた．さらに，中枢神経系の個々の要素の働きに関する生理学的実験の多くは，その個々の機能に関して基本的な統一見解がないために，混乱をますます深めてきている．このことのよい例が筋紡錘に関するものである．筋紡錘の構造と機能に関する研究は少なくとも40年前から行われてきたが，正常な運動制御におけるその機能についてはいまだ統一見解が得られていない．中枢神経系が運動をどのように制御するのかということを我々が理解しようとする前に，まず最初に運動制御に関して中枢神経系が直面している問題を理解しなければならないのではないか，と課題指向型アプローチは考えている．特定の運動課題をうまく実行するために中枢神経系が解決しなければならない問題とは何なのか．

　運動制御に関して中枢神経系が直面している問題の一つの例はBernsteinによって初めて述べられた．Bernsteinは「中枢神経系が直面している第一の問題は人体にある莫大な数の関節や筋肉である」と主張した．人間の運動器官は，多数の自由度をもっているので筋活動の無限の組み合わせとともにほとんどすべての運動が無限のやり方で実行されうる．中枢神経系には大変な可塑性があるけれども，どの関節を動かすのか，あるいは各関節でどれくらいの運動が必要なのかなどの決定に際しては，中枢神経系は大変複雑な「計算問題」を解いていかなければならないことになる．Bernsteinは「運動の協調性は運動器官の過剰な自由度を抑制する過程である．つまり，制御可能な組織に転換することである」と述べている．また，Bernsteinは「中枢神経系は2つ以上の自由度（すなわち筋や関節）を連結させて過剰な自由度を抑制する．そうすれば，それらは1つの単位として一緒に活動する」とも述べている．技能獲得の初期の段階ではこのことは余分な関節を固定することによって簡単に達成されるかもしれない．その後，運動課題のより高い巧緻性が得られるようになればなるほど，関節運動の協調性はますます柔軟性に富んでくる．そこで個々の筋への指令ではなく筋や関節が全体として活性化し制御できるようになる．このように違った関節運動が協調することを「共同パターン」と呼ぶようになってきた．促通モデルにおける著明な運動パターンの考えは，ここでは少し違った意味をもっていることに注意すべきである．運動パターンは神経の階層性の低位レベルに「組み込まれた」回路からのみ起こるものではない．むしろ中枢神経系が筋骨格器官や環境と相互に作用して，それらが直面している問題からの結果，運動パターンが生じている．中枢神経系が過剰な自由度という問題を解決するために運動パターンを形成している．実際にはパターンのあるものはほとんど最初から組み込まれている．この代表例としては姿勢共同パターンや移動の際の共同パターンとして明らかにみられる．しかし多くの運動共同パターンは，既存の共同パターンを基礎としたり，結合したりすることによって学習されるに違いない．

課題指向型アプローチの影響を表す別な例として，運動機能の研究に対するシステムズ・アプローチの応用が以前から行われてきている，という事実がある．これは運動反射の刺激一反応パターンを単純に研究する代わりに，中枢神経系を無数に相互作用するフィードバック回路から構成されたものとしてとらえている．神経出力を特定の目標や環境の状態に合わせて修正したり，適応したりするために絶えず運動出力を変化させている．そのうえ，中枢神経系はフィードフォワード回路として働くこともできる．これはフィードバックを必要としない運動出力を誘導するために記憶された運動プログラムを用いることである．最終的に中枢神経系は内的フィードバックを用いて，それ自身の機能も監視している．そして中枢神経系は誤運動が出る前にそれを訂正することさえできる．

このような考え方は，運動制御に関する中枢神経系の働きを探索するための新しく，そして多くの可能性を我々に示している．神経科学の分野で発展してきた課題指向または機能重視傾向は，運動の神経生理学を強調することから運動制御の総合的な研究を強調することへと移行することによって理解できる．現代の運動制御研究は神経生理学，解剖学，筋生理学，生体力学，行動科学からなる多数の学際研究によって構成されている．こうして我々は中枢神経系がいかに運動を起こすのかではなく，中枢神経系が運動器官（すなわち筋骨格系）をいかにして制御するのかを理解することに関心をもってきている．この理解を得るために，中枢神経系の研究と筋，骨格，関節，そしてそれらの作用を決定する生体力学的原則の理解を統合させなければならない．さらに運動は，特定の問題を解決したり，必要性を満たすために構成されるので，行動段階の分析，つまり，いかに人は現実の環境において問題解決を学習するのか，を考慮しなければならない．

ここで述べてきた変化し続ける運動制御の展望は，リハビリテーション領域で療法士に多くのことを与えてくれる．「ある課題を遂行するために，この患者が直面している運動制御に関する問題は何か」を常に自問しなければならない．我々は神経損傷の特定の場所に興味を示すことは少なく，神経損傷の結果である運動制御の特性に興味を示す．それゆえ運動制御に関して新しく出現してきた研究領域は新しい仮説やモデルの重要な供給源となり，このことが運動障害をもつ患者のための新しい治療方法を発展させてきている．

VI. 治療アプローチ理論に対する批判

我々は治療アプローチをどのように批判的に評価するのか．まず最初に，批判は必ずしも破壊的過程である必要はない．批判は治療哲学の分析，分解という形態で最もよくみられる．このことはときに辛いものである．つまり，我々が実行していることを批判的に確かめることは決して容易ではない．にもかかわらず，これは治療方法を改善するために必要な最初の段階である．次の段階では，治療アプローチを導き出した仮説の本質にたどり着くために有益な批判を試みるべきである．言い換えると，我々は単に特定の手技の表面ではなく，アプローチの構造の深部まで理解したい．我々はこの奥深い構造を自明のことだという希望的観測をもつことはできない．治療哲学の基本にある仮説の多くは盲目的であり，科学的な方法で記載されたことはない．特定のアプローチを構成している仮説がどのようなものであるのかを考える時，我々はそこに述べられていることに左右されるのではなく現実に行っていることを検証しなければならない．我々は治療がどのように構成され，どのように実施され，どのように進行しているのかを基礎として仮説を推論する．

特定の治療アプローチの仮説を認識し，分類する過程を容易にするために，次のような枠組みを特別に設定した．この枠組みによって特定

の治療モデルを作り上げている一連の仮説を4つの普遍的な範疇に分けることができる．

1．正常運動の制御

正常運動の制御に関して各々のアプローチが立てている仮説はどのようなものか．各々のアプローチはどのような神経機構に焦点を合わせているのか．例えば，Bobath夫妻は脳幹段階の立ち直り反応や平衡反応からなる神経反射機構の重要性を強調している．固有感覚神経筋促通法（PNF）は筋紡錘と脊髄反射機構の役割に重点を置いている．両者とも運動の必要条件として固有感覚と触覚の重要性を強調している．

2．巧緻機能の獲得

特定のアプローチは乳幼児期，およびその後の時期の巧緻運動の発達をどのようにとらえているのか．どのような機構によって人は運動パターンを学習するのか．運動の教師としての療法士の正しい役割とはどのようなものか．神経生理学的アプローチの多くは正常運動の感覚の重要性を強調している．多くのアプローチにおいて正しい運動を単に反復することによって巧緻機能が獲得されていくという仮説があり，これは盲目的に疑う余地のないものと信じられている．

3．運動制御の障害

脳損傷後に何がうまく働かなくなるのか，ということを各々の治療アプローチはどのように説明しているのか．脳損傷は正常運動をどのように阻害するのか．神経生理学的アプローチのほとんどは「解放現象」の概念に強く依存している．脳損傷後にみられる運動パターンは「病的」で，損傷によって直接引き起こされると多くの神経生理学的アプローチは仮定している．

4．機能の回復

脳損傷後の神経系の可塑性や機能の回復について，各々の治療アプローチはどのような仮説を立てているのか．回復の神経機構とはどのようなものなのか．本当に回復は起こるのか．あるいは観察される回復とは，失われた行動に代わって，単に新しい行動が置き換わることなのか．機能の発達は正常運動発達に類似している，というのが神経生理学的アプローチの主要な仮説である．そして回復がいかに起こるのかというモデルとして非常に簡略化した発達過程がしばしば用いられる．

VII．促通モデルと運動制御モデルの比較

ここでは運動制御の研究の最近の考え（制御モデル）の観点で，神経生理学的アプローチ（促通モデル）を導き出すいくつかの一般的仮説を評価する．ここでの目的は包括的な分析を行うことではなく，むしろこの種の分析が我々の治療手技を再考するのにいかに有効な第一歩であるか，ということの例をいくつか挙げたい．

1．正常運動の制御

各々の治療アプローチが，正常運動の制御機構について立てている仮説が重要なのは，それによって，理学療法・作業療法において強調する運動の種類や行動課題が決定されるからである．例えば神経生理学的アプローチの主要な考え方に，末梢の運動制御がうまくいくためには正常姿勢制御と中枢部の安定性が重要であると強調していることがある．このことは，運動障害の治療は随意運動の必要条件である姿勢のような構成要素の発生過程を考慮すべきである，ということを意味していた．しかしこの仮説の問題は姿勢と運動は反射に依存しているという概念を基礎にしてきていることである．

古典的神経生理学は，特定の神経回路の機能を理解する一つの方法として，反射の実験的研究を強調した．このことはもちろん意味のあることだが，悪い結果としては随意運動が反射の組み合わせを基盤として構成されている，とい

う見方を促進してしまったことである．反射は，あるものは末梢刺激によって引き起こされ，またあるものは，運動自体の結果生じた刺激によって引き起こされる．運動のこのような見方は神経生理学的アプローチの発展に強い影響を与えた．多くの治療方法は「異常」つまり，病的反射を抑圧したり抑制したりしながら「正常」反射を引き起こそうとするものである．一方，正常であろうがなかろうがすべての反射を，損傷された中枢神経系を活性化する有効な方法としてみているものもある．

　最近では，正常運動の遂行中の制御における反射の重要性は疑問視されてきている．いくつかの研究によって，四肢のすべての感覚が消失している時でさえも，かなり正常な運動パターンが生じるということが示されている．最近の見方は，多くの巧緻運動は「運動プログラム」と呼ばれる筋肉へのあらかじめ決定された神経出力パターンに依存している，というものである．これは人の大部分の運動課題における分析と一致する．多くの巧緻運動は非常に素早く起こる環境の変化を考慮しなければならない．反射に伴う時間的遅れがあると人がボールを受け取ったり，凸凹した所を歩くといったような単純な課題を実行することも不可能になってしまう．多くの単純な運動は非常に早く起こるので，反射が影響を与える時間もないほどである．このように，複雑な環境の中では単なる刺激に対する反応的な制御が運動課題を遂行するのではなく，制御を予測する変数が運動課題遂行を司っているに違いない．このことは反射を強調している治療手段では現実の社会で患者が機能を果たすための準備にはならないということを意味している．

　姿勢制御のような基本的機能でさえも反射に頼ることはできない．例えば物を握ろうと前方に手を伸ばす時，身体の重心も前方に移動する．我々が手を伸ばす時，前方に転倒するのを防ぐために下肢や背筋を収縮させねばならない．このような姿勢制御は実際，前方に手を伸ばし始める前に起こることが現在では判明している．このことから，この収縮は反射を基礎にしているのではなく腕の運動の収縮の企画と結び付いている．前もって決定された計画によって可能となる．身体の平衡を効果的に維持するためには，自分自身の運動の結果やそれに対する反応を待つというよりは，むしろ自分自身の運動の結果を予測し，それらを前もって代償することによって達成される．

　人の姿勢反応の研究によると，外部からの予測できない刺激（押されたり，地面が動く時のような）によって平衡が崩れた時でさえも，筋収縮の結果起こるパターンは単に個々の反射が結合したものではない，ということがわかっている．むしろ複雑な共同収縮パターンが引き起こされる．そのパターンは平衡の崩れが何によって生じたか，あるいは遂行されている行動課題がどのようなものか，によってのみ決定される．筋収縮の時間的協調性は平衡の崩れが外力によって生じたものか（例えば，床の動き），あるいは随意運動によって生じたものかによっても異なってくる．このことから，予測不可能な平衡の崩れに対する反応を訓練すれば，四肢の動きの結果生じる身体の揺れを予測して前もって代償することが学習できる，という仮説は成り立たないことが判明した．

　このような一連の考え方は，さらに運動における感覚の役割をも再検討させてくれる．一般的に感覚は「規制」と「適応」という2つの異なった方法で機能することができる．感覚の規制の役割は，遂行中の運動を形成するのに直接的な影響を与える．適応の役割はこれから起こる運動に影響を与える．言い換えれば，我々は遂行中の運動を誘導したり，それに続く運動を修正したりするのに感覚を利用することができる．そうして次の試みがよりうまくいくようになる．遂行中の運動は，その時の環境の状況に順応しなければならないので外受容器感覚，そ

の中でも特に視覚によって明確に規制されなければならない。一方，固有感覚は，おそらく適応的な役割を果たしており，それによって我々の四肢や筋が運動の最初にどの位置にあるか，という情報と，どのように運動を遂行するのかという情報を基盤とした運動計画を，状況に合わせて最新のものにしていくことができるようになる．

神経生理学的アプローチのほとんどは，遂行中の運動制御において固有感覚入力が特に重要であると強調してきている．このことは，ある特定の運動を刺激するために徒手による操作手技を用いることからも明白なことである．そうなると患者は自分の運動パターンを改善するために固有感覚入力の利用を学習しなければならないところを，固有感覚入力に対する反応を学習していることになってしまう．固有感覚入力の規制的役割を過剰に強調したこととは反対に，運動を誘導するための視覚入力処理を学習する重要性については，神経生理学的アプローチではあまり強調されてこなかった．

要約すると，固有感覚反射が遂行中の正常運動，とりわけ姿勢の制御において重要な役割を果たしている，と神経生理学的アプローチでは仮説を立てている．このことによって治療の中で患者が予測的な，つまり，フィードフォワードの変数で機能学習するのを援助するというより，反応を引き出すことを強調する傾向へと進んでいくことになる．

2．巧緻機能の獲得

患者にとっての理学療法・作業療法とは，基本的に彼らの必要性をうまく満たすためにどのように運動するか，ということを再学習する過程である．それゆえ理学療法・作業療法の分野で働く療法士は，何者にもまして運動を効果的に指導できる教師でなければならない．このことは人が巧緻運動を正常に学習する方法，つまり，運動学習に関する研究分野を学習し，その研究を利用すべきであるという意味である．概して神経生理学的アプローチの創始者は，著書の中でこの項目についてはあまり注意を向けていない．だからこそ我々が実際の治療アプローチを検証し，巧緻運動がどのように発達してくるのか，についての仮説を推論することによって，巧緻機能獲得に関する創始者たちの仮説を分析しなければならない．

神経生理学的アプローチのもともとの目的は，好ましくない運動パターンを抑制し，正常な運動を促通するための治療手技を発展させることであった．その考えはもし患者が正常な運動を経験し，それを何度も十分に反復するなら，そのことで患者は効果的に運動を学習するであろうというものであった．この神経生理学的アプローチには2つの問題があり，これについて討議する．(1) これは運動学習の能動的な見方より，むしろ受動的な見方を基礎にしている．(2) これは運動障害の解決法を学習するというより，むしろ運動パターンの学習を強調することになってしまっている．

(1) 正常運動を引き起こす刺激パターンを経験することによって，患者が運動パターンを学習できるという考えの根本は，伝統的な行動心理学から発生している．このような古典的行動心理学は，特定の刺激と反応の関連性を確立させることを学習ととらえている．これは基本的に学習を受動的な観点でみていることになる．これを治療に応用すると，療法士は単に適切な感覚刺激を与え，正しい反応を強化すれば，患者の運動パターンを形成できるという考え方になる．事実，患者の意識的努力や治療への患者の参加は学習に逆効果であると断言される時もある．これは意識的制御よりは自律的制御のほうが好ましいといった理由のためである．すでに述べたように，このアプローチは初めに期待した効果をまったく得ることができなかった．ときには「正しい」運動を引き起こすことはできるけれども，運動を誘発し強化する刺激を除

去すると，患者が異常パターンに逆戻りしてしまうことを療法士はしばしば経験する．

最近の認知心理学は学習をより能動的にみている．その考えは能動的に問題を解決しようと試みることによって患者が学習するというものである．学習されたのは特殊な回答ではなく，むしろ問題解決全般に通じる総合的戦略である．このアプローチの重要性は我々が正常運動学習の必要条件を考える時に明らかである．特定の運動パターンを学習するだけでは絶対に不適切である．なぜなら，それぞれの特定の環境や課題の状態には，それぞれ独自の解決法（例えば運動パターン）が必要になってくるからである．例えばカップを持ち上げて飲むという動作は，カップの形，どれくらいの量の飲み物が入っているか，カップを持ち上げようとしている人に対してカップがどこにあるか，その人がどのような姿勢を取っているのか（姿勢の必要条件）によって，大変違った運動パターンを必要とする．そこでカップを持ち上げるための1つ，あるいは2，3の方法を学習することは患者を助けることにはならないであろう．というのはそのような2，3の運動はそれ以外の多くの状況では使われないものだからである．どのような特殊な状況でもカップを持ち上げるという問題を解決する方法を学習させるべきである．

巧緻運動の学習にとって最も大切な必要条件の1つは，「練習」であるということを，我々すべてが認識しているが，従来から練習は特定の運動の反復であると単純に考えられてきた．認知という観点では，練習とは人が段々と正しい制御の手段を選択し，できるだけ効率良く活用できるようになるために，その種々の手段を検討できるといったことも含まれるべきである．これはしかし，このような行為や代替手段を検討するために，必ずしも意識的に練習しなければならないというものではない．Bernstein は次のように述べている．

新しい運動習慣を獲得するために練習を行うというのは，適切な課題に対して最善の運動解決法を模索し，それが徐々に成功していくような過程が必須のものとなる．このようなことから練習が正しく行われているというのは，ある1つの運動課題の解決方法を何度も何度も繰り返しているというようなことではない．むしろ時々，手技を変化させたり，その手技を完成させることによって，課題を解決する過程を練習と呼ぶ．ここですでに多くの場合，「練習とは特殊な反復形態であって，それは同じことを反復するということではない」と明白にいえる．そしてこのことを無視した運動訓練というのは，決まりきった規則で単に機械的に反復しているだけなので，長い間教育学上信頼されていない方法でもあった．

(2) 神経生理学的アプローチの中で具体化されてきた学習の受動的な見方のもう1つの問題は，運動パターンの学習を強調している点にもある．Gentile が提案しているように，これは運動の目標について混乱を起こす危険性がある．もし我々が患者に運動パターンを教えようとするなら，運動の目標はある一定の方法で動くことである，と患者に盲目的に疑いの余地もなく教えていることになる．これが一部の限られた状況（体操やダンスのような）のもとであれば効果があるかもしれないが，通常は手段と結果を混同してしまうことになる．Bernstein は，「環境と我々の必要性や要求との相互作用から生じてくる特定の運動問題を解決するためにすべての目的運動は構成される」と述べている．そこである特定の運動パターンの形態というのは，1つの結果を得るための1つの方法としてとらえられる．つまり，目標に到達したり，運動課題を解決したりする方法である．運動パターンを修正しようとするのは，その運動パターンがある程度理想的な形だから行われるというのではなく，その運動パターンが特定の運動の問題の解決により適しているということで

行われる．それゆえ教師としての療法士の役割は，単に特定の運動パターンを刺激したり促通したりするのではなく，むしろ患者が現実的な環境状態を解決し始めたり，計画を立て始められるような適切な課題を選択できるようにすべきである．このようにすれば，患者は様々な状況のもとで問題を解決する方法を学習できる．

要約すると，促通モデルは，運動パターンを受動的に受け入れる人として患者をとらえている．制御モデルは，問題を能動的に解決していく人として患者をとらえている．そこで制御モデルによる療法士の役割は，患者の特殊な機能障害や患者がそれらを克服する過程を評価し，一連の適切な課題場面の設定によって患者を上達させることにある．

3．運動制御の障害

運動障害の本質をどのように定義するかということは，治療アプローチを決定する重要な因子である．神経生理学的アプローチは神経損傷においては，中枢神経系それ自体が治療の目的でなければならないという仮説を発展させてきた．この仮説は，神経生理学的アプローチよりも先にあった局所的アプローチ（例えば筋再教育，装具）への反動であった．その直接的な影響は，積極的な治療アプローチを生み出したことであった．つまり，個々の筋のまひや関節の拘縮のような目に見える障害を単に代償しようとするより，むしろこれらの障害のもとにある原因を修正することを強調した．しかし時間の経過によって，我々はこのアプローチの2つの問題を認識することができた．(1) 陽性徴候を過度に強調し，陰性徴候にほとんど注意が向けられていない．(2) 運動障害の神経生理学的説明にあまりにも信頼を置き過ぎている．

(1) 神経生理学的アプローチの中でまとめられた障害の概念は，中枢神経系の損傷の後に観察される障害が，中枢神経系機能の消滅の結果であるというものである．正常な「上意下達」型の階層性制御が障害され，中枢神経系は機能のより未熟で自律的な段階へ退行してしまう．この概念は，もともとJacksonによって述べられたもので，異常運動パターンや痙性のような脳損傷後に現れる陽性徴候を説明するのに優れたものである．しかし，この概念で特定の機能の消失が起こってくるような陰性徴候を説明することには難しさがある．また，いかにして回復が起こるのかをその概念で説明するには難しさがある．例えば，脳卒中後に起こる腕や手の協調性の特殊な障害，あるいは歩行の特殊な機能障害を，我々はどのように説明するのか．古典的な神経生理学的アプローチでは，陽性徴候が重点的に説明されている．言い換えれば，腕や手の不十分な協調性は，中枢神経系の損傷による解放である痙性や病的パターンから直接生じたものであるし，歩行障害も同様であると説明されている．このような機能の消滅や解放の仮説は，陽性徴候は臨床上の運動障害を実際に引き起こしているから，陽性徴候を抑制することを治療目的とすべきである，という論理に結び付いていく．

痙性は運動障害の直接的な原因であるという仮説は，最近多くの研究者によって検証されてきた．SahrmannとNortonは，通常仮説されている拮抗筋の痙性が緩慢な運動を引き起こすという説明は成立しないことを証明した．つまり，拮抗筋の筋電図記録によると，適切な時間的協調性や強さで拮抗筋が収縮していないことがわかり，それが運動の緩慢さの説明になるとした．さらに運動の緩慢さは，主動作筋の活性が不十分であることから直接生じている，と彼らは述べている．この仮説を支持するためにTangとRymerは，片まひ患者の弱化した筋の筋電図出力が異常性を示しているのを紹介し，そしてまひ筋の運動単位は正常に活性化されていないということを示した．多分，最も手応えのある研究は，NielsonとMcCaugheyによって実施されたものである．2人の研究者は，4

人の脳性まひ患者の痙性を減少させるために，彼らを訓練する精巧なフィードバック方法を用いた．訓練の過程は18カ月間に及び，この期間の終りまでに4人の患者はリラックスした状態でも能動的な収縮の状態でも，どちらでも実際的に痙性を消すことができた．彼らは，またこの間の患者の機能的改善を監視するために軌道追跡課題を用いた．そして驚くべきことに，4人の患者のうちの1人が，ちょうど彼らが自分自身の筋緊張を調節する能力を改善したのと同じように，この課題で著しい改善を示した．軌道追跡課題で改善を示した患者は，著明なアテトーゼ症状を示していた．そして彼らは，機能の改善は不随意運動を抑制する能力を改善した結果である，と信じた．このように，痙性のような陽性徴候が臨床上の運動障害の説明として不十分なだけではなく，陽性徴候の減少や消滅によって機能を回復するであろう，と仮説することもできない．

(2) 神経生理学的アプローチはまた，運動障害に対して，純粋に神経生理学的説明をすることにかなり重点を置いてきた．このことはそれ自体が間違っているのではない．事実，神経生理学で説明する部分もあり得るからである．問題は，障害を説明できる他の方法を無視してしまうことにある．障害を他の方法で説明することは，治療手段を発展させるのに有益なこともある．2つの例について検討しよう．

第一に，下肢の痙性を伴った歩行障害は，特に下腿背面の筋群の過剰な伸張反射によって生じる，と通常仮説されている．しかし，Dietzらは，一連の研究で脳卒中患者の歩行中の患側下肢の下腿背面の筋群の筋電図所見はかなり正常で，足関節にみられるこわばりを説明することができないことを示した．その代わり，足関節における緊張の増加は足関節の不動性組織の異常なこわばり，すなわち拘縮から生じていると考察した．このように，臨床上の障害は神経生理学的段階と同様に，生体力学的段階でも説明する必要がある．

第二は，脳卒中患者にみられる上肢の協調性の障害は通常，正常な運動パターンを妨害する痙性と，異常な「共同運動パターン」の解放の結合の結果としてとらえられる．それに対応して，治療では好ましくないパターンを抑制し，「共同運動から逸脱」した分離運動を促通することが目的とされる．しかし障害のもう1つの見方は，学習された運動パターンとして異常な共同運動パターンをとらえることである．よくあることだが，機能的な進歩の程度を評価する目的で，新鮮例の脳卒中患者にできるかぎり腕を高く挙上させる．片まひ患者が腕を挙上する課題を与えられると，その時の中枢神経系の状態に照らし合わせて生体力学的に最も有利な筋収縮のパターンを使って腕を挙上する．そして徐々に患者はこれらの共同運動パターンを学習する．というのは，この共同運動パターンによって，患者は課題を遂行することができるからである（例えば腕の挙上）．

このように代償手段として障害をとらえる方法は，Taubの「未使用の学習」の概念とよく似ている．Taubは，一肢の上行路を完全に切断したサルの上肢機能の研究をした．そして患側肢の未使用は，完全な神経損傷によって起こるのではなく，むしろ，上行路切断肢の障害を代償するために正常肢を使ってしまうので，学習した結果であるとした．さらに回復期に正常肢の動きを制限したり，また両側性の上行路切断を行うと，患側肢を機能的活動に使用した．未使用の学習は，脳卒中患者の回復を制限する機構の一つであるかも知れないということ，そして回復の初期に，患者に健側肢を使うことを学習させないようにして，長い目で見れば，患者がよりよい機能的回復を達成するよう援助すべきであるということをTaubは提案している．

このように制御モデルは，神経損傷後に観察される運動障害を，神経組織の実際の喪失と代償手段の両方の結果生じるものとしてとらえて

いる．GrimmとNashnerは，「障害の表面的状態は，残存して活動している組織機構が最善の形態で組合わさった状態が現れている」と述べてきた．最も複雑な運動機能は，多くの相互に作用し合う神経系によって可能となる．局所の中枢神経系損傷の後でも，かなりの「余剰」がありそうである．言い換えれば，損傷後に観察される臨床像は，その神経組織の損失の結果だけではなく，残った組織がその神経組織の損失を代償しようとする結果でもある．

この考えの一つの提言として，早期治療が極めて重要であるといえる．LeVereは，中枢神経系の初期の代償的適応は，実際にはどのような形態にしろ，後に起こってくる本当の回復を阻害すると述べている．これは患者が目標を達成するのに代償的手段で「十分」であるという理由からである．十分であるなら，患者は中枢神経系損傷前に使っていた手段で運動技能を再学習するような動機をもてないであろう．このように，長い目で見て逆効果を生み出す代償的手段の発達を阻止したり，また患者が最大限潜在能力を取り戻せるような回復過程を導くために，早期治療が重要であるように思える．

4．機能の回復

脳損傷に続いて起こる神経の可塑性に関する機構の研究については，ここでは詳しく検討しない．けれども，回復の起こり方に関する仮説が，我々療法士が設定する全体的目標と，我々が発展させる治療方法との両方に影響を及ぼす，ということを指摘しておく必要がある．

皮肉にも促通モデルで盲目的に信じられている厳密な階層性モデルは，一種の「治療的虚無主義」を引き出してしまう．つまり，療法士や医療関係者の間ではあまりにもそのモデルが常識になり過ぎているので，脳損傷後に機能の真の回復はあり得ないという感覚につながってしまう．もしより高位中枢が下位中枢を必ず抑制するなら，そして，もし中枢神経系では損傷された神経が決して再生しないなら，何らかの真の回復がどのように起こるのかを理解することは困難である．この考えは，療法士が拘縮の予防や代替の手段の指導だけではなく，回復の過程に影響を及ぼせることは実際にはほとんど有り得ない，という宿命的な信念を引き出してしまう．

より柔軟な「役割が分布した」階層性の概念は，運動制御理論で盲目的に信じられているのだが，これは回復の過程を説明し，理解するよりよい方法である．DichgansらやNashnerのような研究者は，回復手段を分析し，損傷後に入力と出力の一種の［適応的再強化］が一つの神経系に起こる，ということを提案してきた．このような数多くの研究によって，楽観的かつ現実的な回復モデルが我々の周囲で台頭してきた．

促通モデルの重要な仮説の一つに，機能の回復は正常発達に似ているということが常に言われてきた．この仮説は，神経生理学的アプローチの創始者たちにとっては重要な洞察を現していた．創始者たちは患者の回復を観察し，その回復の仕方にはある順序や規則があり，幼児期の正常発達の順序や規則に類似した法則に従っているということを確認した．不幸にも，この仮説はしばしばあまりにも言葉通りに解釈され過ぎてきた．それは考え方の手引きにはならず，むしろ治療を進めるための具体的な方法になっている．例えば「通常発達は中枢から末梢へという順序で進んでいく」と仮説されているので，脳卒中後の上肢の機能障害に対する治療は同じような順序で進められなければならないと考えられる．手の機能の制御の前に中枢部にある筋の制御が確立されるべきだとしている．これは，もし患者が手を使うことができないなら，中枢部の筋の制御は患者にとって何の意味ももたなくなるという現実を無視している．本当はその逆で，中枢部の腕を誘導するのが遠位部の手である．中枢から末梢への発達順序というのはど

のような症例の場合でも正常発達をあまりにも単純化し過ぎている．いくつかの研究によって，乳児は中枢から末梢への制御を順序を追って発達させるのではなく，中枢部と末梢部の機能が並列的に発達するということがわかってきている．

多分，正常発達と脳損傷後の回復の両方を，一連の一般的な規則に従っているとしてみるほうがより有益である．つまり，巧緻運動の獲得を調節する規則としてである．両方の過程をつなげる重要な考えは，環境の中で特定の運動の問題を解決するための必要性から，運動技能は発達しているということである．もちろん解決可能な範囲を検討しながら，制限要因として神経機構の状態を我々は考慮しなければならない．このことは，乳児と脳損傷後の成人の両方にとって真実である．脳損傷後の成人の回復過程には，発達している乳児と共通する何かがあるという考えは有益であるが，その考えを治療の青写真，つまり，詳細な計画として用いるべきでない．実際に，たとえその両方の過程が同一であったとしても，我々はあまりにも正常発達の機構について知らなさすぎるので，治療を展開するための具体的手段として正常発達を利用することは非常に強引すぎるようである．

VIII. 全般的考察

神経生理学的分析は運動の制御を研究したり，観察したりする一つの方法である．我々は，運動の原因となっている神経過程の内部を理解するために，神経生理学的分析を用いる．促通モデルよりも運動制御モデルのほうが大きく勝っていることの一つは，運動系を神経生理学的段階での観察にほとんど頼っている見方より，むしろ運動機構を多面的にみる方法を推進しているということである．特に運動制御理論は，従来の神経生理学的アプローチでは十分に強調されていない2つの段階での観察を含んでいる．それらは (1) 生体力学的分析と (2) 行動学的分析である．

(1) 運動制御モデルの中核となる仮説は，運動制御のために働く神経構造は，筋骨格系の構造や運動を支配している物理学的法則によって課せられた条件に適応しなければならない，ということである．生体力学的観察というのは，運動を外側からみている．つまり，生体力学的分析は，筋の機械的特性の研究や，関節運動の運動学的研究の両方を含んでいる．運動系が解決しなければならない物理的，機械的問題の分析によって，運動制御に関与する様々な異なった神経構造の機能が理解しやすくなる．運動制御の「病態力学」的分析，および「病態運動力学」的分析を行うと，損傷を受けた中枢神経系が直面している運動制御の課題についての有益な洞察が得られる，という仮説を立てることができる．病態運動学は，療法士にとって最も重要な分野として最近頻繁に認識されてきている領域である．

(2) また，運動を行動学的側面からもみることが，運動制御理論では重要である．行動学的観察も，やはり運動を外側からみている．しかし，ここでは運動の結果に焦点を当てている．ある動作の問題を解決するためにどのように運動を組み立てて成功させるのか．明らかにこの問いに対する答は，ある運動行動の背景にある機能的目的を注意深く分析することである．この分析モデルは，我々が療法士としてその技術を発展させる必要がある．しばしば我々は，患者の行動学的側面を無視して運動技能を教えていることに気付く．「患者が自分の行動を適応させなければならない環境の重要な特徴」についても同時に療法士は分析しなければならない．我々がカップを持ち上げようとする時，手をカップの形に合わせたり，ボールを受ける時，ボールの速さに合わせたりするように，環境の時間的，空間的特徴の両方に運動も適応させなければならない．療法士は，患者が遂行する課題を選択し，運動学習に大きく影響を及ぼした

り，患者が課題を遂行しなければならない環境の設定にも大きく影響を与えなければならない．

ここで確認すべき重要な点は，これらの段階の観察のうちからどれか一つだけを取り出すということでは不十分であるという点である．もしある特定の段階を無視するなら，患者はなぜ困難なのかとか，なぜ治療がうまくいったり，いかなかったりするのかということに関して，有益な情報を見落としてしまう危険性がある．例えば，中枢関節を療法士が安定させると，実際に患者が末梢の運動制御をよりうまくできるかもしれない．しかし我々が異常筋緊張を「抑制」したり，正常運動パターンを促通したということでは必ずしも有益な説明にはならない．治療手技は過剰な自由度に対して生体力学的安定性を与えているともいえる．それは，外的固定なしには不可能であった末梢運動の制御のための方法を患者が学習するのを助けている，と言い換えられるかもしれない．

患者の運動障害について，より細かく生体力学的評価や機能的評価をするための分析的技術を，我々自身が学習する必要がある．さらに，我々の治療の効果を中枢神経系（すなわち促通と抑制）への影響に関してだけ評価するのではなく，病態運動学への効果や患者の機能的成果達成能力への影響に関しても評価すべきである．

IX. まとめ

ここでは治療アプローチの基礎となる理論モデルの分析を行えば，我々が現在のアプローチを改善したり，新しくて革新的な手段を発展させることができると述べてきた．まず分析の第一段階では，我々が患者を治療する時に用いる特定の手段を決定する一般的仮説を，明白なものも盲目的に信じられているものも，両方とも認識しなければならないということである．そして我々はモデルの理論的潔白や「正当性」に関してではなく，その有効性に関して，すなわちそのモデルが，我々が抱えている臨床的問題を解決する実際的な考えを生み出すことができるかどうかについて，評価すべきである．歴史的展望は確かに有益で，これによって現在の臨床的アプローチが臨床的な必要性やその当時の実践家の理論的傾向から発展してきたことを理解することができる．革新，改善へと向かわせる風潮を確立するために最も必要なことは，古いモデルにかならずしも執着しない新しい考えに耳を傾け，それに挑戦しようとする意思であろう．

結論として，我々の治療の基礎となる理論的仮説を評価する必要性を問うことは意義があると思える．もし治療がうまくいくなら，ただそれを使えばいいのではないかという考えもある．この疑問に対する答えとして次のように考える．上述のような分析なしには，我々がしていることを改善することは難しいということである．我々の治療がなぜうまくいくのかということを理解しなければ，我々は一種の迷信や科学もどきのようなものを基礎に発展していくことになる．言い換えれば，我々が実施したことの本質的側面と役に立たないかもしれないがたまたまそれがもともとの方法の一部であっただけだという事態とを識別することができなくなる．こうなると有益な効果をもたらすものを正確に認識することなしに，今まで実施してきたことをただ反復し続けなければならなくなる．こうして治療は儀式になってしまう．治療方法の理論的基盤を認識することによって，我々は治療がなぜうまくいくのかを理解することができる．我々が患者を援助するための方法を改善することができるのはこういった方法だけである．

現在著者は，多様な障害と必要性をもつ一人一人の重症心身障害児・者の日常生活援助の実際を通して，重症心身障害児施設で働く療法士に役立つ活動を発信している．重症心身障害児

の療育の一環として「生きていくこと」また「生きることの喜び」を知って,分かち合うためにも理学療法・作業療法は大きな援助方法となりえることを立証している.そこで,各種訓練法を乗り越え,「生物学的に快適で,運動科学的基盤を有し,発達と学習を促し,機能的目標をこどもに適応させる理学療法・作業療法」による療育アプローチを目指している.現在働いている療法士への実際的な激励とともに,この困難な業務に挑戦したいという療法士をこれからも増加させていく一助になればと考える.

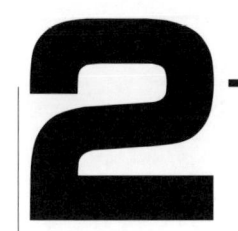

2 運動行動の制御・学習・発達

A major aim of our pediatric therapy is an endeavor to guide a child towards adulthood with a purpose in life and with the best possibility of fulfilling himself

　正常運動発達の研究は伝統的には，反射機構や神経系成熟機構に関するものが中心であった．しかし，運動の多様性や複雑さについては十分言及できていない．神経系に関する情報は急速な発展をみているが，その反面，運動の質的，量的側面についての知識は，大部分が主観的なまま残されているのが現況である．最近の科学技術の向上により，運動学的分析や筋活動分析が進められてきた．その結果，神経系の成熟だけが運動発達過程を決定するのではなく，もっと多くの因子が運動発達に影響を及ぼしていることが判明してきた．ここでは，運動発達過程を理解するための概念的枠組みを紹介する．

I. 運動制御

　運動制御に関する科学が発展してきたのは1980年代になってからで，神経科学，心理学，そしてリハビリテーション医学といった多くの分野にまたがった研究が進められてきた．運動制御の獲得過程である「運動学習」が，この比較的新しい科学の中核をなしている．運動制御についての理論は様々なものが提案され，議論の別れるところでもあるが，ここで紹介するものは一般的に承認されているし，それらは，乳幼児の運動技能が生後1年間に発達する過程を理解する基礎になりえると考えた．

1．運動制御理論の歴史

　運動遂行の制御機構として2つの形態が提示されてきている．フィードバック，または閉鎖回路機構によるものがその1つで，感覚情報が運動を開始させ，そしてその感覚情報が運動の協調性に直接的な役割を果たすというものである．運動技能を獲得する初期の段階で，この形態の機構が用いられる．特に，複雑で分離的な運動においてよくみられる．眼と手の協調性に関するような技能の発達には，この機構が働いている．一方フィードフォワード，または開放回路機構では，感覚情報が運動開始前に働き，運動後の評価にも感覚情報が用いられる．しかし感覚入力は，運動出力をその運動遂行中には変化させないというものである．すばやい運動や十分学習された運動などを遂行する時に，この形態の機構が用いられる．

　運動発達にも，この2つの運動制御機構が働く．生後1年の間，乳幼児は閉鎖回路機構をよく使って新しい技能をゆっくりと慎重に行っていく．それらを十分練習すると，開放回路機構を用いて，感覚情報の助けなしで技能を遂行することができるようになる．

2．運動制御機構の形態

　運動制御に関する1つの理論として，中枢神経系に内蔵されている運動プログラム，つまり抽象的な記号によって運動の遂行がなされる，

という説明がある．このプログラムのいくつかは，例えば呼吸や足蹴り運動のように生得的なものもあるが，大半は学習されたものである．ある動作，例えば「物に手を伸ばす動作」に含まれる運動パターンは大まかに分類され，それぞれにプログラムが構成されているようにみえる．個々のプログラムには，一定で不変的な特徴をもつものと，特定の課題に対して手の働きが適応していくような可変的な特徴をもつものとがある．不変的な特徴には，一連の行為の順序，時間的協調性，そして相対的な力関係などがある．一方，全般的な継続時間，筋収縮の強さ，そしてその活動に働く個々の筋肉や関節の運動パターンは，可変的な特徴をもっている．

3．運動プログラムの特徴

ダイナミック・システムズ・アプローチ理論は，運動制御に対してより包括的な視点を与えている．この理論では，運動制御は多くのシステムが活発に力動的に働き合った結果生じると提案している．このようなシステムは，物理学や自然の基本法則に従って働き，それぞれが協力関係にある．覚醒状態や動機，神経筋活動，筋骨格系の特性，呼吸循環器系機能，そして環境因子といった多くの因子が運動の協調性に影響を及ぼしている．ダイナミック・システムズ・アプローチ理論によると，ある一つの因子（覚醒状態，神経筋活動，感覚機能など）が常に他の因子より強い影響力をもつわけではなく，さらに個々の因子が個別に働くのでもなく，実際には，個々のシステムの相互作用により運動行動が出現するとしている．つまり，人間の活動は複雑な力動的機構，言い換えれば予測できない非直線的機構という性質をもつ，自己決定可能な組織である．自己決定組織機構においては，ある特定の行動パターンが優先的に発達する．機能的技能は多くの因子の多様な組み合わせによって獲得される可能性があるが，個々のシステムの相互作用が最も効率よく，消費エネル

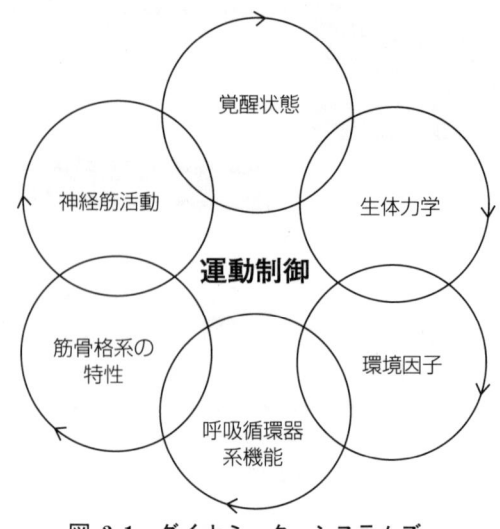

図 3-1 ダイナミック・システムズ・アプローチ理論

ギーが最も少ないパターンが優先される（図3-1）．

4．ダイナミック・システムズ・アプローチ理論

可変性因子が多くあることも，ダイナミック・システムズ・アプローチ理論の複雑さを特徴づけている．Bernstein はこのような因子のことを，神経運動機能の「自由度」と呼んでいる．この自由度という用語は，運動の軸や面といった生体力学的な自由度という用語より，広義の定義であって，筋骨格系のみならず神経運動機能をも含んでいる．協調性パターンにおいて働く筋群，つまり共同筋群は多くの自由度を制限させる一つの形態である．運動遂行のための中枢性プログラムの概念もまた，自由度を減少させる．

5．ダイナミック・パターン理論

ダイナミック・パターン理論も，複雑なシステムの中で自由度がどのように制約を受けるのかといった説明をしている．この理論では，パターン構成の原則が特定の構造より優位に働く

と提案している．神経系の回路網によって運動の枠組みが与えられているが，パターンまでは決定しないと推察している．優先的な運動パターンは存在するが，システムが変化を必要とすると，運動パターンを再構築したり，修正したりする．運動パターンは，制御媒介変数，つまり可変性因子によってパターン変化の条件を与えられ再構築される．このような媒介変数はどのような変化を起こすかということに対しては指令を出さないが，それらがある臨界域に達すると，運動パターン再構築の仲介役をつとめる．考えられる制御の媒介変数としては，覚醒状態，速度，負荷，重心移動そして四肢の硬さなどがある．異なった運動パターンには異なった制御媒介変数があり，そしておそらく，個々の固有運動パターンには数多くの制御媒介変数が存在するのであろう．

6．相移動変化

一つの優先的な協調性パターンからもう一つ別のパターンに変換することを相移動と呼ぶ．この相移動の間，新しい優先的パターンが確立されるまでは，システムは不安定な状態になる．相移動というパターン変化は，日常生活機能，例えば歩行から走行への変化などの一部としても起こるが，運動技能の発達の過程にも出現する．生後1年間の発達の中で，このような相移動変化が多くみられる．

II．姿勢制御

1．姿勢制御理論の歴史

抗重力姿勢を維持したり，運動の結果生じた力を安定させるための基盤を姿勢制御が与えている．姿勢は，多くの感覚入力と様々な制御機構の結果成りたっている．その当時の神経生理学に基づいて，Bobath夫妻は姿勢制御は姿勢反射機構の働きであると説明している．人間が重力に抗して立ち上がり，その姿勢を維持し，なおかつ同時に動くことができるのは，姿勢反応の機能によると彼らは考えていた．

最近の神経生理学では，「反射機構」の制御による姿勢という観点はとられていないが，姿勢と運動は別々の過程で制御され，機能的技能を遂行するために協調しているという事実がよく証明されてきている．

2．姿勢制御の方法

姿勢の設定もしくは共同筋活動は，機能的技能運動の準備を自動的に行い，その運動が継続している間，運動に支持性を与えている．FrankとEarlは効率的で安全な運動のために，それぞれ3種類の姿勢の制御の方法があると述べている．一番目の方法は姿勢の準備と呼ばれるもので，開放回路式の活動で運動開始前に安定性を高める作用をもっている．これには，支持面を変化させたり（例えば，重い物を持ち上げる時に支持面を広げたり，階段を昇る時手すりをもったりすること），筋肉の同時収縮によって関節を固定させたりする方法がある．

二番目の姿勢調節は，運動遂行の直前および遂行中に起こる変化に対応するものである．この姿勢に随伴して起こる調節機能は，重心を維持したり，運動時の重心移動を制御したり，新しい支持面に重心を定めたりするのに役立つ．姿勢制御のために運動を予測する働きが必要で，運動と姿勢調節を同時に働かせるために，開放回路機構を用いている．

第三に姿勢の応答に関して最近まで最も広範囲に研究されていたのは，姿勢反応であった．姿勢反応は予測されない重心の突然の移動に対する応答で，閉鎖回路機構によって制御されている．感覚受容器（前庭器官，眼球，固有感覚受容器など）が平衡機能の崩れを察知して，重心移動の方向，量，速度に対応した反応を誘発する．重心位置が支持面を越えると，姿勢反応によって姿勢を維持できるとは限らないので，結果転倒する場合もある．この姿勢反応は，立ち直り反応，保護伸展反応，平衡反応といった

分類がなされてきた．

　運動が起こる時，内的および外的な媒介変数により，姿勢制御にとって最も適切な方法が選択される．重心移動を必要としない運動の場合には，いくつかの共同筋活動だけで姿勢制御が可能となることが時々みられる．これは，巧緻運動活動時には特によくみられる．しかし，われわれの技能運動の多くは，ある程度の重心移動が必要であり，あるものはわずかな重心移動が起こり，他のものは大きな重心移動が起こる．重心移動はある程度予測されたパターンによって制御され，それらは重心移動の方向，量，速度によって影響を受けている．ちょうど，姿勢反応の出現形態と一致している．姿勢制御活動パターンと姿勢反応パターンが類似しているということは，生得的に構築された姿勢筋群共同作用が存在していることを示唆しており，これが姿勢制御を簡素化しているといえる．このような機構によって，姿勢と運動の協調が容易となり，複雑で無数の運動パターンが可能となる．

　例えば，傾斜板に人間を座らせておき，重心が前方に移動するように傾斜板を動かすと，姿勢反応が出現する．結果，頭，頸，体幹，股関節が伸展方向に働く（視性立ち直り反応および平衡反応）．そして，座っている人間が前上方に手を伸ばそうとして自分で重心を前方に移動させる時も，同様の筋収縮パターンを利用する．前方への重心移動を起こさないで腕を挙上する時でも，伸筋群が収縮して，腕が上方に動くのに対して頭と体幹を安定させるために働く．

　運動に対する姿勢活動に加えて，姿勢筋緊張も姿勢制御の一部とみられてきた．正常な姿勢筋緊張というのは，Bobath夫妻によれば，抗重力姿勢を維持できるほど高く，かつ動けるほど低いということである．ときに姿勢筋緊張という用語と筋緊張という用語が一緒になってしまうこともあったが，彼らは姿勢筋緊張を全身の筋活動として考え，ある一定のパターンで自動的に協調されているとした．つまり，姿勢筋緊張は筋緊張（ある特定の筋肉の固有の属性や神経活動）を含んだ広範囲な現象としてとらえた．最近，硬さという用語が筋肉の柔軟性に関する固有の特性として用いられていた．これはただ筋緊張の一側面をなすだけのものであり，姿勢筋緊張に関与しているとも考えることができる．

　外力が身体に働くので，運動とは関係なく姿勢を安定させる機構が必要となる．個々人によってその反応は多様なものがある（つまり，容易に直立姿勢を保持できる人や，すぐに前かがみになったり，傾いたりする人がいる）．もちろん，姿勢を保持させる安定性の大部分は筋骨格系の構築的安定性の結果生じてきているのだが，それだけでは不十分である．姿勢維持は，筋活動を含んだ様々なシステムが多重にからまりあった結果として可能となる．この筋活動は，姿勢筋緊張の一側面であると考えられる．この制御は，外力とは反対方向に働くもので，そのために支持面が必要となる．例えば，座位姿勢を維持することで，骨盤帯の活動が座面に対する力を生み出すことができる．そして，脊柱筋群は徐々に上方に活性化され，安定した効率的なアラインメントが作り出される．

3．姿勢反応発達の過程

　姿勢制御機構は生後すぐから発達し，一生を通じて継続する．姿勢反応は頭-尾の方向に発達するようで，頭や頸から始まり，段々と体幹や下肢にも出現してくる．運動に伴って起こる姿勢筋群の共同作用が発達し，練習によって一定のものになってくるが，特殊なパターンは人によって差がある．この姿勢筋群の共同作用の発達は成人になっても続き，新しい運動技能を学習する時はいつも出現する．

　運動技能の発達過程で，乳幼児はある特定の肢位を利用する．こうすることによって，姿勢の制御が未熟な時，機械的な安定性が与えられるからである．例えば，腹臥位で3カ月の赤ちゃ

III. 筋骨格系の発達

機能的運動技能の発達が，筋骨格系の発達に依存していることは明白である．これには，骨や筋肉だけではなく，神経筋関連機構，関節そして腱，靱帯，筋膜といった軟部組織をも含んだ数多くの小さな組織が関与している．構築的にはこれらの要素は子宮内で発達しているのだが，一生を通じて組織内での機能や他の組織の機能などに左右されて，変化しつづけていく．

1．筋線維

Walker は，多くの調査の結果，乳児初期の段階ですべての筋線維は存在しており，発達に伴って起こる最大の変化は筋線維の大きさであると述べている．組織において機能的な必要性が高まってくると，筋機能の化学的過程と筋線維の大きさに影響を及ぼしてくるということである．例えば，生下時に横隔膜の比較的大きな筋線維を利用するのは，十分な呼吸機能が必要なためである．この筋線維は，肋間筋や四肢の筋の筋線維の2倍の大きさがある．抗重力運動の成長と発達のためには，筋力の増強が必要となってくるので，その過大な要求に応じるように筋線維の肥大が生後1年間に起こってくる．

2．成長と筋力との関連性

成長と筋力との関連性は，姿勢と運動の発達に影響を及ぼす．いくつかの研究によると，乳児期の自律歩行の消失は，体重増加にみあった筋力の増強がなかった結果であると指摘されている．数カ月間，乳児はあまりにも筋力が弱すぎて歩行ができない．身体の大きさにみあった十分な筋力が発達した時，ある種の運動技能が出現するという仮説を立てることができる．筋力に加えて，乳幼児には持続力の向上が必要となる．持続力は，循環器系，呼吸器系，代謝系の機能に依存している．乳幼児の間断のない運動パターンの反復が，筋肉の発達，筋力，持続

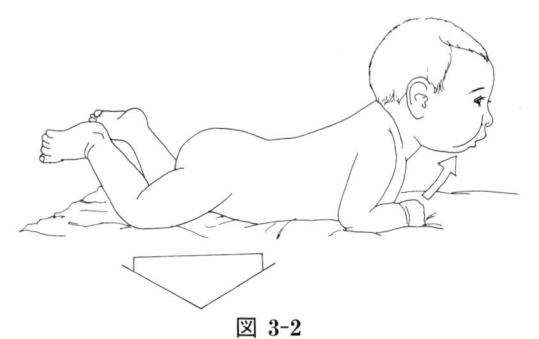

図 3-2
股関節の屈曲・外転・外旋により下半身を安定させ構造的安定性が得られる．このことで頭部の挙上がより容易になる．

んがとる股関節屈曲・外転・外旋の姿勢は，頭を挙げようとする時に下半身を安定させる効果がある（図3-2）．5カ月までに，股関節伸筋活動が目立ってきて，機械的安定性ではなく，動的安定性がえられるようになる．ダイナミック・パターン理論によると，この変化は腹臥位における上半身挙上パターンの相移動の具体的な例になるということである．この段階では，システムはより不安定な状態になるので，一つかそれ以上の制御媒介変数がシステムを再構築させるかもしれない．そのような可能性のある因子として，脊柱や股関節の可動性の増加，筋力の増強，動機づけの向上などが考えられる．

運動発達のために安定性を与えるもう一つの方法として，筋収縮によって身体の一部を「固定」したり保持することで，自由度を制限するというものがある．例えば，肩甲帯の挙上は，赤ちゃんが頭を安定させたり，支持する時に用いる．もう一つの例として，赤ちゃんは初期の一人立ちや一人歩きの時，最適な安定性をえるために，足関節周辺の主動作筋と拮抗筋の同時収縮を利用する．しかし，姿勢制御が発達してくると，同時収縮はより効率的な共同筋パターンにとって変わっていく．このような方法のいくつかは，姿勢制御が発達していく過程において，不安定性に対する共通の手段となる．

力とともに運動学習にとっても重要なものとなる．

3．骨形成

骨格の構成要素は，成長，発達に伴い大きな変化をとげ，姿勢や運動に影響を及ぼす．骨形成は，少なくとも部分的には骨にかかる外力に応じる形で起こってくる．骨再生は一生を通じて起こるけれども，乳幼児の骨再生の1年間の割合は，成人に比べて10倍も高い値を示す．2歳までに，主要な骨はすべてある程度の再生をすませてしまう．下肢の長骨に生じるねじれの変化は，骨再生の効果が姿勢に起こる例と考えることができる．股関節回旋と大腿骨や脛骨のねじれの間には複雑な関連性があり，そのために1歳児は，下肢を外旋して立位や歩行を行う．同様の関連性により，2歳児や3歳児が立位の時に外反膝（X字膝）になり，成人の場合の立位では下肢の生体力学的アラインメントが成熟している．

4．筋骨格系

筋骨格系は「完璧すぎる」システムである．多くの方向への運動が可能であり，機能的運動に必要な筋以上の筋群をもっている．Keshnerは多重の感覚入力と多様な筋収縮パターンといった非常に複雑なシステムによって単一の運動パターンが発生するとしている．大きな自由度をもつシステムを安定させるためには，かなり複雑で様々な制御機構が必要となる．制御機構として，機械的なもの，開放回路や閉鎖回路のようなものがあげられる．このような安定性は個々人の経験によって発達していくもので，運動学習にとって不可欠な要素である．

満期産新生児の一塊の姿勢や体つきは，筋骨格系に機械的安定性を与えている．他の制御機構が発達するまでは，多くの関節で可動域が制限されていたり，軟部組織が濃密に詰まっているといった因子が安定性を与えている．しかし，機能的運動技能の発達のためには，筋や筋膜の伸張性や関節包の柔軟性が必要となる．運動性と安定性の調和が，効率的な協調運動に必須のものとなる．

5．生体力学的アラインメント

姿勢の安定性は，部分的には生体力学的アラインメントによってえられるが，このアラインメントによって効果的な筋活動も可能となる．直立姿勢では，関節が最適なアラインメントを示すと，各関節の相対的な配置や靱帯の構造によって安定性が生じ，必要な筋活動量は最小となる．もしアラインメントの異常があると，多くの筋活動や他の関節による代償的アラインメントが必要となる．姿勢パターンは骨格系のアラインメントとともに発達する．例えば，よちよち歩きをしているこどもは，股関節屈曲・外旋を強めて立位をとるので，頭と体幹を直立位に維持するために胸腰椎部を過剰に伸展しなければならない．

6．協調運動の発達

身体の一部を動かす生体力学機構は，内力および外力によって影響を受ける．重力は筋骨格系に働く決定的な外力であって，中枢神経系は，姿勢と運動の両面で適応しなければならない．内力が発生するのは隣接する部分の硬さやその関節構造によってである．加えて，一部の体節の動きは他の体節に力を及ぼしてしまう．例えば，乳児が足蹴り運動を行う時下肢を伸展すると，骨盤を大腿骨の方向へ引っ張るような力が発生する．その結果，腰椎の伸展が起こる．運動時の生体力学は非常に複雑なもので，その理由は組合わさる力が一定ではなく，空間における運動の速度，強さ，方向によって変化するからである．協調運動の発達には，このような力を適応させる多くのシステムの協力関係が必要となる．

IV. 感覚系の発達

運動制御に及ぼす感覚系の役割は重大なものであり，信じられないくらい複雑である．中枢神経系は常に感覚入力を受容し，情報を通過させ，ある種の感覚は除外し，あるものは処理する．感覚入力は覚醒状態を高めたり，低めたりさせることができ，運動活動を開始させる駆動力になる．乳幼児は運動行動を刺激したり，強化したりするために，すべての感覚系を利用している．例えば，視覚は手の発達の動機づけの中心になる．聴覚機能は，視覚，手，認知の発達を刺激する．乳幼児はまた，運動を起こすとその運動覚や前庭覚の刺激がおもしろくて，何度も運動を繰り返してしまう．

感覚系の働きが運動活動を誘導したり，構成したりする．運動制御の閉鎖回路機構において，感覚情報は運動の正確さのために働き，誤運動を感知して，それを修正する．生後1年間で，乳幼児は視覚および聴覚入力に反応して触覚系，運動覚系，前庭覚系が働き，そこで得た情報によって多くの運動技能を学習する．開放回路型運動においては，感覚入力は運動行為を評価するために用いられる．この結果，新しい優先的な協調パターンが生まれたり，特定の運動課題に適応するための動的パターンの種類が増加したりする．

V. 運動学習

1. 運動学習理論の歴史

運動学習は多くの観点で研究されている．最近の文献の多くは，成人による新しい運動技能の獲得に関する情報である．練習方法に関する理論や閉鎖回路形式の方法論などは，非常に微細な状況まで調べられている．しかし，乳幼児が運動技能を学習する過程に関しての記載は十分でない．

従来の神経成熟理論や中枢神経系の階層性制御理論などは，もはや不十分なものである．運動制御に対するダイナミック・システムズ・アプローチ理論を，運動発達の解釈と統合させる必要がある．Herizaは，ダイナミック・システムズ・アプローチ理論に発達要因を含ませたものへと拡大させている．

FrankとEarlは，姿勢と運動の協調性の概念を提示してきている．この考え方は運動行為と運動学習のいくつかの理論を説明するために用いることができる．

2. 覚醒状態と動機

覚醒状態と動機は，運動活動と運動学習にとって大変重要なものである．動機が運動に先行し，運動にとって不可欠なものである．乳幼児の覚醒状態は，発達全体にとって重要である．乳幼児が何かをしようとしたり，動いたり，環境を探索しようとしたがるためには，十分な覚醒が必要となる．反対に，もし過剰に覚醒して興奮していると，乳幼児は過敏になったり，眠ってしまったりする．適切な覚醒状態であると，まわりの世界に対して乳幼児は好奇心を示し，身体を制御したいと強く望むようになり，技能が効率的で自動的になるまで何度も反復して楽しむようになる．

3. 動的モデル

FrankとEarlの提案には，運動企画と運動遂行のための動的モデルとが含まれている．運動企画は，身体力学モデルを通して様々な運動媒介変数に変換される．このようなモデルは，運動の反復とその運動に伴って起こる感覚の閉鎖回路によって発達していく．動的モデルは，中心となる焦点運動，そして姿勢筋群の共同作用，さらにそれらの時間的協調性によって構成されている．動的な感覚モデルも同様に関与している．感覚情報は運動目標が達成されたか，またはその結果が目標とは異なったかといったことを判定するために利用される．このような情報をもとにして，動的モデルを変更していく

ことができる．乳幼児では，身体力学モデルがまだ十分発達しておらず，なおかつ姿勢反応も欠如しているか，あっても不十分である．乳幼児が運動パターンを学習していくに従って，システムの相互作用が多く起こり，動的モデルが形成されていく．そして技能の発達が起こる．

システムが運動企画を遂行しようと決定すると，目標活動に必要な特定の動的モデルを多くの分類から捜し出す．そこで考慮されているのは，その課題の大分類とその時の特定条件である．それらは，空間における姿勢，支持面，負荷そして最終目標である．例えば，ボールを蹴るという目標が運動企画の引き金になりえる．条件としては，走ることと同時に，ゴールめがけてサッカーボールを蹴りこむことである．こどもが砂地の上に立っていて，ビーチボールを蹴るという時は，違った条件の組み合わせが起こる．この違った条件の組み合わせが拡大していくことは，運動発達の重要な側面であって，このことにより運動は，巧緻的で，かつ機能的になっていく．

VI. まとめ

運動発達の基礎をなす概念は多くあり，そのうちのいくつかを今回とりあつかった．運動制御に関する新しい理論はこれからも変化し続けていくが，乳幼児が運動技能を獲得していく過程を理解する概念的枠組みを，そのような理論は与えてくれている．運動行動に対するダイナミック・システムズ・アプローチ理論によると，多くのシステムやその下部システムの協力的な相互作用の結果として技能は出現する．このような枠組みの中で，運動発達は循環する輪のような形態と制御機構によって進行していく．発達は，直線的な過程ではなく，どちらかというとある運動活動が強い相があったり，重複する相があったりするものである．ある分野の運動技能が出現すると，他の機能はそのままであったり，ときには退行する場合もある．例えば，幼児が一人歩きを始めると，しばしば直立位での発声が減少することがみられる．

発達過程に関する過去の知識は，運動制御理論に統合させていくことができ，新しい段階の理解へと導いてくれる．環境との相互作用を含むこどもの生活すべての側面が，運動技能獲得に重要な役割を果たしている．同様に運動発達は，社会性発達，情緒面の発達，認知の発達に影響を与えている．そこで，こどもたちが運動技能を一人一人異なった姿勢制御や運動パターンを用いて，一人一人異なった速度で発達させても，驚いたり，困惑したりする必要はないといえる．

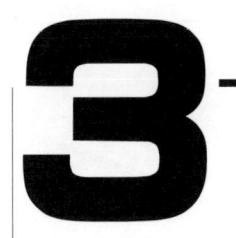

3 姿勢・運動制御の発達科学

Biologically comfortable comes first, in other words, FIRST DO NO HARM, then functionally specific, and finally as anatomically corrective as possible

姿勢・運動制御の発達科学は近年目覚ましい発展を遂げ，運動療法をはじめとする理学療法・作業療法の内容にも変革が訪れている．ここでは，小児理学療法・作業療法に関連する研究を紹介し，新しい療育基盤の基礎としたい．

I．乳児の姿勢制御機能の発達

1．姿勢制御機能に関する研究の必要性

Pountney らの正常乳児の初期姿勢制御機能の発達研究により，臥位能力の発達順序が確認され，また臥位能力と座位能力の間に密接な関連性のあることが判明した．

初期姿勢制御機能に関する研究の必要性は，Mulcahy らのこれまでの研究から明白なことであった．その研究というのは，運動障害患者の座位保持装置の開発と，その処方基準の確立を目的としたものであった．この研究では，正しい座位姿勢に保持させると，直後に患者の座位能力に改善がみられたが，その後の経過観察では，臥位において対称姿勢が可能となり，その対称姿勢を維持したり，その対称姿勢で動いたりする能力が向上しないかぎり，座位能力の一層の改善は望めないことがはっきりした．このことは，患者の臥位能力と座位能力との間に関連性が存在することを示唆している．運動障害患者の臥位能力と座位能力との関連性を考察するために，その基準となる正常乳児の初期運動発達の検討が必要となった．

Brown の研究では，こどもを臥位にした時，その姿勢を制御できず，非対称姿勢をとり続けるなら，固定的変形が進行する危険性は非常に高いといわれている．そこで，定型的非対称姿勢の予防のためにも，臥位能力に着目することが必要となってきた．

2．研究目的

① 座位に至るまでの姿勢制御の発達順序の確認
② 臥位能力の分析
③ 臥位能力と座位能力との関連性の調査

3．文献考察

文献考察を行うと，生後 8 週から寝返りや座位に至るまでの期間の，乳児の能力に関する情報が不足していることが判明した．Shirley はこの期間の分析を行うことができなかったし，Gesell, Shirley, McGraw らは，乳児の四肢の局所解剖学的分析や身体運動については研究したが，その能力の発達順序は解析していない．乳児の評価方法の大部分は Schaltenbrand, Peiper, Beintiema, Prechtl らによる反射や姿勢調節の評価といった神経学的手法を基礎としているが，小児科医や神経科医の多くは，この徴候を新生児初期に発見することは非常に困難であると述べているし，同時に，乳児期後半の能力を評価する方法としても信頼度が低いとし

ている．Milani-Comparetti, Illingworth, Sheridan, Griffiths らによる標準化された全体的発達評価では，多くの領域の運動能力が取り扱われているが，乳児については主要な発達指標が取り上げられているだけで，臥位能力の微細な変化を評価できるほど詳細なものではない．

II．背臥位・腹臥位・座位における乳児の姿勢制御機能の発達に関する検討

最近，Pountney らは障害児の座位能力の研究をしていく中で，正常児がどのように臥位，座位能力を発達させるかを調査する必要性に気づいた．脳性まひ児の姿勢の必要性に応じた最適な座位保持椅子に座らせると，座位能力はすぐさま向上した．しかし，処方した座位保持椅子を使ってしばらくすると，何人かのこどもでは，座位保持椅子においても，またそれ以外でも座位能力の改善が認められなかった．さらなる調査で明らかになっているのは，臥位能力が上達した時にのみ，座位能力が向上するということが判明した．このことは，臥位と座位には何らかの関連性があるということを示しているかもしれない．Touwen も，正常児の腹臥位，背臥位の最終段階と座位の最初の変化との間に，相互関係があることを証明するいくつかの事実を報告している．

臥位姿勢を調査するもう一つの理由は，臥位姿勢を制御できないこどもたち（重度脳性まひ児）が非対称的姿勢を持続していると，固定的変形の発達の危険性が増すからである．変形発生の危険性を減少させるために，臥位段階での非対称的姿勢の持続の問題を認識し，予防する必要がある．

現段階での評価方法では，低い運動能力段階での微細な変化を識別できるほど詳細に運動発達過程を評価できない．現段階での評価方法はさらに，生体，環境，運動課題の相互作用によって新しい運動行動が出現するという事実も考慮

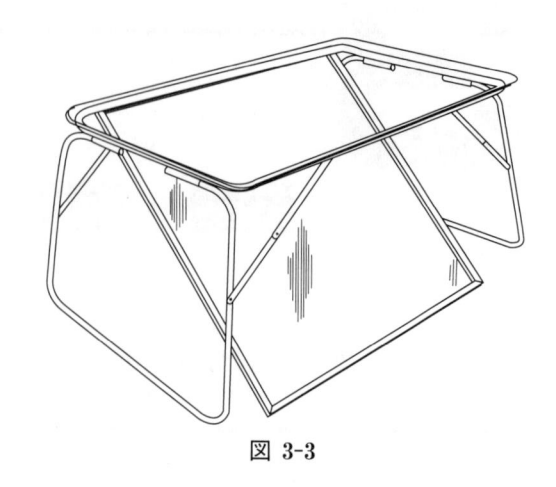

図 3-3

に入れていない．こういったことから，体重負荷の変化，生体力学の変化，体幹・頭部・四肢の位置と運動の変化を中心とした正常発達の新しい体系が整理されれば，運動障害をもつこどもたちのための評価や，姿勢保持装置を初めとする治療にとって有益な臨床手段になるであろう．

＊予備研究

写真とビデオ撮影を用いて 24 名の乳幼児を縦断的に観察，研究してきた結果，体重負荷の変化および骨盤・肩甲帯・頭部・四肢の位置と運動の変化を記録，分類できる一定の方法が確立された．体重負荷の領域と骨盤・肩甲帯・頭部・四肢の位置との相関関係が基礎となって姿勢の発達過程が出現していった．このような姿勢変化は，座位，背臥位，腹臥位の能力段階として分類された．表面がアクリル板でできたテーブルの下に 45 度の角度で鏡を取りつけることによって，乳幼児が裸であるので，身体接触部位や体重負荷領域が明確に観察できた（図 3-3）．このことによって，座位獲得にいたる乳幼児の運動発達過程を研究した．背臥位，腹臥位，座位での発達尺度を決定した．2 回にわたる観察研究によって，この乳幼児の正常運動発達過程は検討され，同時に，脳性まひ児のための臨床手段としての使用に耐えうるかどうかも検査された．仮説は次のとおりである．

① 臥位と座位での姿勢制御には発達過程が存在する．
② 臥位能力と座位能力には相関関係が存在する．
③ この発達過程は重度姿勢障害をもつこどもたちの評価，治療における臨床手段の一助となる．

1．研究内容

ここでは，正常乳幼児の臥位と座位の発達過程を検討するために，観察を中心とした横断的研究が行われた．

敷物を引いた暖かい床の上で，すべての乳幼児を背臥位，腹臥位，側臥位，座位への引き起こし，座位といった肢位（固定した順序はない）に設定した．乳幼児が自分で座位をとることができるまでは，上肢を引っ張って背臥位から座位に起こした．おしめ以外の衣類はすべて脱がした．携帯用ビデオと一眼レフカメラを使って，それぞれの乳幼児を約30分間ずつ撮影した．臥位では側方と上方から撮影し，座位では正面と側方，背面から撮影した．観察は，乳幼児が第3覚醒状態（目覚めていて，泣いておらず，粗大運動が出現していない状態）か第4覚醒状態（目覚めていて，泣いておらず，粗大運動が出現している状態）の時だけ行った．ビデオ映像から次のような情報が得られた（表3-1）．

それぞれの観察で最も成熟した姿勢を，臥位能力と座位能力の尺度に従って，後述する背臥位能力，腹臥位能力，座位能力の各段階に分類した（検査者間信頼度評価を統計的に処理した）．

臥位での体重負荷領域の観察を確認するために，数名の乳幼児を前述の45度の角度で鏡をつけた透明アクリル製のテーブルの上に置いた．テーブルの表面は室温と同じにした．

表 3-1　姿勢観察時の分析項目

① 静止時および運動時に体重負荷している身体部位（頭部，肩甲帯，上肢，手，胸郭，腹部，骨盤，大腿，膝，足部など）
② 体重負荷領域を変化させる能力（ある肢位から動いたり，ある肢位に戻ろうとした時の，制御不能の状態や制御可能な状態を前額面や矢状面から観察した）
③ 骨盤と体幹・下肢との関連性（骨盤の後傾位，中間位，前傾位）
④ 肩甲帯と体幹・上肢との関連性（肩甲帯の後退位，中間位，前突位）
⑤ 頭部と頸部・体幹との関連性（下顎前突位，後退位）
⑥ 身体の側面の状態
⑦ 体幹・四肢に及ぼす頭部の運動の影響（頭部の運動方向に体幹が動いたり，頭部とは反対方向に体幹が動いたりする能力，体幹や四肢の運動に影響されずに頭部を動かす能力や頭部だけを挙上したり，頭部と肩甲帯を挙上したり，頭部と肩甲帯と胸郭を挙上する能力）
⑧ 一肢を他の四肢や頭部，体幹から独立させて運動させる能力（乱雑な運動，同側運動，正中線への運動，両側性運動，正中線交叉運動）
⑨ 主要関節の位置（内転，外転，屈曲，伸展，外旋，内旋）

2．姿勢制御の発達段階

1）背臥位能力の発達段階

① 第1段階

脊柱の形態が後彎しているので，乳幼児は背臥位に置かれても，瞬間的には可能だが，この肢位をとり続けることができない．そして，非常に非対称な姿勢となる．乳幼児は，側臥位まで回旋し，この肢位を保持する．つまり，頭部を回旋させ，身体がその方向に回旋してしまうという全体的運動が起こる．体重負荷は，頭部の側面，上肢，体幹，大腿部で行っている．骨盤は後傾して，肩甲帯は後退し，下顎は前突している．四肢の運動は乱雑である．

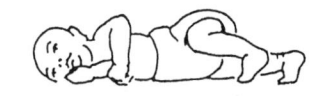

② 第 2 段階

　乳幼児は背臥位を保持することができる．体重負荷は，上部体幹，頭部，後傾位の骨盤で行っている．肩甲帯は後退している．頭部を一側に回旋し，姿勢は非対称的である．乳幼児は頭部を一側から他側に回旋することが難しい．この時，頭部と反対方向に下半身が動くので，外見上螺旋状運動のようにみえる．重心移動は制御されていない．

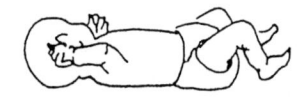

③ 第 3 段階

　乳幼児は，初めて対称的姿勢を持続させることができる．骨盤は中間位で，股関節は外転，外旋している．肩甲帯は中間位である．下顎を後退した状態で頭部を中間位に保つことができる．下半身の側方移動なしに，頭部を左右に自由に動かすことができる．体重負荷は，頭部，肩甲帯，骨盤で行い，側方からは「太鼓腹」のようにみえる．体側で一側の手による把握が始まり，おもちゃやこぶしを口にもっていく．乳幼児は側方への重心移動の制御が欠如しているので，腹臥位まで転がってしまうかもしれない．乳幼児は前額面での重心移動はできる．

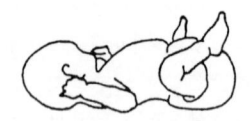

④ 第 4 段階

　運動の対称性がこの段階で初めてみられる．骨盤は前傾し，肩甲帯は前突する．両手を胸の上の正中線上にもってきて遊べるように，肩関節は屈曲，内転できる．体重負荷は，頭部，上部体幹と骨盤で行う．明確な脊柱前彎が出現する．下顎は後退する．骨盤の運動が「自由」になり始めるので，両側股関節が屈曲位であったり，股関節と膝関節を交互に伸展したり，または足底を床につけた姿勢で，乳幼児は自分の膝（足指ではなく）を触ることができるようになる．股関節は，内外旋中間位をとる．側方への重心移動の制御と，体幹から分離した四肢の運動が始まる．この段階の終わり頃に，巧緻的な手指の運動が発達する．

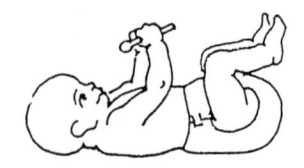

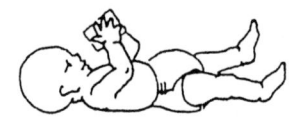

⑤ 第 5 段階

　骨盤と肩甲帯または体幹の自由な運動が可能となる．全可動域の骨盤運動が可能となるので，膝関節を伸展したままで，足指をつかんで遊ぶことができるようになっている．この姿勢から側臥位になり，遊ぶこともできる．そして，背臥位に戻ることもできる．体重負荷は，肩甲帯/骨盤帯で行ったり，体幹の中央だけで行ったりする．乳幼児は，こういった様々な姿勢をとって遊ぶようになる．乳幼児は，正中線を交叉して手で遊んだり，足で物をつかんだりするような効果的な四肢の運動を行うようになる．

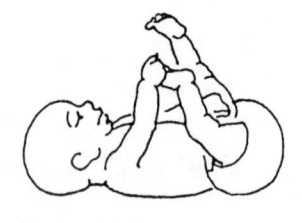

⑥ 第 6 段階

　第 5 段階で行った側臥位になる方法を完成させて，確実に腹臥位にまで寝返ることができるようになる．そして，体幹に対して骨盤を前傾させ，股関節を伸展させる．

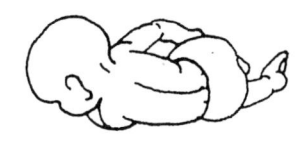

2）腹臥位能力の発達段階

① 第1段階

乳幼児を腹臥位にすると，上半身が重く，体重負荷は顔面，肩，胸部で行う．骨盤は後傾し，股関節と膝関節は屈曲している．肩甲帯は後退し，肩関節は屈曲，内転している．頭部を一側に回旋し，下顎を前突した非対称的な姿勢をとる．

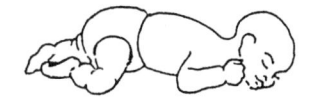

② 第2段階

乳幼児は，腹臥位で落ち着くことができる．この段階の体重負荷は，第1段階の時よりも広範囲で行う．体重負荷は，顔面，胸部，上腹部，前腕，膝関節で行う．骨盤は後傾し，肩甲帯は後退している．肩関節は屈曲，内転している．頭部は，どちらか一側に優位的に回旋している．乳幼児は，脊柱後彎を少なくして，床から頭部を挙上し始めるが，挙上した頭部を保持することはできない．姿勢は非対称的で，寝返りする時のように，下部体幹を頭部とは反対側に動かす．

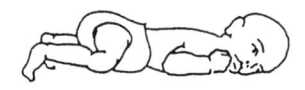

③ 第3段階

骨盤中間位で対称的な腹臥位を持続できる．肩甲帯は前突し始める．体重負荷は腹部，下胸部，膝関節，大腿，前腕で行う．前腕で支持して頭部を挙上し保持することができ，体幹全体が前彎している．頭部と脊柱は伸展し，一直線になる．縦軸方向に身体を揺らし，重心移動運動を起こす．側方への重心移動の制御はできないので，頭部と胸部を挙上した時に，姿勢を崩し背臥位になってしまうかもしれない．

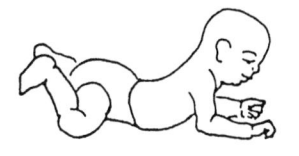

④ 第4段階

骨盤は，前傾するが体重支持はできない．肩甲帯は前突し，体重負荷は腹部と大腿で行い，その程度は，腹臥位を前腕支持で行うか手掌支持で行うかによって決まってくる．頭部と上部体幹の運動は，下部体幹の運動と分離して行うことができるようになり，そのことで側方への重心移動を伴った体幹側屈運動が可能となるので，「腹臥位での軸回旋運動」の開始につながる．脊柱は，側方からみると角度をもち，一側の下肢で足蹴りをし，手と足を正中線上で使って遊ぶことができるようになる．

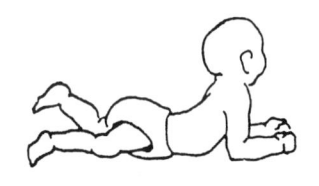

⑤ 第5段階

骨盤は前傾し，肩甲帯は前突している．手掌支持で腹臥位になり，肘関節と腰椎を伸展する．体重負荷は腸骨稜，大腿，下腹部で行う．骨盤で体重支持できるようになり，上部体幹の回旋と伸展が可能となる．そこで，体幹側屈運動を伴った「腹臥位での軸回旋運動」がより巧みになる．乳幼児は床上を後方に移動できるようになり，背臥位に寝返ることもできる．

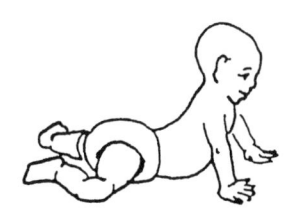

⑥ 第6段階

乳幼児は，骨盤帯と肩甲帯を自由に動かすこ

とができるようになり，両手，両膝で体重負荷を行い四つ這い位をとり始める．四つ這い移動の前兆として，前後方向に身体を揺する運動が起こる．この肢位から背臥位や座位に姿勢変換ができる．

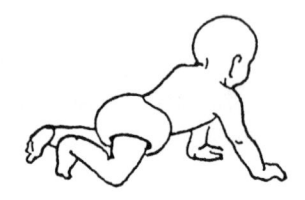

3）座位能力の発達段階

① 第1段階

この段階はもともと脳性まひ児にみられる状態で，正常乳幼児にはみられない．この段階のこどもは，座位をとらせることができず，また，座位に引き起こしてきても，殿部で体重支持することができない．姿勢は伸展位で，非対称的である．骨盤は後傾し，肩甲帯は後退している．

② 第2段階

座位肢位をとらせることができるようになる．座位に引き起こすと，殿部で体重支持することができるので，体幹を座位基底面上にまで動かすことが可能となる．骨盤は後傾しているが，臥位能力が第3段階に達すると，骨盤を中間位にもってくることができるようになる．股関節は，外転，外旋し，下肢や殿部の側方で体重負荷を行う．肩甲帯は中間位に保たれている．脊柱を側方から観察すると後彎しているが，臥位能力が第3段階に達すると，より体幹を伸展してくる．座位に設定すると，股関節部で前に倒れたままとなり，座位で体重支持したり，倒れた姿勢から体幹をより伸展した姿勢へと戻すこともできないことが多い．

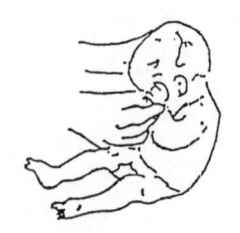

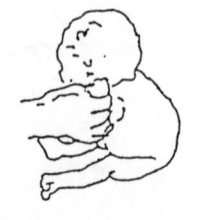

③ 第3段階

座位に設定すると，その肢位を持続させることができるが，基底面内や基底面の外への運動を起こせば転倒してしまう．座位に引き起こす時，頭部，体幹，上肢を制御し，下肢は平衡をとる運動を起こす．骨盤は中間位となる．股関節は，外転，外旋位で，下肢や殿部の側方で体重負荷を行っている．下顎は後退し，肩甲帯は前突している．両手は大腿部に置いて休めているか，座位の安定性を高めるために，体重支持をしている．体幹の重心は基底面内の前方にある．

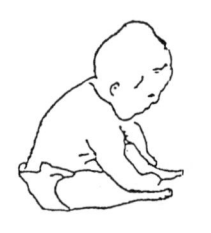

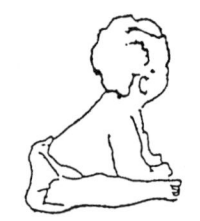

④ 第4段階

座位に設定すると，基底面内であれば体幹を前方や側方に動かし，そして再び，脊柱伸展した座位に戻ることができる．基底面内であれば，体幹を回旋させることもできるが，基底面から外れて，側方や後方に動いてしまうと転倒してしまう．骨盤は前傾し，股関節は主に外転，外旋しているが，中間位へと動かすことができるようになっている．体重負荷は，下肢や殿部の側方であったり，後方であったりする．肩甲帯は前突している．脊柱を側方からみると，直立位である．両腕を肩の高さまで挙上することができる．

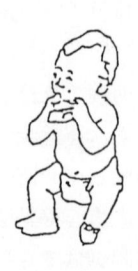

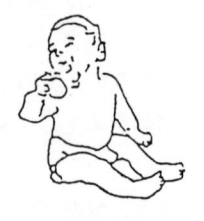

⑤ 第5段階

骨盤を前後方向に揺らすように動かすことができる．つまり前後傾ができ，平衡を失うことなく基底面の後方に体幹の重心を移動させることができる．基底面から外れて側方に手を伸ばすことができ，再び，平衡をとって元の状態に戻ることができる．この段階では，股関節は主に中間位となり，下肢や殿部の後方で体重負荷を行っている．体幹の重心は骨盤の後方にあり，それによって，一側下肢を単独で運動させたり，両腕を肩より高く挙上することができる．

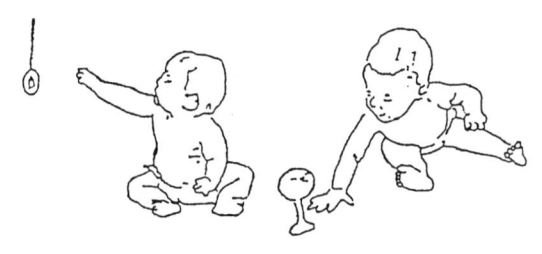

⑥ 第6段階

座位から前方に体重を移動させ，腹臥位になることができる．これは，殿部での体重を免荷し，前方や側方への重心移動を制御することによって可能となる．

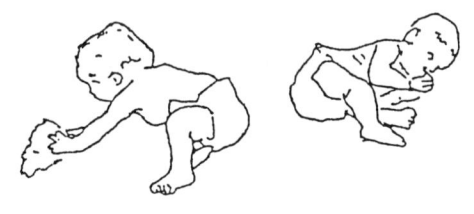

⑦ 第7段階

腹臥位から座位に起き上がることができる．

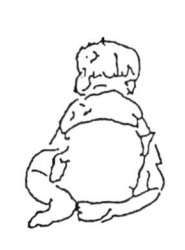

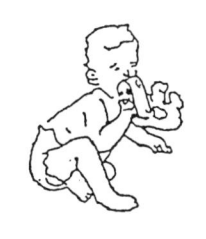

3．結果と考察

臥位と座位において，姿勢制御機能の発達過程を観察した．

一つの段階から次の段階への変化は，腹臥位と背臥位の両方で前段階に到達した時のみ起こることが，90％以上の割合で観察された．5名の乳幼児は，腹臥位と背臥位の両方同時に能力の変化をみせたが，それ以外では，必ずしも一つの段階から次の段階への変化が，腹臥位と背臥位同時には起こらなかった．一つの能力段階から次の能力段階への発達は，頭-尾の方向に進向するのではなく，体幹（肩甲帯と骨盤を含む），頭部，そして四肢の制御が同時に変化して起こった．この初期発達順序では頭-尾の方向への発達はみられなかった．

鏡つきテーブルに置かれた時の能力段階と，床上で同時に観察された能力（背臥位，腹臥位）とが必ずしも一致するわけではなかった．こういった相違点を分析してみると，床上での臥位能力が第2段階の場合に，テーブル上では能力の第1段階となり，一方床上で第4段階や第5段階に到達している場合には，テーブル上ではより高い能力を示した．

臥位能力が第1段階，第5段階，第6段階にあるすべての乳幼児は，側臥位で安定し，この肢位を持続することができた．乳幼児がいったん臥位能力の第2段階に到達してしまうと，側臥位の状態で安定し続けることができず，肩関節伸展，外旋，肩甲帯後退して，背臥位の状態に戻ってしまう．背臥位で第5段階に達すると，容易に側臥位をとることができ，この状態で安定したまま遊ぶことができるようになった．

臥位と座位との関連性についても観察した．座位能力の第3段階（自立座位を持続できる）に到達する前に，腹臥位，背臥位でともに第4段階に達していることが，すべての乳幼児でみられた．また，座位能力の第5段階（基底面から外れて側方に動き，平衡を回復できる）に到達する前に，臥位能力の第5段階に達していることもすべての乳幼児でみられた．臥位能力の第6段階に到達したすべての乳幼児は，少なくとも座位能力の第3段階に達していた．

4. 脳性まひ児への応用

①臥位能力および座位能力段階の脳性まひ児のための臨床的使用と，②脳性まひ児の臥位と座位の関連性を評価する目的で横断的研究を行った．

脳性まひ児 34 名（男児 18 名，女児 16 名）が対象となった．平均年齢は 10 歳 4 カ月（18 カ月～18 歳）であった．こどもたちはすべて脳性まひ児で，四肢に障害をもっていた．痙直型両まひ児 4 名，痙直型四肢まひ児 12 名，アテトーゼ型四肢まひ児 15 名，混合型児 3 名であった．

こどもたちを背臥位，腹臥位，側臥位，座位への引き起こし，座位に設定した．2 名の臨床専門家によって，第 1 期研究で観察した臥位能力段階および座位能力段階の判定基準と第 1 期研究で分析した項目①～⑨の情報（表3-1参照）によって，こどもたちの最高運動能力を分類した．

その結果，臥位能力段階および座位能力段階の尺度に対する判定基準は，脳性まひ児の身体機能の評価としても適切であった．臥位能力または座位能力のある段階が，脳性まひ児の能力段階と一致した場合もあった．しかし，外科手術を受けていたり，固定的変形があったり，代償的な運動が出現していたりすると，脳性まひ児の能力段階を決定するのが複雑な作業となってしまった．我々の見解では，脳性まひ児は正常児と比較して，運動の質，容易さといった点で劣っていた．

正常乳幼児と同じく，脳性まひ児の場合でも背臥位，腹臥位での臥位能力が第 4 段階に到達していないと，自立座位を持続できなかった．

5. 結論

この研究は観察を中心としたもので，段階別に分類された姿勢制御能力の微細な変化を質的に評価することを可能とした．症例数は少ないが，その信頼性は無効ではない．というのは，この臥位，座位での運動能力を研究するという今回の目的が，年齢水準による標準尺度決定のためではなく，むしろこの情報を臨床的手段として治療に応用するために行ったからである．ここで得られた見解を全乳幼児に一般化して用いる場合は，より広範囲の研究が必要となるが，実際の臨床場面では，この情報の価値や応用性はすでに証明されている（注釈：最近の Pountney らの研究により，標準化された効果判定方法の 1 つである GMFM と Chailey Levels of Ability（図3-4～7）の間に相関があることが示された）．

Prechtl は，満期産児が出生する時には神経行動様式に著明な変化は出現しないが，2 カ月目の終わり頃に目覚ましい神経学的変化が起こると述べている．このことは，臥位能力第 3 段階と対称的姿勢の獲得時期と一致している．背臥位能力第 1 段階の乳幼児の運動の分析と Shirley の「初期寝返り」とは関連がある．臥位能力第 2 段階で正常乳幼児が示す非対称性は，頭部を回旋しようとする時に強化される．臥位能力第 1 段階，第 2 段階にみられる非対称的姿勢は脳性まひ児にみられる姿勢によく似ている．Fulford と Brown らも，長期間臥位能力第 2 段階に止まったり，この段階を越えられないこどもたちは「風に吹かれた股関節」変形が進行する危険性が非常に高いと指摘している．このような低い能力段階に発達が停滞している場合は，こどもが固定的変形を異常発達させる危険性があるという警告の徴候として臨床家はとらえなければならない．

この研究の結果によれば，臥位能力第 4 段階への到達が，乳幼児の運動発達における重要な指標であると示唆している．臥位能力が第 4 段階にまで発達することが，乳幼児の座位能力が向上し始めるために必要な閾値と考えられる．Touwen によれば，腹臥位姿勢の最終変化は座位の運動行動の変化が発生することと密接な関連があるということで，四つ這い位のために必要な平衡機能（臥位能力第 6 段階）は，適切な座位能力の発達にとって準備条件になると述べ

LEVELS OF LYING ABILITY

SUPINE		INFANT	CHILD WITH CEREBRAL PALSY
LEVEL 1	Unable to maintain supine but body follows head turning in total body movement into side lying.	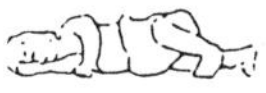	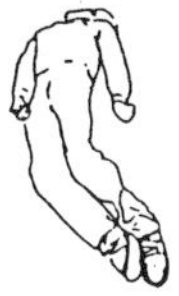
LEVEL 2	Asymmetrical position with pelvis posteriorly tilted, shoulder girdle retracted. Loadbearing through upper trunk & head.	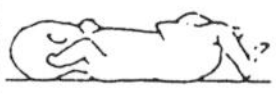	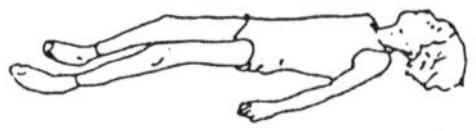
LEVEL 3	Symmetrical position Neutral pelvic tilt, neutral shoulder girdle. Loadbearing through sacrum and shoulder girdle.	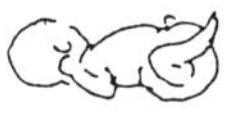	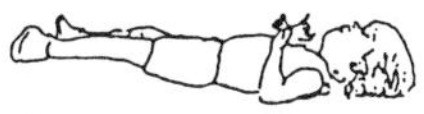
LEVEL 4	Pelvis anteriorly tilted. Shoulder girdle protracted. Loadbearing through upper trunk & pelvis.	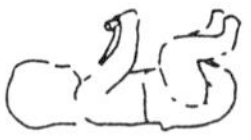	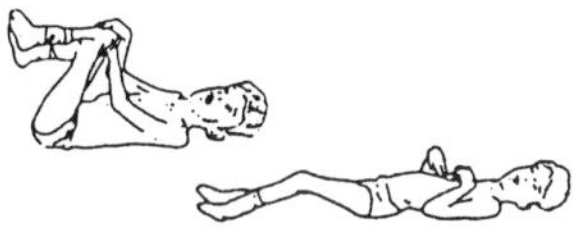
LEVEL 5	Free movement of shoulder girdle & pelvis on trunk. Loadbearing varying between central trunk only & upper trunk & pelvis. Consistent ability to move into prone.	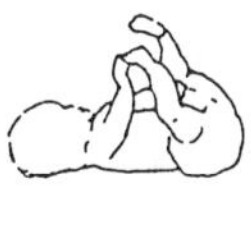	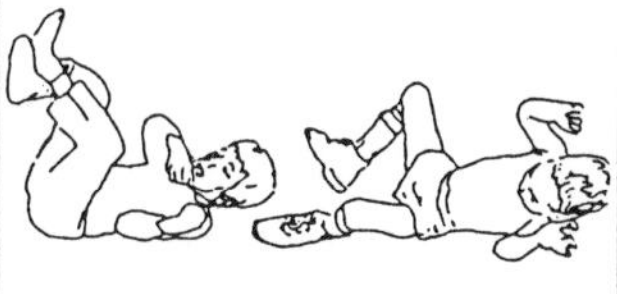
LEVEL 6	Able to move between supine & prone lying and sitting positions.	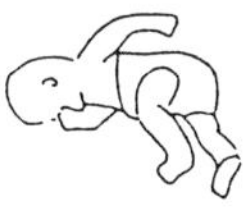	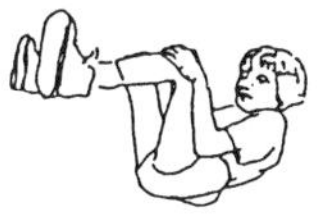

図 3-4 Chailey Levels of Ability (1)

ている．当然のことながら，垂直肢位（座位）においても水平肢位（臥位）においても，生体力学因子，環境因子，体性感覚因子，視覚因子，神経学的因子の相互作用は複雑に絡み合っているのだが，このように一つの姿勢と他の姿勢の間に連鎖関係は存在するのかもしれない．この臥位と座位の間の連鎖関係は，脳性まひ児の座位能力は臥位能力が改善しないかぎり向上しないという我々の臨床観察を肯定するものであろう．座位能力第1段階が出現するのは，運動発達遅滞の早期徴候であるのか，または異常発達の最終結果であるのかということを判断するためには，満期産と早産の新生児に関する今後の研究が必要となる．

LEVELS OF LYING ABILITY

PRONE		INFANT	CHILD WITH CEREBRAL PALSY
LEVEL 1	Pelvis posteriorly tilted, shoulder girdle retracted. Top heavy, load-bearing through chest, shoulder, face.	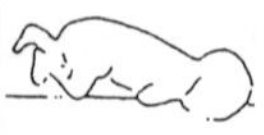	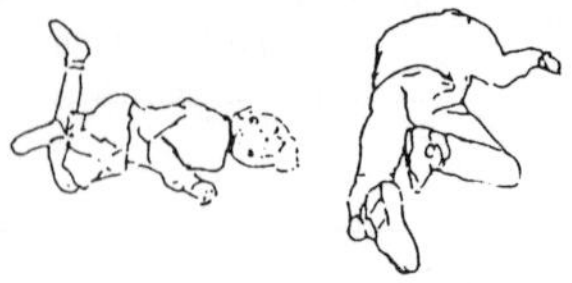
LEVEL 2	Asymmetrical position. Pelvis posteriorly tilted, shoulder girdle retracted. Load-bearing generalized through trunk.	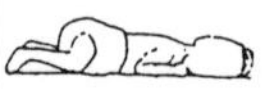	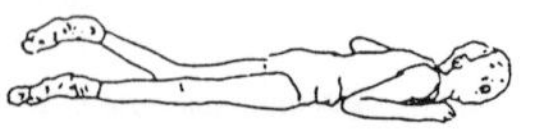
LEVEL 3	Symmetrical position Neutral pelvic tilt, shoulder girdle neutral. Loadbearing through abdomen, lower chest, knees & thighs.	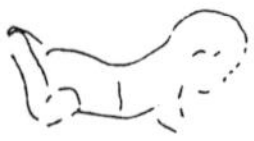	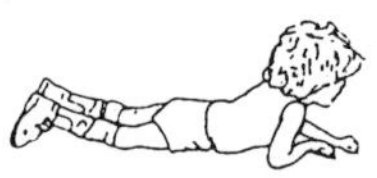
LEVEL 4	Pelvis anteriorly tilted, shoulder girdle protracted. Loadbearing through abdomen & thighs.	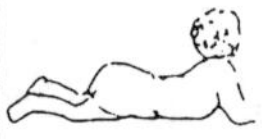	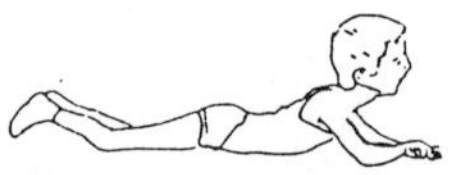
LEVEL 5	Pelvis anteriorly tilted, shoulder girdle protracted. Loadbearing through abdomen, iliac crests and thighs. Consistent ability to roll into supine.	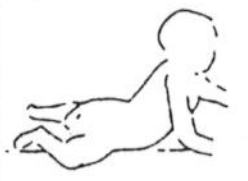	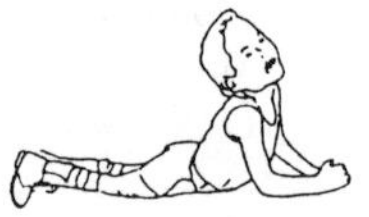
LEVEL 6	Loadbearing on all fours. Able to move between lying and sitting.	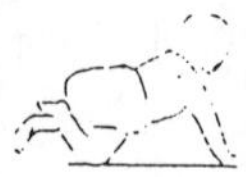	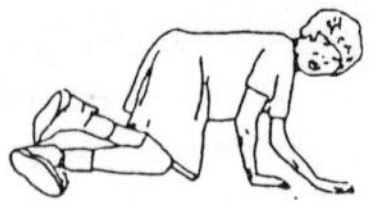

図 3-5 Chailey Levels of Ability (2)

姿勢制御の観察中に，より低い段階の能力も出現することに気づいた．このような観察は，乳幼児が臥位において巧緻的になったり，自己認識が芽生えてきたり，家具につかまって立ち上がるといったより高い能力段階にある時に特に経験できた．McGraw は発達過程における過渡的段階について述べている．この過渡的段階の特徴は，先行相と継続相の2つからなる．

また，ある段階の能力の質的発達に注目してみると，ある姿勢が出現し，それがいったん獲得されると，巧緻的能力の達成が可能になるということが判明した．

こどもが臥位能力の低い段階にしか到達することができなくて，対称的姿勢をとったり，そ

LEVELS OF SITTING ABILITY

LEVEL		DESCRIPTION	CHILD WITH C.P.*	NORMAL INFANT
1	UNPLACEABLE	wriggles and slides and cannot be placed in a sitting position.	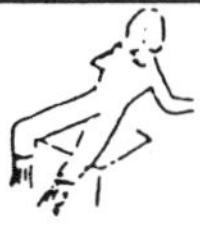	This level was not observed in the normal infants on the study.
2	PLACEABLE, NOT ABLE TO MAINTAIN POSITION	can be placed in a sitting position but needs holding to stay in position - at best can balance momentarily.	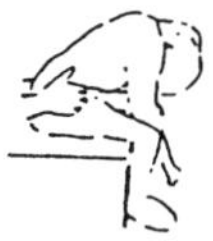	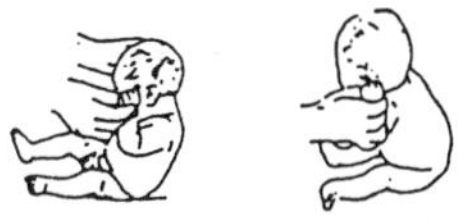
3	ABLE TO MAINTAIN POSITION BUT NOT MOVE	when placed in a sitting position can just keep balance as long as there is no movement.	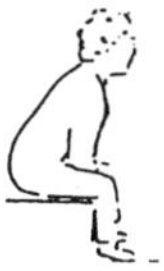	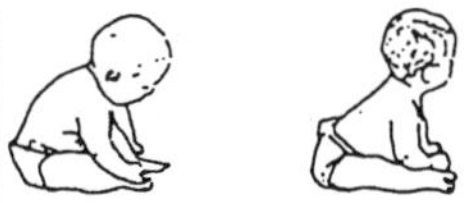
4	ABLE TO MAINTAIN POSITION AND MOVE WITHIN BASE	once placed in a sitting position can sit independently and can move trunk forward over sitting base but cannot recover balance after reaching to one side.	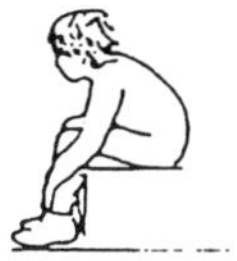	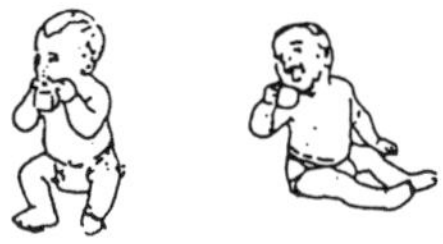
5	ABLE TO MAINTAIN POSITION AND MOVE OUTSIDE BASE	can sit independently, can use either hand freely to the side of the body and can recover balance after leaning or falling to either side.	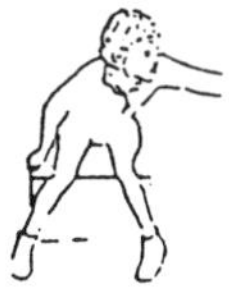	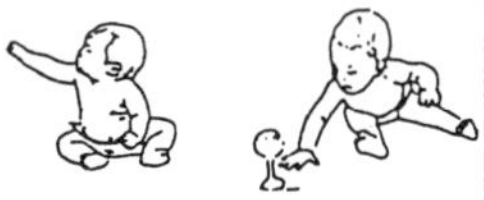
6	ABLE TO MOVE OUT OF POSITION	can sit independently and can transfer weight across the surface of a seat but cannot regain a correct sitting position.	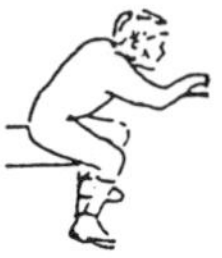	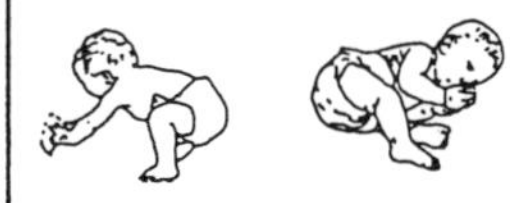
7	ABLE TO ATTAIN POSITION	can regain sitting position after moving out of it.	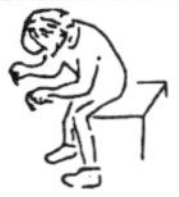	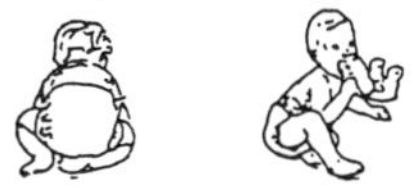

* Individual placed on a flat box of the correct height, feet on floor.

図 3-6 Chailey Levels of Ability (3)

の姿勢を持続できない場合，そのこどもが物を注視したり，手を伸ばしたり，把握したりするような巧緻動作を遂行しようとすると，必ず「体幹の運動」，「平衡機能の欠如」，「姿勢の安定性の獲得に集中する必要性」が同時に発生する．このことから，臥位能力第 2 段階にある脳性まひ児の場合，直立位を保持するように集中している時には，巧緻動作が不可能であるか，興味がなさそうにみえてしまうかもしれない．

乳幼児は，巧緻性が必要な遊びや動作を行う場合，最高の能力段階よりも低い能力段階を選んでいる．このような現象は，より高い能力段階に達していたり，移動動作が開始した段階で顕著である．例としては，乳幼児が初めて家具

STANDING ABILITY

Our study of standing ability has not been as comprehensive as that on lying and sitting. Various aspects of ability have become obvious and prove a useful guideline to the prescription and provision of treatment and equipment in the standing position.

Normal infants are placed in the standing position long before they are able to maintain it independently. If we base our treatment on a normal developmental model it is vital that we place children with a motor handicap in the standing position before they can achieve it independently.

Many infants also experience walking with parental assistance or help from a baby walker. Likewise children with a motor handicap should be offered this opportunity.

The normal infant begins to pull up to standing and maintain supported standing once he has achieved lying and sitting ability 6. They usually achieve this position from prone via high kneeling but often do not move through half kneeling. Often they extend hips, knees and ankles to stand on their toes before placing their feet plantargrade. (see figure).

Once they have reached the standing position they adopt a neutral pelvic position with the hips and knees slightly flexed so the upper trunk weight falls just in front of the lower trunk. The shoulder girdle is protracted and the hands prop at about waist height. If the prop is too high the infant is thrown off balance and sits down!

This position is maintained by the infant as he learns to let go and walk and is only replaced by a more upright posture once he is walking proficiently. The normal infant will practise hip and knee extension whilst holding on but reverts to the balanced posture to move.

We use this balanced posture ourselves when performing potentially unstable activities in standing take a look at these pictures……

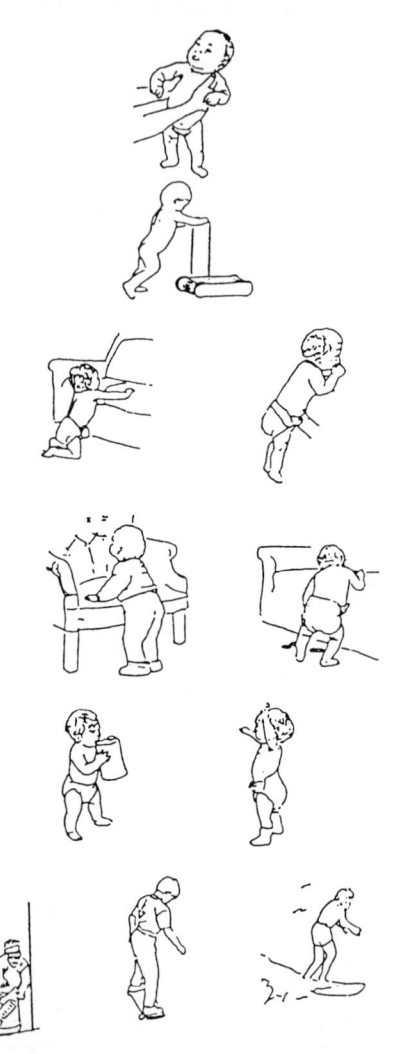

図 3-7 Chailey Levels of Ability (4)

につかまって立ち上がる時などが考えられる．このことの理論的仮説として，乳幼児は重力の影響に対して外的安定性をえるために，より安定した肢位を選択するということが考えられる．おもちゃで遊ぶ前に，腹臥位能力第6段階から腹臥位能力第4段階に移る乳幼児や，おもちゃを手で操作したり，口に運ぶ前に座位能力第4段階から背臥位能力第4段階へ移っている乳幼児などが，この理論的仮説の例となる．

以上のような分析によって，生体，環境，運動課題との間に生じる複雑な相互作用を確認できる．こどもに新しい運動行動が出現する時には，「自由度」の数が減少し，姿勢制御が向上することが確認できる．安定した臥位の状態は，神経学的因子の成熟によって出現することが理解できる．この安定した臥位状態から，乳幼児

は重心移動を制御したり，四肢の分離運動を可能にするような能力を発達させていく．この事実は，脳性まひ児のための様々な器具を作成する際に強烈な臨床的意義をもっている．

新生児の側臥位と，臥位能力第5段階や第6段階でみられる制御された随意的な側臥位とは区別しなければならない．同様に，腹臥位や背臥位能力第3段階における乳幼児のぐらつきと，臥位能力第5段階における側方への体重移動や寝返りといった確実な能力とは区別しなければならない．

鏡つきテーブルの表面は固く，床の温度と異なっていた．低い能力段階の乳幼児の場合，床上で示す能力よりも，鏡つきテーブル上で示す能力がより一層低い段階になってしまった．一方，高い能力段階の乳幼児の場合，床上で示す能力よりも鏡つきテーブル上で示す能力がより一層高い段階になってしまった．MaekawaとShiozuka, Usuiたちも，乳幼児がマット上よりガラス上のほうが活動的な反応をすることを発見した．これによって，こどもの置かれている体重支持面の性質が，体重負荷の分布に影響を及ぼしていると推察することができる．身体を包み込むような柔らかい表面の場合，固くて包み込みのない表面よりも，体重負荷の分布が広範囲に及んでしまう．低い能力段階のこどもは，体重負荷の能力を増すために，柔らかい表面に「沈み込む」必要がある．このことによって，骨盤と肩甲帯の「自由度」を減少させることができるからである．テーブルの固い表面は，カーペット上より接触面が狭い．この固い表面は，最低の能力段階（例えば第2段階）での姿勢制御の欠如を増悪させてしまう．しかし，ある程度姿勢制御能力のある乳幼児の場合は，この固い表面によって体重負荷領域を分離させたり，「自由度」をわずかにして骨盤を体重支持のために安定させることができる．

体重支持表面が，運動能力にどのような影響を及ぼしているのかということに関しては，今後の研究が必要となる．そこで得られた情報は，脳性まひ児の治療にとって特別に重要なものとなる．「Petöの指揮教育」のような治療アプローチでは，表面が滑りやすい木製の治療器具を使用している．我々の最初の見解を基礎とすると，臥位能力が第4段階以下のこどもたちでは，そのような支持面を使うことで，運動機能がより妨げられると考えられる．

結論として，この研究では，乳幼児期に起こる姿勢制御の発達に伴って生じる生体，環境，運動課題の間の複雑な相互作用を解説した．このことから，脳性まひ児の運動行動を出現させたり，変化させたりするための環境調整の方法について提案した．

第4章

療育の実際

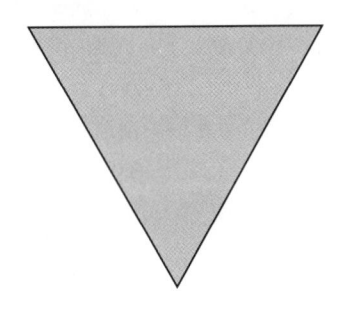

1．重症心身障害児（者）の症例検討

2．家族支援の実際

1 重症心身障害児(者)の症例検討

Cerebral palsy, it's too big a battle for a kid to fight alone

I. 共生発達を目指して

症例1：7歳男児
診断名：ダウン症
生育歴：母親の養育能力の不足により，5歳の時に当院に入所した．小学校2年生で養護学校に通っている．

＜日常生活の状態＞
病棟では座位で過ごしていることが多く，音がするものを耳にあてて聞くことや，ヒモで遊ぶこと，上肢や全身を大きく動かすことが好きである．手を空中で振るように動かしている(flapping)ことも多い．このようにして1人で遊んでいることもあるが，しばしば機嫌が悪くなることがあり，この場合，職員が相手をしないと啼泣し自傷（右手で頬や耳を叩く，床に顎や額をぶつけるなど）をすることが多くなっていた．

＜ニード＞
病棟職員は，このような気分の変動や自傷に対する対応に苦慮しており，本児の相手をするのが難しい時でも1人で機嫌よく遊んでいてほしいというニードがあった．

＜目標設定＞
目標を設定するにあたっては，療法士の認知だけではなく，関わっている人や本人が今一番必要としていることは何かということをもとに，「自傷をせずに1人で過ごせること」とした．

＜臨床意思決定過程＞
まず，なぜパニックが起こるのか，なぜ自傷をするのか，ということを次のように考えた．
①本児がパニック症状にいたる要因のひとつは，病棟内の環境（広さ・音・人数の多さ）への適応困難である．つまり，それらを「受け入れられる範囲」が少なく，「耐えられる範囲」がほとんどなく，いきなり「パニック状態になる範囲」にいたる．
②「自傷」については，単に知的な障害によるというよりも，「愛情剥奪」によるものである．さらに，ひとつのものを与えておいて「これで遊んでおけ」というのでは，目の前に選択肢が与えられていないので「自傷」をしてしまう（「自傷」を選択する）．

＜対　策＞
①病棟内でも本児が1人になれる空間をつくる．
②ひとつのおもちゃだけを与えるのではなく，「好きなもの」と「嫌いなもの」を判定し，その「好きなもの」の中から本人が選択できるようにする．
具体的には，歩行器のテーブル上にプレイペン(playpen：三方を囲った仕切り板)をつくり前方と側方の視界を遮断した．観察により，本児が「好きなもの」と「嫌いなもの」を見つけ，好きなおもちゃをプレイペンの前方と両側方に設置して本児を歩行器にのせた．プレイペン内

では3つ以上の，本人が気に入っているおもちゃの中から，自分が選んだものに手を伸ばして遊ぶことができる．

＜結　果＞

プレイペンにより，病棟の広い空間や人数の多さを遮断することができた．本人の三方を囲むように好みのものが設置されているので，1人で長時間遊ぶことができるようになった．これを病棟に持ち帰り，啼泣し自傷が起こりそうになった時にのせると啼泣が治まり1時間近くも落ち着いて遊んでいられるようになった．また，歩行器を使っているので，その間は下肢での支持もできていた．

II．ハンモック状のシーツを使ったポジショニング

症例2：42歳の女性

診断名：先天性風疹症候群，脳性まひ

生育歴：在胎日数10カ月，母親が妊娠3カ月時に風疹にかかる．仮死状態にて出産，生後6カ月に先天性白内障の手術施行し，以後失明．絶えず急に口唇が青くなったり，泣いた後にも青くなり病院にそのつど駆け込むが入院するほどもなく心臓弁膜症と診断されるが治療していない．

＜日常生活の状態＞

床上で背臥位で過ごすことが多い（右に体重をのせ背臥位をとっている）．ソファーに座らせることもあり，30分ほど座位をとることが可能．左に介助者がつき，ゆっくり揺するとにっこりすることもあるが触ると払いのける．食事はバギーにてとることが多いが頭部を反り返らせ，食べさせにくいこともあり，また咳き込むこともある．床上では背臥位にて首を振ったり声を出して過ごしていることが多い．

下肢は右に倒れ，背臥位で右側にて体重支持をすることを好んでおり，骨盤は左側が高く右に捻れ，胸郭も右傾斜変形している．抱きかかえようとすると介助者の首に手をかけ抱きつくようにし介助への協力が見られる．右股関節は外転外旋位をとり中間位までいかず屈曲は80°ぐらいまでは可．左股関節は内転内旋位をとるが中間位までは可能で屈曲は90°以上可能である．右下の側臥位の受け入れは左に比べ良い．

＜ニード＞

体幹，下肢ともに右に流れた状態で背臥位をとることが多く，拘縮が強くなってきていると感じる．

＜目標設定＞

常に右に倒れ，下肢がひとかたまりとなった状態により，股関節が外転しにくくなり，排泄時の洗浄が行いにくくなる．

＜臨床意思決定過程＞

下肢，骨盤は右に倒れており，同側型であった．下肢を起こしていき，物をつめるが抵抗される．それだけ動ける能力があるといえる．

＜対　策＞

ベッド上でシーツを張り，ハンモック状にする．張りのあるシーツの中で修正した状態から，いつもの状態にも戻ることができるように．下肢を修正することで，体幹が右に流れることが修正されたため，シーツでのポジショニングでは腰部から下肢までを修正すればよい．そこでシーツを下肢の間に通し外転位をとる．下肢の間にパッドをいれて外転させるのではなく，下肢を個々に支えるようにする．内転位をとる人に対して，股関節を屈曲し個々に支えるのではなく，外転パッドにて外転をさせようとしていることがあるが，その場合内転を助長してしまう．下肢を起こし，足底をつけるが，支えきらず滑ってしまう．そのため，シーツの裏側にポケットを着けそのなかに枕を入れることで，足底で支えるための壁を作るようにすると本人も抵抗がなく，足底で床を支えることができるようになった（図4-1 a, b）．

＜経　過＞

シーツのセッティングの手順を決定し，またベルトの長さを本人に合わせ，ベルトを止める

120　第4章　療育の実際

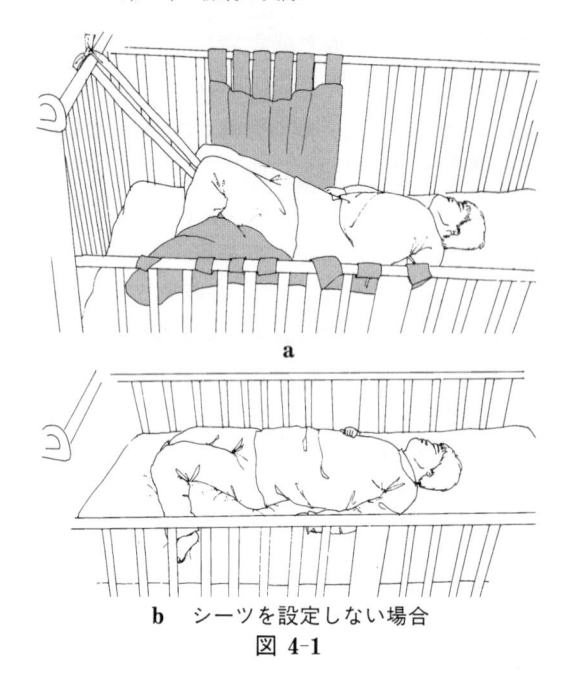

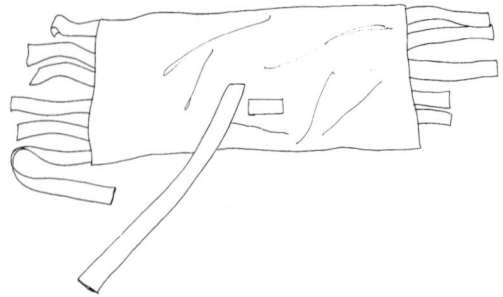

a

b　シーツを設定しない場合
図 4-1

図 4-2　シーツの構造（症例2）
シーツの裏側にポケットを付け，その中に枕を入れる

ことでポジショニングが可能になるようにシーツを作成した（図4-2）．どれくらいの間，ポジショニングが可能か検討するため10分から始め，血圧，酸素濃度の値を計測し，検討した．また，時間帯については，生活教育課の担当スタッフとの話し合いにより，夕食後から，就寝

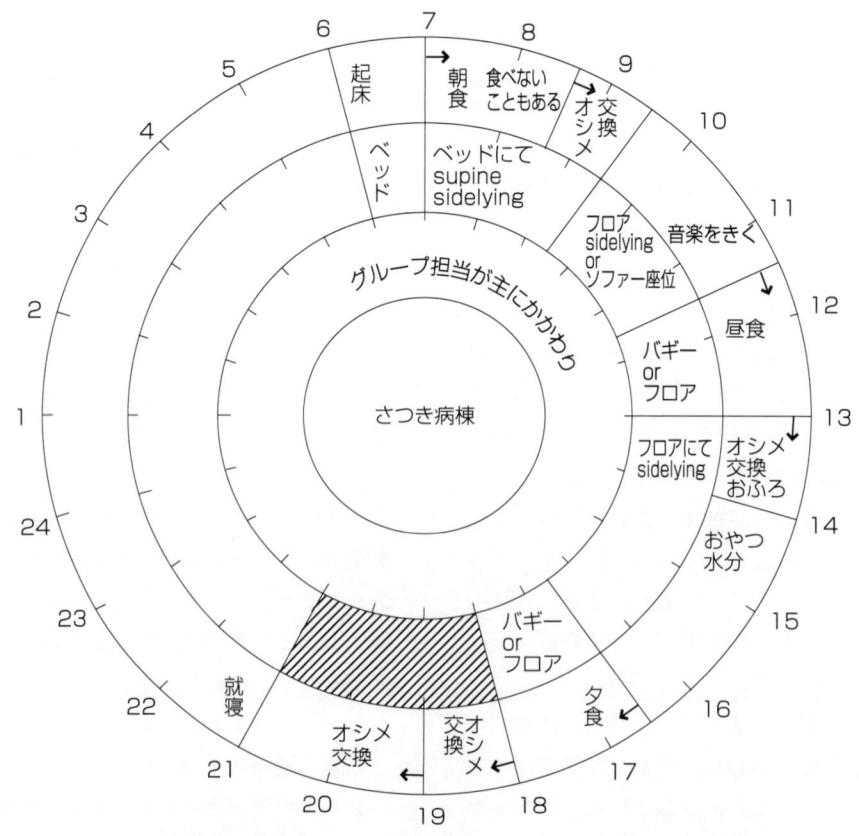

図 4-3　夕食後，就寝までの2時間をポジショニングにあてた（症例2）

までの2時間を設定した（図4-3）．

III. 環境との相互作用

症例3：39歳の女性
診断名：脳性まひ，精神発達遅滞，てんかん
生育歴：妊娠8カ月に双子の1人として，1,870gで出生（他の1人は死亡）．仮死状態．出生後，約1カ月保育器内で過ごす．退院後，昼夜問わず激しく泣き続け，あちこち受診するも判明せず．定頸なく，7カ月目に脳性まひと診断される．1歳ごろ離乳する．4歳時，39度くらい発熱し，痙攣をきたし入院．その後もたびたび感冒，気管支炎にて1～2カ月間入院する．6歳時，手足を強直させ急に泣くを30分ごとに繰り返し，また摂食困難となり入院．原因不明のまま治療を受け，2～3カ月で全く泣かなくなったが，以後食事は流動食が中心となる．昭和44年4月に入所．

<日常生活の状態>
朝食後から夕食後まではフロアーで，それ以外の時間はベッドにて背臥位で過ごす．午前9～11時までグループ活動に参加している．全身状態は安定しており，また昼夜逆転傾向にあり昼間眠っていることが多く，自ら訴えかけることも少ないため，病棟職員との関わりは希薄になりがちである．

<ニード>
支持面が定型的であり，体位変換を行う際，体位変換に適応できず，さらに後方への押しつけを強め，より非対称な姿勢となる．このため介助量も大きくなる．

<目標設定>
体位変換時の介助量の軽減をはかるために，背臥位での利用できる支持面を増やす．

<臨床意思決定過程>
覚醒時には頭部の回旋，視線移動が活発となり，周囲を見ているようである．しかし背臥位では，右凸の側弯があり左肩甲帯，右胸郭は床へ強く押しつけられている．下肢は右へ風に吹かれているが，体幹と骨盤間のねじれは少なく骨盤と下肢間で大きくねじれている．右肩甲帯は床から離れており不安定であるため，頭部を右肩甲帯へ押しつけることで安定性を得ている．特に右を見る際には，回旋ではなく側屈を強めて右への頭部の回旋方向への運動をはかろうとし，そのためさらに肩甲骨の挙上，頸部のねじれは強まる．また眼振があり，視線も合いにくい．

<対策>
療法士はどこに最大関心事をもつか．
→環境とどのように相互作用をはかっているかである．彼女の場合，体幹，下肢は重力にとらわれてしまっている．一番環境とコンタクトをとっているのは，表情，特に眼である．
⇓
定位，注視しやすいように環境を整える．
①定位，注視しやすいように，sensory dietを行う．
→暗室にて光刺激のみを呈示．
②頸部が楽に動かせるような環境設定．
→頸部の重さを助けるために，サークル頸を使用．
③頸部が楽に動かせるような運動療法を行う．

<結果>
①一部の範囲において，光に対する定位，注視が見られた．
②頸部の重さを介助すると右に対する定位が多く見られたため，さらに右下側臥位をとる（図4-4）．
→ゆっくりとした視線移動，定位，眼球の動きに伴う頭部の動きが見られるようになり，表情も落ち着いた．側臥位への姿勢変換の際，後方へ非対称的な押しつけはなかった．
③右を見る際，回旋ではなく側屈を利用して行っているため，右肩甲帯を圧迫により安定させ，頭部を正中線上で牽引しながら回

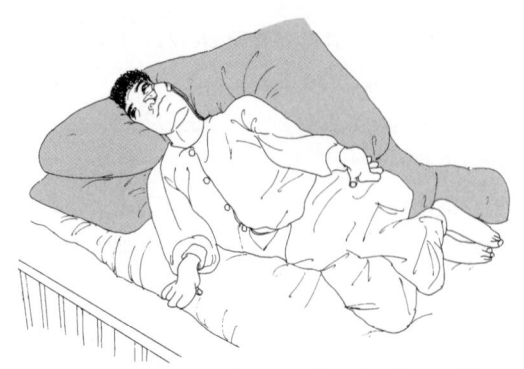

図 4-4 ベッドで背臥位で過ごす時の姿勢（症例3）

旋させていく．頸椎は左へ突出しているため左から圧迫．圧迫し左頸部の重さを助けながら頭部をさらに回旋方向へ動かしていく．
→右肩甲骨は回旋時でも安定し，自発的な頭部の回旋範囲は増える．

＜まとめ＞

療法士として，その人の何に最も関心を持つかについて考えさせられた．当事者と介助者がどうしたら楽に日常生活を送れるかという視点を運動機能面では見ていたが，どのようにその人が環境との相互作用をとっているか，どうしたらよりその能力を発揮できるかという点は抜け落ちていたことに気づかされた．環境をその人が最も能力をつかいやすいように整えることで，その人が持っている能力を発揮することができることをあらためて認識させられた．

IV．易しく，優しい援助

症例4：45歳の女性
診断名：進行性脳変性疾患，てんかん，先天性白内障，緑内障，慢性呼吸不全
生育歴：妊娠中は特に問題になるようなことはなかったが，生後1週間目より吐乳が頻繁に起こり，離乳するまで続いた．その後，脳変性疾患と診断され昭和43年に17歳で当院に入所となった．

＜日常生活の状態＞

平成5年より理学療法・作業療法を開始し週に2〜3回の頻度でベッドサイドにて実施している．生活は全介助で，入浴時間以外はベッド上で過ごし，夜間から早朝にかけて人工呼吸器を使用している．全身の筋緊張，特に下肢に亢進していることが多く過剰な筋収縮によって現在まで左右脛骨をそれぞれ2回骨折し，両側下腿のアキレス腱，長腓骨筋，短腓骨筋，長指屈筋，短指屈筋，長母指屈筋，後脛骨筋に手術実施となった．

＜ニード＞

病棟職員から骨折しやすい彼女をどのようにしたら安全に介助できるのかと問いかけがあった．

＜目標設定＞

まず苦痛を和らげて本人が楽になり，病棟職員が安全に介助できるようになる．

＜臨床意思決定過程＞

全身は左に側屈，更に求心性に収縮した屈曲状態にある．両側の大腿骨頭は上方に引き上げられている．大腿四頭筋とハムストリングスの過剰収縮によって膝が過伸展を示している．手術後過剰な筋緊張はわずかに緩和されたが，まだ苦しそうな表情を見せながら下腿を強くベッドに押し付けている．

＜対　策＞

この1年間に症例検討や病棟学習会などで4度指導を受けた．直接的な治療方法として，下肢の筋肉をやわらかく愛護的に圧迫し，離すことで緊張を緩和していった（図4-5）．また過剰に収縮しているハムストリングスには筋の走行に対して横に引っかけるようにして伸張することで緊張の緩和を図っていった．さらに関節の"あそび"を利用しながら膝関節の可動域を増やしていった（図4-6）．病棟からの問いかけに対しては，病棟職員と一緒に安全な抱き上げ方などの具体的介助方法を示しながら，病棟職員にその原理をわかりやすく易しく説明し，実現可

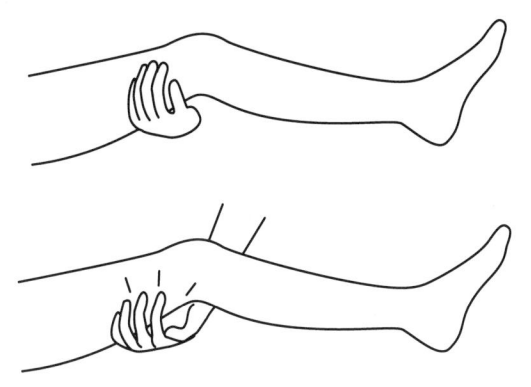

図 4-5 下肢の筋肉をやわらかく愛護的に圧迫し，離すことで緊張を緩和する（症例 4）

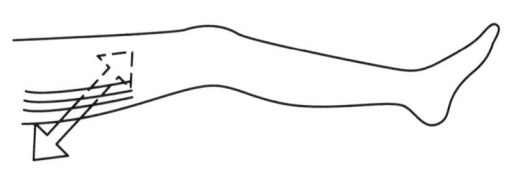

図 4-6 症例 4 の結果

能な方法を教えていくことで病棟職員の理解を得ることができた．

〈経　過〉

病棟と連携して取り組むことが可能になり，彼女に治療的にも介護的にも愛護的に優しく対応することが可能となった．本人も緊張しても，短時間でおさまることが多くなっている．

〈結　果〉

その後骨折することはなく，また短時間であればストレッチャーに乗ってベッド以外の場所で過ごすことができるようになった．病棟職員は介護の方法が理解できたことで，彼女にしっかりと関わることができている．そして，本人は以前より安楽に過ごすことが可能になっている．

V. 食事時の嘔吐について

症例 5：6 歳の女児
診断名：脳性まひ

生育歴：陣痛微弱のため重度仮死にて出生．在胎 37 週，2,600 グラムであった．呼吸障害のため大学病院未熟児センターへ転院．新生児期に脳波の平坦化，頭部 CT に著明な脳萎縮が認められた．生後 2 週間，哺乳力が微弱であったが徐々に回復し生後 2 カ月より頭囲が大きくなり小頭症が回復する．家族の養育意志がないために乳児院へ措置入院となる．

〈日常生活の状態〉

食事，排泄，睡眠等の生活のリズムは整っている．日中はフロアーで過ごすことが多く，背臥位で揺れるおもちゃを触って遊んだり，音楽を聴いたり，カセットやラジオのある場所や好きな人のところまで自由にずりばいで動いたりする．

食事時の姿勢は床上で介助者の胸を背もたれにした座位である．食物形態はつぶし食でこども用の小さなプラスチックスプーンを使い，すべて全介助である(図 4-7)．口の前にスプーンがくると開口し，口の中では食物をすりつぶすようにしながら後方へ送り込む．咀嚼はしておらず，取り込みの間隔をあまり開けずに流し込むようにすると全量摂取できることが多いが，食物に固形物が混ざっていると嘔吐してしまう．また，固形物が混ざっていなくてもしばしばむせて嘔吐する．

〈ニード〉

嘔吐することなく食事を全量摂取させたい．

〈目標設定〉

介助者に食事介助を指導し食事時の嘔吐をなくす．

〈臨床意思決定過程〉

本児の嘔吐の原因は開口したまま嚥下するためであると考えた．

〈対　策〉

まず本児の食事姿勢を安定させるために介助者があぐらをとり，両下肢の間に本児を座らせ，舌根部と下顎を保持し後頭部を介助者の胸にあて，下顎を保持した手と胸とで本児の頭部をは

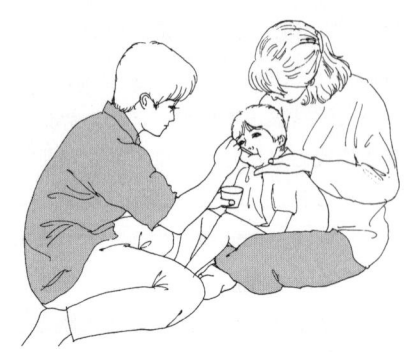

図 4-7　食事介助姿勢（症例5）

さんで支える．嚥下時には下顎にあてた中指で舌根部を圧迫し閉口させる．
　さらに嘔吐の原因と介助の方法を介助者に理解させるために，週1回療法士が食事介助を行い実際の介助方法を指導していった．

　＜結　果＞
　病棟において食事の時の介助方法を介助者に指導し，食事姿勢の安定と嚥下時の閉口を確実に行うことで嘔吐がなくなった．さらに嚥下時に本児が口を閉じることができるようになり，また口唇を閉じて食塊を後方へ送ることもできるようになった（図4-7）．

VI. 僕を優しく包み込んで！！（日常生活管理）

症例6：31歳の男性
診断名：脳性まひ
生育歴：満期産，正常分娩であったが，生後3カ月になっても物を目で追わないため受診するが心配ないといわれる．しかし，7カ月時に脳性まひ，先天性視力障害と診断される．

　＜日常生活の状態＞
　主として看護課職員がかかわる．1週間に一回（30分程度）は，生活教育課職員が音楽を主としたかかわりを行っている．生活の大半を病棟で過ごし，その中でも床および車椅子で過ごすことが多い．自ら訴えることが少ないため，同一肢位におかれてしまうことが多い．
　身体全体の筋緊張は低く，ずっしりと重い．

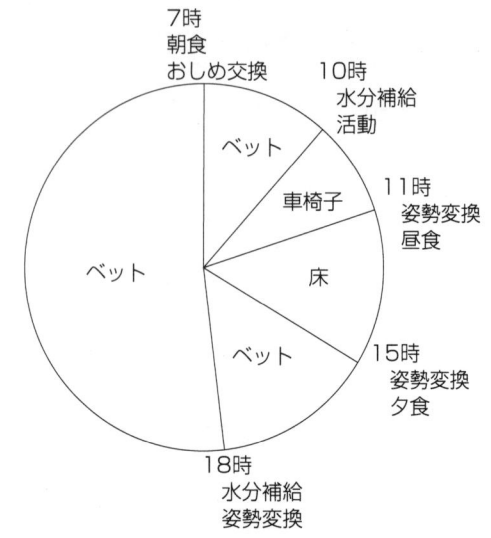

図 4-8　姿勢管理表（症例6）

各関節の他動運動に対する抵抗は少なすぎる．覚醒リズムは一定していない．胸郭の動きの少なさから痰がたまりやすく，発熱を起こしやすい．環境からの働きかけに対しては眼球の動きや頭部の回旋などにより明確であるが，覚醒レベルに大きく影響を受ける．

　＜目標設定＞
　病棟職員のだれでもが簡単に姿勢変換ができる工夫を提供．

　＜臨床意思決定過程＞
　低緊張であるため呼吸のための胸郭の動きまでもが制限されている．これほどに重力に抗することができない胸郭を週に2回の作業療法の時間だけで変化をだすのは時間がかかり過ぎると考え，24時間を考慮した姿勢管理が必要（図4-8）．

　＜対　策＞
　身体全体を求心性に圧迫し，筋の収縮と関節の安定性を高めることで胸郭の動きを引き出し，姿勢管理と喀痰をねらう．

　＜経過と結果＞
　①床面およびベッドでの姿勢援助として，「包み込みマット」を作成する（図4-9 a，b）．その結果姿勢変換が簡単に行えるようになり頻度が

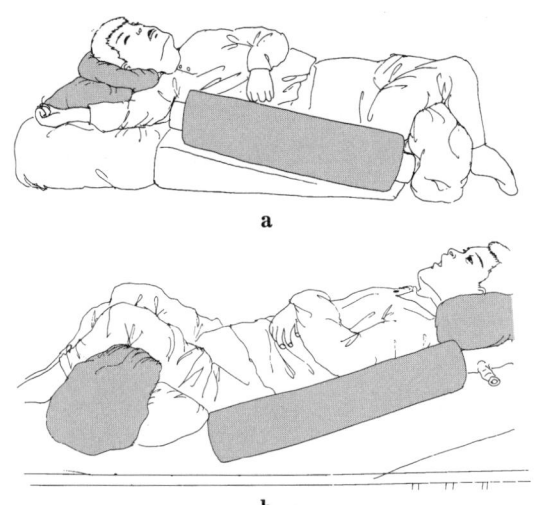

図 4-9 「包み込みマット」(症例 6)

増え，どの姿勢でも身体に安定性を与えることができ，排痰することが促され，体調不良が少なくなった．本人にとって安全で安心感を与えることができるため，外界からの刺激を受け入れる準備がとりやすくなった．

②車椅子での姿勢援助として，支持面を安定させるための殿部から大腿部を包み込むようなクッションの作成と細長クッションによる体幹の求心性圧迫の保持をはかった．結果，座面が安定し車椅子から滑った姿勢をとることが少なくなった．このように安定した姿勢がとれるようになったので，車椅子の使用頻度が増えた．

③しかし，クッションによる体幹の求心性圧迫は，クッションが身体から離れてしまい十分な効果が得られない．そこでクッションが身体から離れてしまわず持続的な圧迫を保持できるような工夫を行った．具体的にはレオタードのような服を作成した．結果，座位まで引き起こしても楽に介助ができ，姿勢保持も簡単になった．座位（床面から 60 度以上挙上）に起こしても，姿勢が崩れて体幹が下方に圧迫されることが少なく，モニターの酸素濃度の値も下がることが少なくなった．

VII. 風に吹かれた股関節（ねじれ型）に対する治療

症例 7：32 歳の男性
診断名：小頭症，脳性まひ，てんかん，精神発達遅滞
生育歴：在胎 4 カ月頃に流産しかける．予定日より 1 週間遅く鉗子分娩にて出生した．難産で数分間仮死状態であった．泣き方がおかしいので翌日から国立病院に 26 日間入院する．生後 3 カ月頃小頭症と診断され，9 カ月で小頭症手術，10 カ月で再手術を受ける．1 歳で再診後，N 病院に転院．2 歳まで鼻腔栄養が続いた．昭和 51 年 7 月から昭和 52 年 3 月にかけて A 療育園に入園し，その後当院に入院となった．平成 2 年より理学療法を開始した．

＜日常生活の状態＞

日常はベッド上で背臥位で過ごすことが多い．午前中は車椅子に乗っているか，フロアーで過ごしている．生活全般には介助が必要であるが，腹臥位から背臥位に寝返ることができる．背臥位では，頭部は左に回旋し，左体幹が強く短縮した右凸の側弯を呈している．下肢は左に倒れているが，体幹，骨盤は正中位に近い（風に吹かれた股関節：ねじれ型）．

病棟での姿勢変換は，背臥位，腹臥位といったもので肢位の変化は大きいもののそれぞれの肢位で同じような姿勢となっており，多様性が乏しいものとなっている．

呑気しやすく，食べたものを空気と一緒に嘔吐するので病棟では食事の前後で腹臥位をとらせている．1 年くらい前からむせや誤嚥は少なくなったが，青物や肉を食べた場合はむせやすく，分泌物の量も増えるため経口摂取は昼食のみとなった．

＜目標設定＞

本人にあった安楽なポジショニングと姿勢変換の獲得とその多様性の拡大とした．

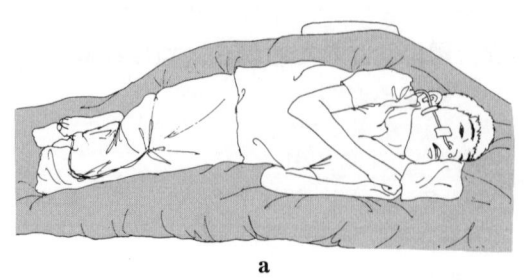

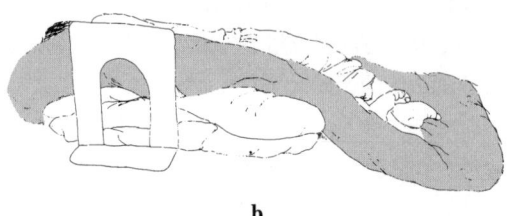

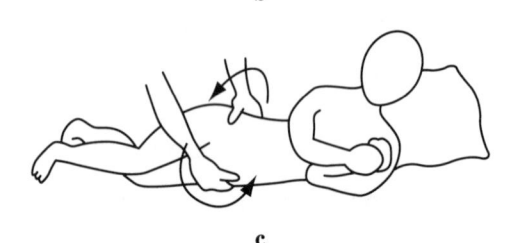

図 4-10 側臥位での姿勢管理（症例 7）

<臨床意思決定過程>

「風に吹かれた股関節」の「ねじれ型」とは，骨盤が下肢とは逆にねじれた状態で下肢が一側に倒れているタイプである．この発生機序は，十分な足底支持が得られなかったために足底が重力の影響によって床面を滑り，これに対して骨盤を反対方向へ回旋しようとすることで抵抗し生じてきたものと考えられる．「ねじれ型」に対する治療としては，背臥位で，倒れた下肢を起こしてくると，これに伴って骨盤がさらにねじれるため，下肢を起こすのではなく，倒れている下肢の方向に骨盤と体幹を回旋していくようにする．これにより，結果的には体幹，骨盤，下肢の間で起きている非対称性を減少させていくことができる．

<対　策>

左下の部分的側臥位にする場合，左右の上前腸骨棘に指をあて，倒れた下肢を起こし，骨盤が逆に回旋してねじれが強くなり，左体幹の短縮が増強されることを確認した．

そこでまず布団の上に背臥位をとらせ，下肢の下に手を置き，抵抗を感じるところまで倒れた下肢にあわせるように骨盤と体幹を回旋する．側臥位に近づいたところで背面と殿部に，局所的ではなく接触支持面を大きくした支えになるように布団の下からスキャン・モビリティーやタオルを入れて保持した（図 4-10 a，b，c）．

この姿勢だと，布団の下に入れたタオルの厚さや枚数を加減することで多様性を与えることができる．

<結　果>

大きな姿勢変換を行わなくても，1つの側臥位の中でも多様性を与えることができるようになった．

Ⅷ. 姿勢を変換の原則，病棟内でのポジショニング，「優しく，易しく」

この症例検討会は「さつき会」と呼ばれるもので，ほぼ毎週1回（1症例に対して2回）病棟で開かれている．症例は病棟の「生活教育課」（指導員，保母）職員から提示され，担当療法士も参加し，合同でスーパービジョンを受ける形式ですすめられている．

症例 8：31 歳の男性
診断名：脳性まひおよび痙攣発作
生育歴：予定日より2カ月早く自宅にて出産．生下時体重 3,050 g．骨盤位，仮死あり．哺乳力が弱く，定頸も遅く，表情も乏しいため，大学病院受診し，小頭症と診断される．6〜7 歳の頃より発作．30 秒程度の強直性発作であった．その後総合病院への入退院を繰り返しながら，昭和 60 年 5 月 29 日（17 歳 3 カ月）当院入院．

<日常生活の状態>

全身状態不良が長期に及び，他医院にて気管切開，気管・食道分離術がなされその後生じた褥創の経過不良で，褥創に対しても観血的な治

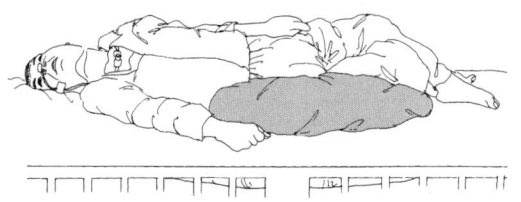

図 4-11　姿勢変換の原則

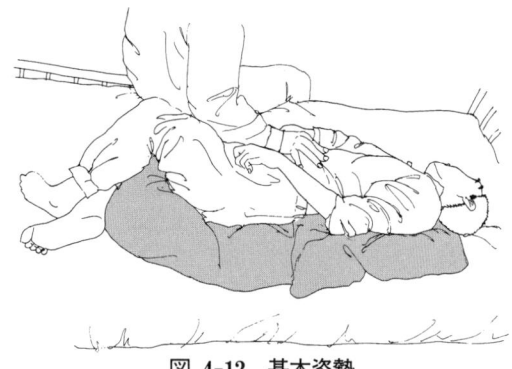

図 4-12　基本姿勢

療が行われたため，約1年以上に渡って理学療法が実施できなかった．日常の姿勢は，ほぼ背臥位に近い右側臥位．以前と比較すると，日中覚醒していることが見られにくく，全体として動きが少なくなっており，臥位の状態も固定的になりつつある．また呼吸に伴う胸郭の動きも乏しくなっている．

＜ニード＞

本症例に対する「姿勢変換の原則」と「病棟内での positioning の原則」について知ること．

＜目標設定＞

介助される側にとって「優しく」，介助する側にとっても「易しい」方法を「姿勢変換の原則」とし，その原則にのっとって，「日課のように行えること」を「病棟内での positioning の原則」とすること．

＜臨床意思決定過程＞

日常の多くの時間とっている背臥位に近い右側臥位について，接触支持面は右胸郭の部分が最も重く，ベッドに押しつけ，全体的に右側で体重を支持しており，左右不均等な接触支持面となっている．また最も重い右胸郭の重みを助けるために，右胸郭の下に物を入れていくだけでは，左肩甲帯と左骨盤の距離が接近してしまう．このことから左体幹では体重支持していないことがわかる．さらに自発的に行う寝返り様の運動から見ると，骨盤はほとんど動かずに上肢および体幹を回旋させる．このことから，肩甲帯や上部体幹の動きが骨盤に対して影響していないこともわかる．

＜対　策＞

背臥位から側臥位へ姿勢変換する際，上側になるほうをもって，もち上げながら側臥位へと姿勢変換することは避ける．この方法での姿勢変換は介助される側にとっては非常に不安定なものであり，また介助する側にとっても重労働となる．背臥位から側臥位へと姿勢変換する原則的な方法は，下側になる骨盤，そして体幹を「滑り込ませる」ようにして行う（図4-11）．つまり，下側になる骨盤帯を滑り込ませ，ベッドから身体が浮いたら，その部分にクッションなどを挿入し，支持面をつくる．さらに体幹部も同様に，下側になるほうを滑り込ませ，身体が浮いただけ，クッションなどで支持面をつくっていく．さらに再度骨盤帯を同様に滑り込ませクッションをより深く挿入していき，体幹部も同様に繰り返す．この手順を姿勢変換の原則とする．この症例の場合，左体幹は体重を支持していないため，前述の方法で左側に接触支持面をつくりながら右下の側臥位へと姿勢を変換していった．この側臥位では支持面が明確になったため，背臥位の時と比較して呼吸時の胸郭の動きが改善した．さらに同様の方法で反対側への側臥位へと姿勢を変換すると，左体幹部が十分に支持面となっていないため胸郭の動きが減少した．このため図4-12の姿勢をポジショニングの基本姿勢とした．

＜経　過＞

基本姿勢，つまり正しい姿勢であっても，その姿勢をとり続けることは，定型的な姿勢を助

表 4-1 Positioning チェック表例

	基本姿勢①	基本姿勢②	基本姿勢③	基本姿勢④
:				
:				
9:00	✓			
10:00		✓		
11:00			✓	
12:00				✓
13:00	✓			
14:00		✓		
15:00				
16:00				
17:00				
:				
:				
:				

長することになり，姿勢の多様性が重要であるとする原則にも矛盾する．そうではなく，歯磨きのように「日課のように行えること」を病棟内でのポジショニングの原則とする．

そのため図4-12を基本姿勢①とし，二つのクッションをより深く挿入した姿勢を基本姿勢②，基本姿勢①から（a）のクッションを取り除いたものを基本姿勢③，さらにすべてのクッションを意図的に全部取り除いた姿勢④も含めて①から④までの姿勢を1時間ごと（たとえば毎時零分ごと）にとらせ，それをチェックしていくような取り組みを行うこととした（表4-1）．さらに，このような取り組みの必要な人が病棟内に何人いるのかを検討するような組織だった取り組みも不可欠であると考えられた．病棟内でのポジショニングの原則は，介助者がいつも「気をつけて」行う次元のものではうまくいかない．かりに「気がつかない」時があるのであれば，「何もなされていない」時もあり，ひいては「やってもやらなくても一緒」ということになる危険性もある．そのため，「姿勢変換の原則」（「優しく，易しく」）が「日課のように」行えることが重要となる．

IX. 能力を発揮できる環境をつくろう

症例9：39歳の女性
診断名：脳性まひ，慢性腎炎，バーター症候群
生育歴：3,180gで出生．生後1カ月時，脳性まひと診断される．生後120日目突然ひきつけを起こし全身硬直，眼球固定しチアノーゼあり．3歳時，左下腿骨折しギプス固定後，手術を行う．昭和43年疫痢にて元気がなくなる．昭和45年（10歳9カ月）に当院に入所となる．この時の看護記録より，這うことと座位保持は可能であり，それ以前はつかまり立ちをしていたがまったくできなくなったとの記載がある．

＜日常生活の状態＞

時間，空間，人間関係は**表4-2**のとおりである．

週2回，午前中1時間の青年文化教室（カラオケや作品づくりなど）と水曜日の午後に1時間ほど病棟内でのグループ活動に参加する以外は，毎日ほぼ同じような生活をしている．現在，食事と青年文化教室，移動の時以外は床面で背臥位で過ごすことが多い．

表4-2 生活の二十四時間表（症例9）

日常生活：

時間	6	7	8	9	10	11	12	13	14	15	16	17	18	19	20	21	22
	睡眠	起床	朝食		週2青文・週1活動		昼食			週2入浴・週1活動	夕食					睡眠	
空間	フロアで臥位		車椅子	フロアで臥位		2車椅子	車椅子	フロアで臥位		小部屋で臥位	車椅子	フロアで臥位				フロアにて布団	
人間	看護婦，生活指導員					指導員				看護婦，生活指導員						看護婦	

床上で，肘這いにて5〜6m（床面からトイレまで）移動することもあるが，ほとんど見られない．車椅子を駆動させることはできる．行動が全般的に緩やかであるため，介助されていることが多い．全身は低緊張であり，座位など抗重力姿勢を保つことが難しい．特に，殿部から下肢にかけて筋力が弱いが，肩から上肢にかけては，本人にとって難しい場面等で力強く抵抗して動かせるだけの筋力がある．変形，拘縮は認められない．夜間，背中の痛みを訴え，側臥位まで姿勢変換してもらっている．

言葉でのコミュニケーションが可能である．本人の話す内容としては，日常使うような物（ズボン，枕など）や職員や入所者の名前，「歩いてる」など単語のみ言うことが多いが二語文を話すこともある．発語は不明瞭で聞き取りにくく，一音一音が長く緩やかな発音となる．

〈ニード〉

車椅子への移乗時，介助者に抱きついて協力することができるが，その力が弱くなってきているとのこと．

〈目標設定〉

少し挑戦しなければならないことを集中的に日課のように行う必要がある．

〈臨床意思決定過程〉

加齢により，体力，社会性，知的能力，精神力が低下するのは当たり前であるが，本人ほど能力のある人の場合，病棟での生活では使うエネルギーが少な過ぎると考えた．動かずにいる，徐々に弱ってきているのであれば，環境そのものが，本人にとってあまりにも刺激の少ないものであるためと考えられた．

〈対　策〉

①上肢，殿筋，腹部の筋力維持増強プログラム：ロール上端座位にて，療法士が前方から本人の両手をもち，上肢屈曲させて起き上がってくることを促す．

②殿部から下肢の筋力と上肢での支持性向上プログラム：サドル付きの歩行器（ローロ・

ウォーカー）での立位にて，膝蓋骨の下にロールが当たるようにしてとめ，坐骨から上方へ圧迫して股関節，体幹の伸展を促す．また，上肢に対しては，前方から肘の外側をもち，肩関節を外旋させながら肩関節と手の方向へ圧迫することにより，手で押させるのと，肩を安定させることを同時に行う．手でしっかり押すことで，同時に殿筋や大腿周囲筋も働きだした．

③車椅子への移乗時には，しっかり介助者につかまる：食事，トイレ，青年文化教室参加時の移乗の際，介助者の首に腕をまわし，本人がしっかり体を引きつけてくるのを待ち，必要以上に抱えないようにする．

④本人が寝ているそばに手すりや紐などを取り付け，自力での姿勢変換につなげる：それにつかまって身体を引きつけ側臥位になったり，移乗時に起き上がってもらうことで介助量が軽減できればと考える．また，その使い方の指導や工夫を行っていった．

＜経過と結果＞

ロール上座位で，繰り返し起き上がってくる回数が少し増えたことから，肩から上腕，殿筋の筋力の増強が認められる．車椅子への移乗の際には，介助者の首に腕をまわし，協力することができる．下肢においては，関節部からの促通では筋収縮が起こりにくいことが多いため，直接筋や腱を伸張させることで収縮を促すと，攣縮様の収縮が起こり，自らも下肢を屈曲させる．また，これにより下肢の血液循環も改善される．姿勢変換については床面で，背臥位から上体を先行させて，介助なく右側臥位になることができる．

X．能力・環境・課題設定の3つを考慮して（感覚ダイエットを中心に）

症例10：28歳の女性

診断名：脳性まひ，レノックス症候群

生育歴：2,920g．生後3日目で両眼球運動の異常に気づく．6日目にO大学病院にて両眼緑内障と診断される．3カ月頃に発作が起こり，4カ月間O大学病院小児科に入院．3歳の時同院にて脳性まひと診断された．5歳2カ月時にA児童院に入院．現在1回/週の頻度で理学療法を実施．

＜日常生活の状態＞

本人が1日のうちで最も長く過ごす空間は，病棟内の床面上であり，背臥位または側臥位の姿勢でごろごろしながら常同的な感覚遊びを繰り返している．他の人に対して特に何か訴えたり，要求したりすることもなく，どちらかというと1人でいるという印象をうける．生活の中で彼女の最も難しい点は，相互作用が成立しにくいことであり，また本人が他の人に対しコミュニケーションをはかろうとしても，周りの人がそれを理解しにくいという点があげられ，結果的に病棟内での集団活動などにおいても，職員からの一方的な関わりになりやすく，共同で1つのことを成功するという達成感を味わいにくいというのが現状である．

＜ニード＞

まずは本人のコミュニケーション能力，または知的能力を十分に理解した上で，興味があるもの，気づきやすいものを探し出し，病棟内の活動場面で応用していきたい．

＜目標設定＞

座位場面での活動のなかでやりとり的な遊びを行う．

＜臨床意思決定過程＞

他の人との相互作用を成立させようとする時，彼女のコミュニケーション能力からすると現在の生活環境は，周りに人が多すぎたり，ざわざわしすぎたり，明るすぎる可能性もあり，そのことがさらに他の人と互いを理解し合うことを困難にしていると感じる．

結果的にこの環境の中で適応していくために，常同的に自己刺激的な遊び，例えば頭部を左右に振ったり，口の中で音を鳴らしたり，床を指でこすって音を出したりしながら，自分の

中で安定を保とうとしている．さらに身体面では全体的に低緊張であり，抗重力位において頭部，体幹を持続的に保持することは困難で，このことも課題に対する集中しにくさに影響していると思われる．

　＜対　策＞

　①姿勢設定：彼女と療法士がお互いの様子を理解しやすいように，普段使っているバギーを用いて向かい合って座れるような設定で行った．全体的に低緊張であり，頭部，体幹を持続的に保持したり，上下肢にて支持したりすることが苦手であるが，ダンボールで作製した支柱を体幹の両側に入れ，壁を作ってあげることで安定した座位保持が可能となってきた．また前方にテーブルを置くことで，普段の背中でもたれた座位から体幹前面，上下肢にてしっかり体重支持した能動的な座位となった．

　②環境設定と課題：感覚ダイエットを考慮する．環境設定は彼女ができる限り療法士，またはこれから二人で行おうとしている活動に気づきやすいように設定した．今回は向かい合った二人をカバーで覆い，少し全体を暗くし，周囲も静かな環境で行った．視覚障害も顕著であり，普段の生活では聴覚刺激，前庭刺激で楽しんでいることが多いが，今回はできるだけ周りの刺激量を少なくした環境の中で「光るおもちゃを見たり，触ったりして遊ぶ」という課題を選択した．

　＜結　果＞

　普段の生活場面では，どこを見ているというわけでもなく視覚的に注視や追視することはほとんどないが，このような環境と課題であれば療法士が提示した光るおもちゃに気づき，比較的集中して遊びを継続することができる．光の提示の方法として，彼女が光を見ている時は見やすい位置で見せてあげ，視線をそらせたらすぐやめるようにした．静かに会話をしていく中で再び彼女が要求的な声を出したり，視覚的に探そうとすれば，療法士はそれに応えておもちゃを提示していく．最初は光を見ながらも，常同的に口で音を鳴らしたり，頭を左右に振ったりしていたが，徐々に少なくなり，彼女と療法士の間でやりとり的な遊びの展開を体験することができた．このように適切な環境と課題を設定することができれば，本人の今までは見られなかった新しい能力を探し出せることがわかった．

　＜まとめ＞

　今回，症例検討会を能力・環境・課題設定というテーマでまとめた．本人の能力だけ評価するのではなく，そのまわりを取り囲む人や空間などの環境は適当か，またはその人の能力を十分に理解したうえでそれに見合った課題を選択しているかどうかということを絶えず考えていく必要があると感じた．彼女の場合，環境や課題をかなり絞っていく必要があり，感覚ダイエットを考慮しなければならなかった．その中で本人の能力を見つけることができた．最も重要なのはこの彼女の能力を我々療法士が病棟の職員の方たちに伝えていくことであり，それを病棟の方たちが日常生活の場面で応用してもらうことで，定型的な彼女の生活に何か変化を起こせばと考える．

XI. 症例検討会のすすめ方

　出生2日後より脳室周囲白質軟化症を指摘された極小低体重出生児で生後生命的に安定した状態の38週からPT介入した症例であり，週数が経つにつれ姿勢筋緊張のアンバランスが著明となり，落ち着いた姿勢で過ごすことが困難な症例について指導を行った．

症例11：2歳6カ月の男児

診断名：PVLによる精神運動発達障害

生育歴：在胎29週5日，1,162g，帝王切開にて出生．出生直後よりPVE著明．生後2週目でPVL（両側広範囲）認められる．挿管期間3日間．脳波異常のため8カ月から抗痙攣剤を服用している．

＜日常生活の状態＞

生後38週よりNICUにて理学療法を開始．週数が経つにつれ，そり返って不機嫌になることが多く，授乳後も落ち着けず啼泣が続くことがよくあった．これに対し，包み込み等のポジショニングにより睡眠への導入を行った．

8カ月頃まで抱っこ以外で過ごすことを嫌って啼泣することが多く，父母が交代で抱っこしていたが，次第に臥位やラックで短時間ながら1人で過ごすことができるようになってきた．

音楽や音を聞くことや揺らされることを喜んで笑うことも増えてきたが，姿勢が持続しにくく，音楽，音，触覚等の好みの刺激も長続きせず，左手にガラガラを持たせると口にもっていく以外に自分から遊ぶ手段をもっていなかった．

現在も抱っこ以外で過ごせる時間は短く，背臥位から右側臥位まで寝返ることもあるが，手掌や足底で体重を支えることは嫌がり，重心移動も好まない．大きな重心移動のない抱っこや座位では手にものを触れさせることは可能である．

＜ニード＞

介護者の手を少し離れ，遊びを拡げるためにも，抱っこ以外の姿勢を増やしたい．

＜目標設定＞

体重移動に対応できる安定した姿勢を獲得することにより，抱っこ以外で過ごせる時間を増やし，遊びを拡げる．

＜臨床意思決定過程＞

本児は，運動の障害に知的障害と視覚障害を併せもっているが，それぞれの障害がそれぞれの発達を阻害する因子となっている．その中でも感覚入力を行いやすい状態になりにくいというところに難しさがある．本児が感覚を受け入れやすいのは，姿勢が安定している時である．姿勢が安定するということは，体重支持ができて，さらに重心移動に対応できるということである．

本児は不安定な時にしっかり抱きつくことが難しく，その経験がない．そこでどうしたら安定できるかを教えていく必要がある．さらに，ひとつの姿勢を拒否しているわけではなく，ひ

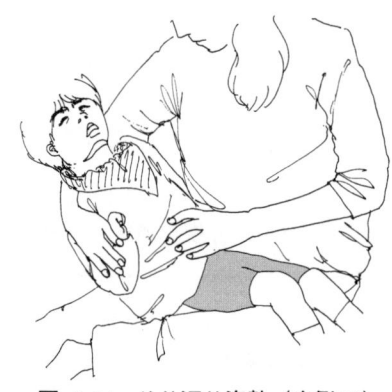

図4-14 そり返り姿勢（症例11）

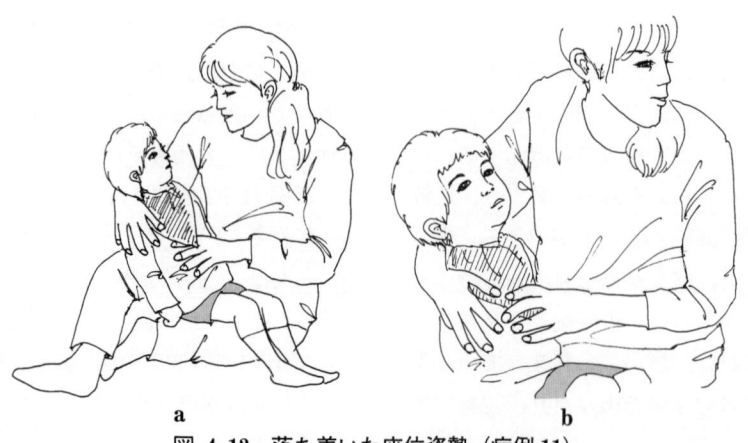

a　　　　　　　　b
図4-13 落ち着いた座位姿勢（症例11）

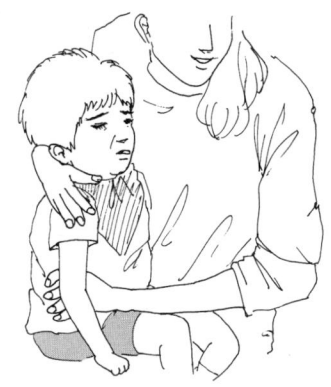

図 4-15 落ち着かないので母親が抱きしめている（症例11）

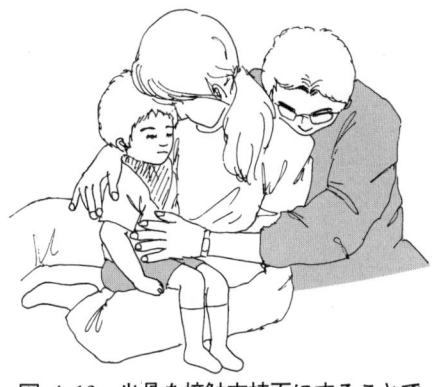

図 4-16 坐骨を接触支持面にすることで落ち着かせている（症例11）

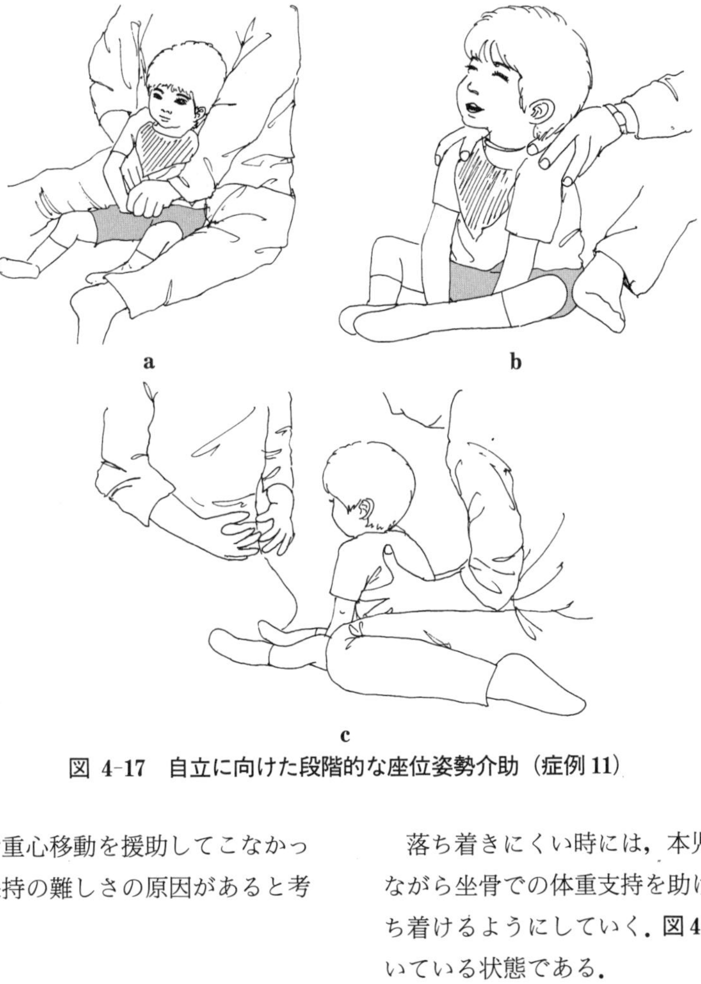

図 4-17 自立に向けた段階的な座位姿勢介助（症例11）

とつの姿勢の中で重心移動を援助してこなかったところに姿勢保持の難しさの原因があると考えられる．

＜対　策＞
1）抱っこ
　抱っこは比較的落ち着きやすい姿勢である．本児が落ち着いている時は，ほほえんだり，声を出したり，体を伸ばしたりできる．

落ち着きにくい時には，本児の胸骨を下制しながら坐骨での体重支持を助け，これにより落ち着けるようにしていく．図4-13 a, b は落ち着いている状態である．

落ち着きにくい時に何か行うよりも，落ち着いている時に「手を動かす・声を出す」などのサインを見つけ，好きな歌を歌うほうがより快適となる．

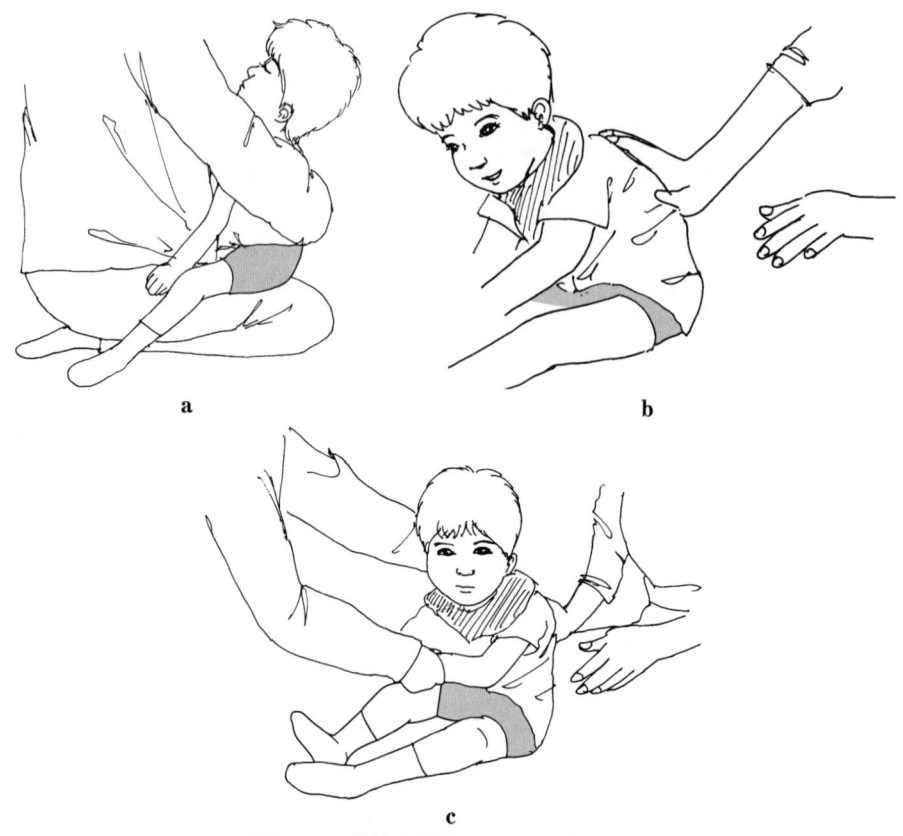

図 4-18　接触支持面の与え方（症例 11）

坐骨での体重支持がうまく行えず，不安定になるためにそり返って啼泣してしまう時に，療法士が強制的に体を丸めようとすればさらに啼泣が強くなる．不安定になった時に，本児はそり返ることで適応しようとする（図 4-14）．そのため母親の胸から離れてしまいかえって落ち着きにくくなってしまう（図 4-15）．育児の中で母親は，こどもが不安な時に自分にしがみついてくれたという経験ができない．これに対して，坐骨支持させたまま療法士から本児に抱きついてやると泣きやむことができる．しがみつくことは非常に大切なことであるので，こどもを動かそうとせずに療法士自身がこどもにしがみついたまま動いてあげる（図 4-16）．療法士はしばしば，こどもの手が外側にいかないように抑制してしまいがちだがこれは手でしがみつくことを教えていないことになる．

2）床上座位

落ち着いてくると本児は，自ら頭部や手を前にもってくることができる．床上でも抱っこと同じように坐骨で体重支持することを教え，介助していくと，自ら頭部や体幹を前後側方に動かしてくる．これに対し本児の頭部を保持させようと療法士が操作をすると啼泣するため，本児が動きたい方向に一緒に動き，本児が戻ろうとすればそれに合わせて戻ってやると落ち着いて姿勢を保持できる．姿勢を修正する（この姿勢を覚えろ）のではこどもに選択肢がなく，たいていは覚えられない．前に傾けば一緒に傾き，こどもが自分で少しでも体を起こすような動きをみせればそれを助け，あたかも自分で起きることができたかのように感じさせ，成功させる（図 4-17, a, b, c）．

3）母親の下肢にもたれた座位

　母親の体にしっかりくっついている時はとても落ち着いている．つまり支持面を利用している．本児が動きたい方向を少し先取りしながら動かし，体重支持できるところをさがす．この状態で，好きな歌を歌ったり，触圧覚等の感覚入力を行うと，落ち着いてこの感覚を受け取っていることがわかる．さらに本児が落ち着くために必要なのは，姿勢が崩れそうになった時に少しでも自分で姿勢をもどす能力をもつことである．抱っこでも落ち着くことができるが，自分自身で落ち着ける状態をつくることができるようになるとよい．そのためにも接触支持面をどのように利用しているかを考える必要がある（図 4-18 a, b, c）．

＜結　果＞

　姿勢の不安定性により様々な感覚を落ち着いて受け入れることが難しいこどもに対し，抱っこ，床上での座位，さらに母親にもたれかかっての座位において，本児がその状態に適応しようとしているそり返りを強制的に抑制するのではなく，療法士や母親がこどもと相互作用的に動きを誘導しあいながら，坐骨での体重支持および重心移動を援助し安定した姿勢を獲得することができた．さらにこの落ち着いた状態で好きな歌を聞いたり触圧覚を楽しんだりすることができた．

2 家族支援の実際

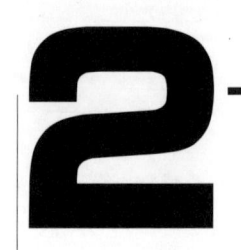

Home management advice is no longer a secondary aspect of the therapist's treatment. Any skilled precise techniques taught to the parents as part of their child's management are seen as part of the management, not superseding it. Function in the hospital that sometimes becomes dysfunction at home

　筆者は旭川児童院をはじめとする全国の重症心身障害児施設や肢体不自由児施設そして在宅の障害児の家族や関係者を支援する行動として，様々な執筆，通信活動を行っている．以下にこれまでの活動の数例を紹介する．

Ⅰ．視覚機能の発達を促す活動・姿勢・介助・遊び

1．いとぐち

　脳性まひなどの運動障害をもつこどもたちの両親は，0歳の頃でさえもこどもたちの眼の具合が「何かうまくいっていない」と気づいていることが多くある．のちに療法士たちに両親は次のように伝えている．「両眼を真っすぐにしてものを見ていなかった．特に疲れている時には」，「私が部屋を横切って行っても，気づかない時があった」，「絵本に興味をしめさなかった」，「身体の一側にあるすべてのものを無視しているようだった」，「決して自分の手を見つめなかった」．しかし，眼科医に相談しても，幼すぎて検査ができなかったり，検査ができても，視力に関しては正常であるという結論が得られるだけであった．技術の進歩により，乳幼児により詳細な検査が実施できるようになってきている．しかしながら，一定の距離でものに焦点を合わせる調節機能である視力は，視覚機能のごく一部でしかない．

　ものを視覚的に定位したり，注視したり，追視したりするために6つの外眼筋が常に働いているが，この筋群の制御は全身の神経筋機構に依存している．そこで脳性まひ児の場合，外眼筋が緊張し動きが緩慢になったり(痙直型)，不随意運動が起こったり（アテトーゼ型）することがある．視覚機能の発達は遅れ，原始的な視覚反射が残存し，随意的な眼球運動は未熟なままであることが多い．

　『視覚機能の発達とその遅れ発見のための指針』は，正常な視覚運動機能の発達段階とその遅れに対する警告徴候を示してある．生後6カ月までに，正常乳児の視覚運動機能の制御は，ほとんど成人と同じものになる．原始的視覚反射は統合され，随意的な眼球運動を阻害しない．定位，注視，追視，視線移動は正確で，効率よく，滑らかに起こる．この6カ月の発達指標が1歳までに獲得されなければ，両親は十分な関心をもって，詳細な検査を専門家に受けさせる必要が生じてくる．

　視覚機能を促す簡単な活動は，障害の有無にかかわらず，すべての乳幼児に必要なもので，両親が家庭で行う毎日の姿勢保持や介助，そして遊びを通して実施することができる．おもちゃは可能であれば，次のような要素を含んでいるものが望ましい．

①注意力が持続できる：興味深く，年齢相応であること．

②多様性がある：様々な方法で遊ぶことが

できること．
　③教育的特性がある：好奇心を引き出し，新しい情報を与えること．
　④家族で遊べる：家族の相互作用が促され，楽しいこと．

2．視覚機能の発達とその遅れ発見のための指針

①頭部を静止した追視
　☆生下時から6カ月まで
　　⇒眼球と頭部が一緒に動く．
　☆6カ月から1歳まで
　　⇒頭部から分離して眼球が動く．
　☆遅滞徴候
　　⇒眼球と頭部が常に一緒に動く．

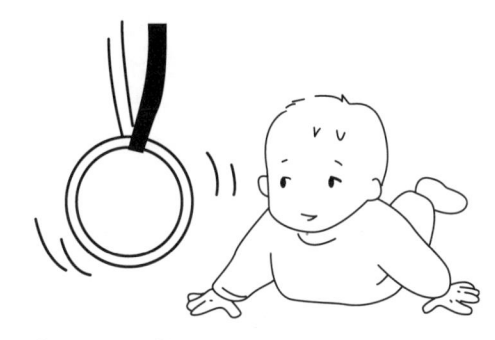

②両手の注視
　☆生下時から6カ月まで
　　⇒片手だけ見つめる．
　☆6カ月から1歳まで
　　⇒両眼で両手を見つめる．
　☆遅滞徴候
　　⇒手を見つめなかったり，片手だけ見つめる．眼と手が正中線上にこない．

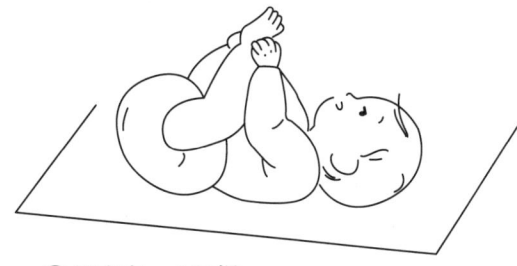

③下方向への凝視
　☆生下時から6カ月まで
　　⇒非対称的に頸部を伸展する．
　☆6カ月から1歳まで
　　⇒正中線上で後頸部を引き伸ばし，下顎の引く角度を調節する．
　☆遅滞徴候
　　⇒腹臥位や座位で下方向に凝視できない．

④視覚的脅威に対する防御的瞬目
　☆生下時から6カ月まで
　　⇒瞬目反射の出現が一定でない．
　☆6カ月から1歳まで
　　⇒瞬目反射が常に出現する．
　☆遅滞徴候
　　⇒ものが急激に接近してきても瞬目が起こらない．

⑤自分を見つめている顔の定位
　☆生下時から6カ月まで
　　⇒定位が一定でない．
　☆6カ月から1歳まで
　　⇒常に定位する．
　☆遅滞徴候
　　⇒両親の顔を瞬間的に見るか，ほとんど見ない．

⑥両眼視
　☆生下時から6カ月まで
　　⇒両眼視が一定でない．
　☆6カ月から1歳まで
　　⇒常に両眼視になる．
　☆遅滞徴候
　　⇒一方の眼球が内か外を向いている．

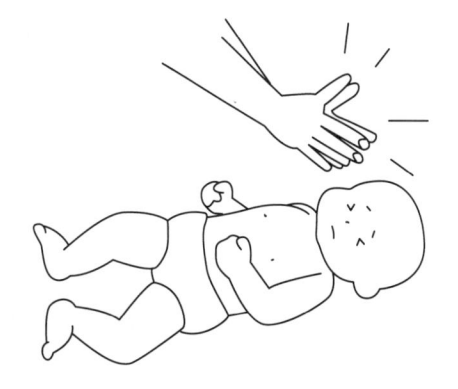

3. 視覚機能の発達を促す遊び

① ★活動：眼と眼を見つめて，表情の真似をする遊び

☞方法：言葉かけやしぐさで交互に行ってあげる．顔の表情の変化に，話しかけたり，歌ったりする聴覚的刺激や頭，口，眼の動きを加えて強化してあげる．表情や手の動き（振ったり，叩いたりする）を真似するように励ましてあげる．

⇒機能的目標：眼を見つめ合うことにより母子の相互作用を促す．さらに注視を持続させることにより，新しい情報を分類するために必要なものの類似性と相違性を識別させる．

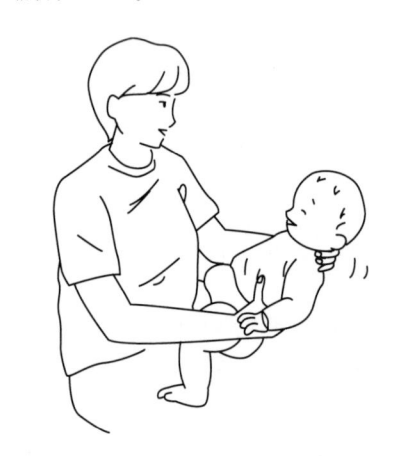

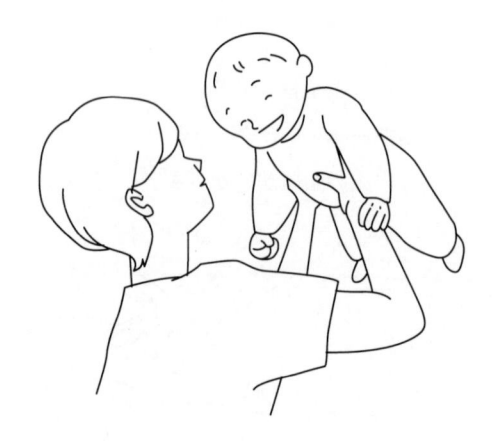

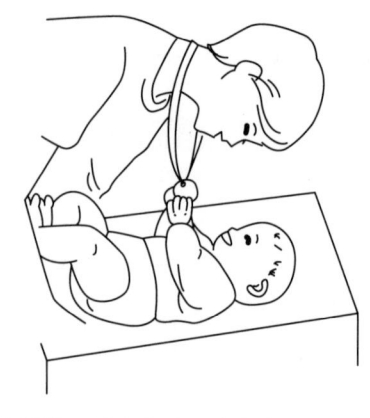

② ★活動：「イナイ・イナイ・バー」やかくれんぼ遊び

☞方法：様々な場所，方向（左右上下）から顔を出してあげる．さらに様々な速さでこどもに向かって近づいてあげる．

⇒機能的目標：安全のために視覚的脅威に対する防御的瞬目反射を誘発する．さらに環境に対する素早くて，適切な反応のために必要な敏感で正確な視覚的定位を促す．

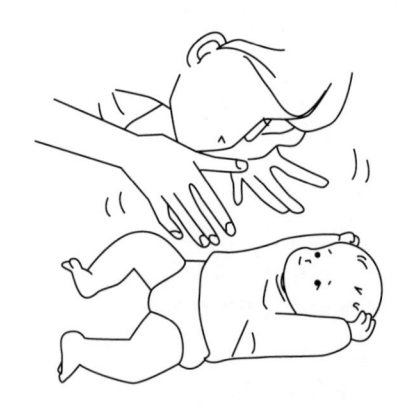

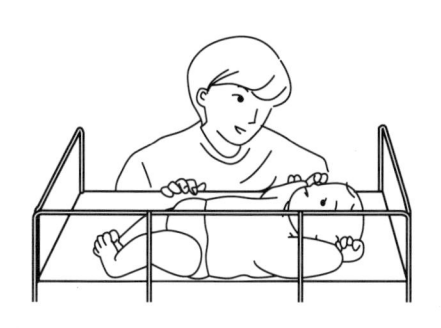

③ ★活動：「セッセッセ」や手拍子遊び
　☞方法：手拍子をとったり，指で遊んだり，人形やテープ，ひもなどを使って両手で遊んだりすることをみせてあげたり，手伝って行わせてあげる．
　⇒機能的目標：両眼視，深さの視知覚，身体の対称性の発達のために頭を正中線上で保持して，両手と両眼を使わせる．

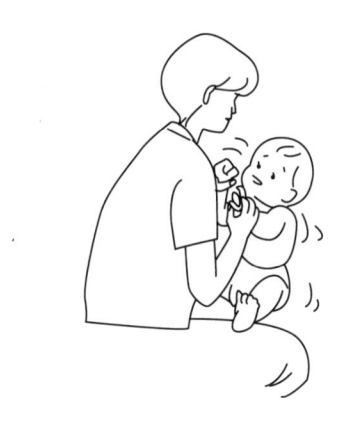

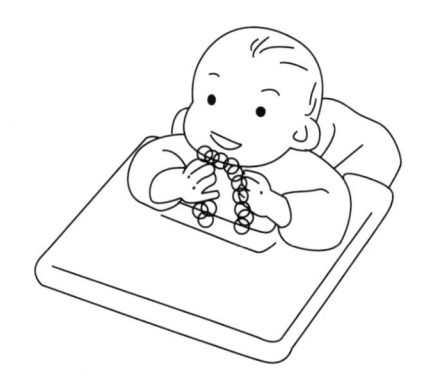

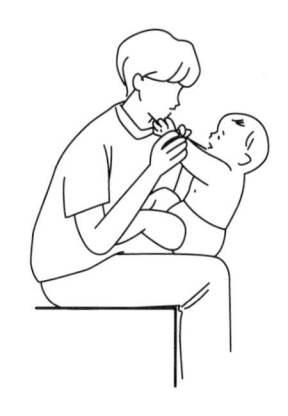

④ ★活動：大きなもの（人）や小さなもの（おもちゃや食べ物）の追視
　☞方法：頭部を安定させてあげる（背臥位，支持座位，側臥位）．視野の中にものを置いて，注視を持続できる程度の速さで弧を描くように動かしてあげる．追視を促すように声かけやおもちゃの音を使ってあげてもよいが，動きだけの刺激でも行ってあげる．部屋の照明を少し薄暗くして，壁に懐中電灯の光をあて，それを動かしてあげる．
　⇒機能的目標：将来字を読む活動に必要な眼の的確な走査運動の基礎となる頭部から分離した眼球運動を促す．

⑤ ★活動：姿勢の変換や視覚的興味を引き起こす遊具
　☞方法：ベッド，椅子，床の上でのこどもの姿勢や位置を変えることにより，窓からの光や扉の動きなどが左右逆転するようにしてあげる．今自分がどこにいるのか，そして以前見ていたものが今どこにあるのかといったことを話してあげる．適切な場所に風鈴，プリズム，スカーフ，水槽，鳥籠，鏡，電動モビール，装飾をほどこした紙片（白黒の格子縞や極彩色）などを置いたり，吊り下げてあげる．刺激が過剰にならないように，一時には1つか2つのものを提示し，時々それらを変えてあげる．
　⇒機能的目標：視野を拡げ，図―地識別を

促し，対称性と下顎を引く角度を調節してものを見つめることを強化する．

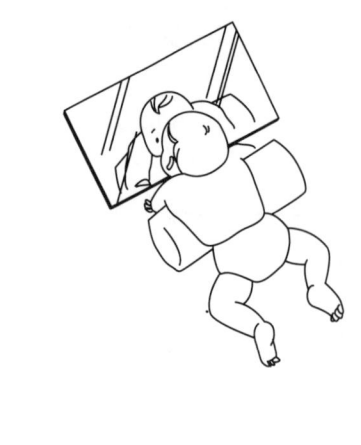

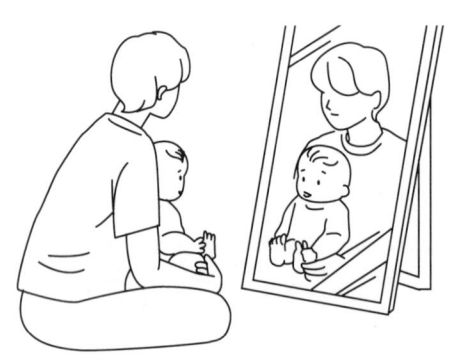

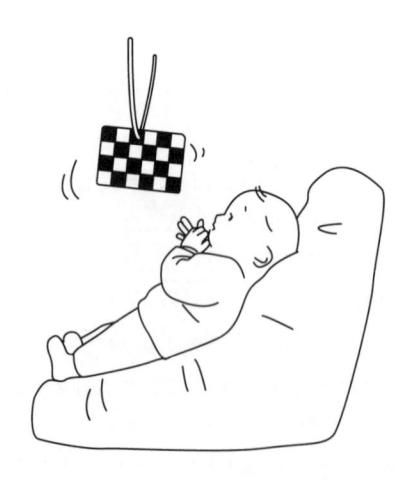

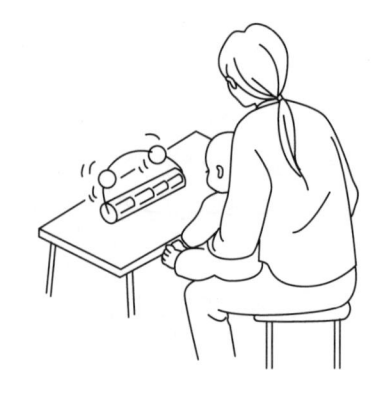

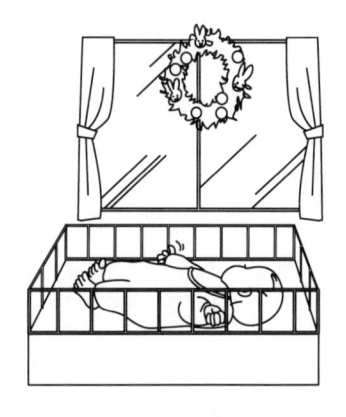

⑥ ★活動：おもちゃを操作する遊び（眼と手の協調）

☞方法：鈴などをつけたゴムバンドを手首や足首につけてあげる．ゴムバンドに操作ができるようなおもちゃを結んで，ベビーベッド（背臥位）や椅子についているトレイ（座位）にとりつけてあげる．台所や衣装タンスの中から安全でおもしろそうなものをおもちゃとして選んであげる．この時，様々な大きさ，様々な形，様々な音が出るもの，様々な肌触りのもの（ブレスレット，鍵束，計量スプーン，ゴム，布，スポンジなど）を選んであげる．とりつけるものは時々変えてあげる．

⇨機能的目標：触覚的に因果関係を確かめる経験を通して，見たものに手を伸ばすという眼と手の協調機能を発達させる．

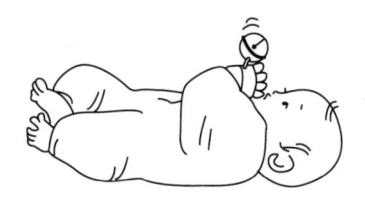

⑦ ★活動：腹臥位姿勢の利用

☞方法：こどもを腹臥位にして抱き，家の中や近所への「旅行」を楽しませてあげる．大人の大腿部にこどもを腹臥位にして遊ばせ，椅子か床の上に鏡を置いて見下ろすことができるようにしてあげる．

⇒機能的目標：将来自分の身の回りのことや学校での活動をするのに必要な下方向への凝視のための頭のコントロールを発達させる．

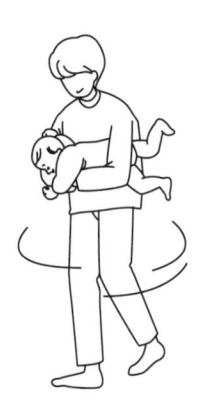

4．まとめ

このような活動はこどもたちの許容量と必要性に応じて，触ったり，運動（揺さぶったり，軽くなでたり，叩いたり，キスしたりする）を組み合わせたりすることができる．両親は感覚刺激が過剰になったり，疲れたりした時の徴候に敏感に反応しなければならない．視覚的刺激に対する疲労反応としては，見つめ合うのを避けたり，あくびが出たり，いらいらしてきたり，目をこすったり，目がぎょろついたり，瞬きしたりすることがあげられる．そういった時，刺激の強さや同時に加える多重感覚刺激の数を減らすことによって，活動をこどもの状態に適合させることができる．

視覚的認識は乳幼児にとって，環境を学習したり，環境と関わったりするために必須の基礎因子である．触覚，聴覚，嗅覚，味覚といった他の感覚を統合させることにより，視覚は発達途上にある中枢神経系に情報識別能力を与える．これは将来の複雑で抽象的な思考へとつながる重要な過程である．運動障害をもつ乳幼児やこどもたちはものを触覚的に探索したり，確認したりする過程が阻害されるので，視覚情報と適合させて具体的観念を築きあげていくことが困難となる．このような状況で，療育活動なしでは，運動機能の発達と同様に視覚機能の発達も障害を受けてしまう．家庭で行う毎日の姿勢保持や介助，そして遊びを通して，こどもたちの視覚運動機能の発達を促すことができる自然で楽しい機会が数多くあるということを両親は気づくべきである．

II．よだれのとまらないこどもたち

1．よだれの制御の正常発達

よだれの制御は，こどもの発達の過程で徐々に完成していく．この制御は主に，こどもの姿勢，動作，口腔運動機能，全身の運動機能の統合状態と関連性がある．

こどもが何か新しい運動技能を学習している時にも，よだれが生じる．歯がはえ始める前後にも，よだれが出てくる．

生後3カ月までは身体機能も口腔機能もその発達が未熟なのであるが，唾液そのものがほとんど出ない状態である．唾液は食物と混合されて，消化過程を促進するものなので，初期の段階の母乳や哺乳びんからの栄養摂取では，それほど唾液を必要としない．そして，離乳食や半固形物を食べる時期になってくると，唾液が多く出てきて，それを制御しなければならない．

背臥位などの姿勢では，重力の助けで嚥下も行え，唾液の制御が可能である．ところが，頭部を挙上したり，寝返ったりして，抗重力活動

を行い始めると，よだれが生じてくる．

6カ月までに，背臥位，腹臥位，支持座位でよだれの制御が可能になってくる．ただし，歯がはえ始めてきたり，手を使って巧緻動作を行う時には，かなりそちらに集中しなければならないので，口腔運動機能の制御がおろそかになり，よだれが出てくる．また，食事中はそれだけ唾液が多くなるので，よだれが出てくる．

9カ月児は，寝返り，座位，這い這いといった粗大運動を，よだれをこぼさずに，行うことができるようになっている．食事中も，特定の食物以外では，よだれはこぼさない．

15か月までには，歩行のような高度な粗大運動でも，もはやよだれをこぼすことはなくなる．よだれをこぼすのは，歯がはえ始めたり，自分で食事をしたり，衣服を脱いだり，遊びに熱中しているような時にみられる．

そして，こどもが24カ月になる頃には，高度な巧緻運動である絵を描いたり，小さな物を指で操作したり，おしゃべりをしたりする動作の運動機構が発達してくるので，よだれをこぼさなくなる．

以上のように，粗大運動や巧緻運動の制御機構が発達していく過程では，よだれの制御ができなくなる．つまり，こどもが座位や，立位，歩行，走行などの運動動作に挑戦していくと，よだれをこぼす．よだれの制御というものは，自律的なものである．新しい巧緻動作に注意を集中している時にも，自律的に嚥下ができるほどの高度な感覚運動機構が必要になってくる．正常発達の過程では，新しい動作を学習する時，初期の既得のパターンを用いることが多くある．安定性の発達が正常発達において最も重要な要素になる．そして，頭部，頸部および肩甲帯の安定性が，口腔の巧緻的運動機能の必須条件になる．この部分の制御が欠如していると，よだれが生じている．こどもが歩行や走行のような直立位で高度な運動性を必要とする姿勢で，安定性を得ていく過程で，このようなことがみられる．こどもは初期の運動制御や安定性を得るために，下顎や舌を緊張させる．その結果，嚥下の制御がおろそかになり，よだれが出てくる．段階的に，巧緻性や制御能力が増し，身体の余分な緊張がとれ，よだれも止まる．

2．よだれの制御障害の原因

前述した正常児にみられるよだれの発生は，姿勢筋緊張や運動に障害をもつこどもにもみられる．つまり，中枢部の安定性が十分発達していないので，余分に筋肉を緊張させ，固定させなければならないからである．肩甲帯を挙上し，下顎を緊張させ，舌を硬口蓋に押しつける．その結果，口腔機能を自由に働かせることができなくなり，よだれをこぼす．そこで，このようなこどもたちが，食事中やそれ以外でも口腔運動を十分経験できないと，摂食運動の速さ，正確さ，全体的な協調性といった能力が，障害を受けてしまう．またときには，感覚系機能の障害によって，よだれが止まらないこどもたちがいる．このようなこどもたちは，顔がぬれていても気づかず，口腔内でも，圧迫刺激を感じとれないので自律的な嚥下を引き起こすことができない．

呼吸パターンに問題がある場合でも，口腔運動機能の協調性に障害が現れ，よだれが出てしまう．鼻から呼吸をすることができず，口を開けた姿勢をとってしまうと，よだれが出てしまう．

そこで，よだれの制御に問題があるこどもたちに対して，適切な対策を立てるために，以下のような様々な観点から原因を探っていく必要がある．

① こどもはいつも口を開けていないか．下顎突伸を起こしていないか．下顎の制御が不十分であると，嚥下が困難になる．
② 主に口から呼吸をしているか．鼻からではなく，口からしか呼吸ができないと，下顎をほとんど閉じることがなくなる．そし

て，口呼吸を中心にしているこどもたちの場合，唾液を嚥下するよりも，よだれとしてこぼしてしまうことが多くなる．
③ 食事の時，口唇を上手に使うことができるか．遊んだりしている時，口唇を閉じているか．口唇の制御が不十分でも，よだれの制御が困難になる．
④ どんな時によだれが多いのか．食事中か．食後か．運動をしている時か．両手を使っている時か．何かに集中している時か．話している時か．特別な状況でよだれをこぼしてしまうこどもたちがいる．一般的には，何かに注意が払われている時に，よだれの制御が困難になる．
⑤ 顔や口周辺がぬれていることに気づいているか．よだれをこぼしているこどもたちは，顔面口腔周辺がぬれていたり，乾いていたりする感覚を認知できない場合が多くある．
⑥ ぬれている自分の顔をふいたり，嚥下をしてみようとしたことがあるか．自分でこのようなことをしたことがあるならば，問題を少しは気づいて，改善したいと考えている徴候だと言えるだろう．一度もしたことがなかったり，他人から言われた時だけしかしないようであれば，特別な問題を考えなければならない．顔をふいたり，嚥下を行ったりする運動の制御に問題があるのかもしれない．顔や口がぬれていたり，口の中に唾液がたまってきて嚥下しなければならないことを感じとれない問題があるのかもしれない．だれかに問題を解決してほしいと思っているのかもしれない．
⑦ 両親や他の人は，よだれに対してどのような態度をとっているのか．いつもこどもの顔をふいているのか．嚥下するように言っているのか．叱っているのか．こどもたちはそのよだれによって他の人に影響を与えていることを学んでいる．いつもこどもの顔をふいてきれいにしておくことが務めであるかのように感じている両親もいるようである．一方，こどもの問題だとして，よだれを出すといつも怒っている人たちもいる．
⑧ こどもの摂食パターンはどのようなものか．吸啜や嚥下をしようとする時，舌で食物を口から出してしまわないか．コップから飲む時，咬んでしまったり，口を大きく開けてしまったりしないか．摂食の際，舌，下顎，喉の制御が十分でないと，唾液を制御するのにも同じように必要な吸啜，嚥下動作が欠如してしまう．

3．よだれの制御障害に対する療育指導

食べたり，飲んだりする行為に障害があるこどもは，よだれの問題をもっている場合が多くある．摂食の際，吸啜や嚥下運動が十分行えないと，唾液の嚥下も適切に行えない．

嚥下運動というものは，自律的な過程で起こるものなので，こどもにいつも嚥下をするように，考えさせたり，やかましく言うことはよくない．

もし，摂食障害と下顎，舌，口唇運動の不十分さとが関係あるのならば，まずこれらの問題を改善させるようにしなければならない．こどもの摂食運動が改善すると，よだれがかなり減少する場合が多くある．

『下顎（口腔）のコントロール』の治療手技を用いることが重要なことになる．こどもに話しを聞かせている間，口を閉じさせるように助けてあげたり，歯茎部や口腔内に触覚刺激を与えたりする時，口を閉じさせると，嚥下の回数が増えてくる．口が閉じているので，こどもが嚥下の用意ができるまで，唾液が口腔内にたまっている．このようにして，嚥下の引きがねになる圧を認識できるようになってくる．

脳性まひ児の場合，頭のコントロールの障害をもっていることが多くある．座位や腹臥位で，

頭をしっかりと支えておくこともできないかもしれない。背臥位から座位に引き起こす際にも、頭は後ろに垂れ下がって、前に起こしてくることができないかもしれない。頭のコントロールの障害があると、嚥下パターンに悪影響を与え、よだれの原因となる。下顎や舌は、嚥下を効率的に行うために、しっかりとした支持や固定が必要になる。正常児ではこの支持や固定は、肩甲帯や頸部の安定性によって獲得していく。これを頭のコントロールと呼んでいる。脳性まひ児の頭のコントロールを促通させるようにすることが、嚥下を改善させ、よだれを減少させることにつながる。

　顔がぬれていることを気づけないような感覚、知覚障害をもっているこどもたちもいる。乾いた感覚を強調してあげることが大切である。小さなヘア・ドライヤーで暖かい空気を顔にあててあげて、暖かい、乾いた感じを話して気づかせてあげることができる。顔が少し乾いた瞬間、良い香りのするベビー・パウダーを塗ってあげる。湿った感じや、乾いた感じを一般的に教えるには、入浴時や水遊びの時がいいだろう。

　よだれをこぼすことで、大人を思い通りにすることができると、無意識のうちに学んでいるこどもたちがいる。運動障害があるかもしれないし、初期にはあったのかもしれない。けれども、この行動によって、大人を操っていることが重大なことである。母親や教師は、よだれをふきとることで大変忙しい思いをする。寒い時に、顔にひびぎれがあったりすると、罪悪感をもったりする母親もいる。

　よだれの問題は、間接的にあつかうほうがいいだろう。摂食の問題は、必要な時に治療しなければならない。こどもが嚥下をしたり、顔が乾いていたら、ほめるようにしよう。ハンカチをもたせて、自分でふかせるようにしたほうが、よい場合があるだろう。大人を思い通りにしようとして、顔をふかなかったり、嚥下するのを拒否していると感じたら、こどもから静かに離れていくか、他の部屋に連れていくようにしてもいいだろう。「顔がぬれていると、きれいじゃないし、ニオイも悪いよ。きれいにしたら、みんなのところに帰ってこれるよ」と言ってあげることもできる。ときには、行動変容療法を用いることで、嚥下行動を強化させることもできる。嚥下する回数が増えていくことによって、よだれの量が二次的に減少していくかもしれないだろう。

III. 「口で遊べる玩具」は感覚の扉を開く

　「口で遊べる玩具」はこどもの口に楽しさや心地よさを与えてくれる。大半の玩具はこどもが口遊びを頻繁に行うようになる発達の時期にあわせて作られている。この口遊びはこどもの歯が生え始める時期によくみられるようになるので、このような玩具の大半は「おしゃぶり」とか「歯固め」という呼び名で売られている。このような玩具が発達において様々な目的を果たしているというような考え方は、両親や療法士にとって目新しいものである。「口で遊べる玩具」はこどもを感覚の世界へと導く非常に多くの学習機会を提供し、同時にこどもがより高度な摂食能力を身につける準備を与える。

1. なぜ、乳幼児は玩具や物を口に入れるの？

　出生時、口腔内の感覚は身体の他の部分よりはるかに発達している。口は赤ちゃんにとってまさに「世界への窓口」である。多くの赤ちゃんは出生前に自分の指をしゃぶったり、子宮内の世界を発見したりするために口を使っている。出生後も赤ちゃんは自分の手を口にもっていき、親の指や毛布や服の端やおしゃぶりなど口に触れるいろんな物を吸ったり、しゃぶったりし続ける。この「何でもおしゃぶり活動」は生後4、5カ月の間頻繁にみられる。このようなおしゃぶりを経験することによって、赤ちゃん

は軟らかいとか，硬いとか，非常に硬いといったおおまかな感覚に馴染み始める．こういった感覚経験によって，赤ちゃんはオッパイからスプーンやコップを使い始める頃に出会う感覚に馴染むことができる．

6カ月までに赤ちゃんはたいてい支えられることなく座り，腹臥位では手で身体を押し上げ，玩具に手を伸ばすことができるようになる．体幹や肩甲帯の安定性が大幅に発達し，それによって手と口の両方のより高度な運動技能の獲得の土台が生み出される．こどもはもはや玩具を落とすことなくもつことができ，そして玩具の表面を探索するために口の周辺にもっていく．顎はより協調した口の開閉運動を可能にし，舌は口腔内を自由に動き回り，口唇は口に入ってくるあらゆる物の表面を感じ取るためにまるで小さな二つの手のように前に出てくる．この「新たな識別的おしゃぶり活動」によって，こどもは口に入ってくるすべての物のあらゆる感覚情報を口から引き出してくる．舌や口唇や顎を使って玩具を探索することによって，こどもは大きさ，形，表面の感触，味，重さを感じ取ることができる．こどもが離乳食を食べ始める時，玩具を探索した時に感じたのと同じような感覚に出くわすだろう．そうするとこどもは感覚の認識や識別を幅広く経験でき，そして小さな物をどのように動かすかとか，どのように安全に心地よく嚥下するかということを学ぶことができる．

歯が生え始める頃，歯茎からの感覚はこどもの意識を口へと向かわせる．この口への意識が高まることによってこどもはより物を口にもっていきたくなる．こどもは心地よい感覚を発見し，玩具を嚙んだり，咀嚼したり，探索したりすることが増えてくる．

食物を咀嚼したり，嚥下したりするための協調性が欠けている赤ちゃんは活発な嘔吐反射によって守られている．物や食物が舌の後ろ4分の3ぐらいに触れると嘔吐が起こる．感覚運動技能が向上し離乳食を食べることができる頃には，強力な嘔吐はもはや生命維持のために必ずしも必要でなくなる．4カ月から6カ月の間で大半の正常発達を遂げている赤ちゃんでは指や玩具を口のもっと奥におくようになるので嘔吐反射は減弱していく．最終的には食物が舌の後ろ4分の1に触れた時のみ嘔吐が起こる．このような経過はこどもが固形物を食べるのを準備する以前にたいてい始まっている段階的な過程である．

2．「口で遊べる玩具」に種類のちがいがあるの？

「口で遊べる玩具」には主に2つの種類がある．

1）感覚認識のための玩具

いくつかの玩具は口腔内の感覚認識を単に高めるために作られている．例えば，「人工衛星形」の歯固めや手や足の形をした歯固めは，滑らかな表面をしていたり，こどもがすでに探索してしまっている身体の一部と同じような形をしていたりする．様々なバイブレイターは滑らかな表面や振動感覚に注目させるようにしている．

2）感覚識別のための玩具

もうひとつの玩具はより複雑な感覚を感じ取る機会を与えてくれる．「果物のような感触の玩具」は硬くて様々な種類の感触がある．こどもが3つの玩具それぞれを繰り返し口にいれて探索すると，複数の感覚を比較することができる．ほのかなバニラの香りが取り入れられている玩具ではこどもは形や感触と同時に香りを感じ取る経験をすることができる．「デザートの形をしたおしゃぶり」や「恐竜の形をした歯固め」は表面の感触を比較することができるが，この玩具の主要な利点は1つの玩具で硬い部分と軟らかい部分の感触を比較できることにある．「探索用の数珠玩具」は様々な物が柔軟性のある輪に一緒につながれている．このフルーツ形をした玩具を結んだ輪にはバナナ，林檎，蜜柑そして

葡萄といった軟らかくて鮮やかな色や形の物がつながれている．

3．なぜ「口で遊べる玩具」は摂食に問題のあるこどもにとって重要なの？

摂食に問題をもつこどもたちの多くは赤ちゃんの頃に全般的な口の技能や識別的な口の技能を発達させる機会をもつことができていない．こどもは手を口にもっていくことが難しかったかもしれないし，玩具をもつことに問題をもっていたかもしれない．吸引や挿管そして口の手術による痛みや不快感によって，口に入ってくるあらゆる物は有害なもので避けるべきものであると信じ込んでしまうことになるかもしれない．鼻腔栄養のこどもでは能動的で快適な口腔刺激を得ることがないので口腔の感覚過敏や感覚防衛的な状態になりやすい．手や口の触覚防衛がある場合，玩具を口にもってくることは不快なことになるだろう．こどもは食器や食物を提示されても，それらは不快なもので馴染みのない感覚なので拒否するかもしれない．固形物の摂食は大変な挑戦である．感覚記憶によってこどもは守られているので，口に対して不快となる状況や刺激から逃れようとする．こどもは玩具によってスプーンやコップや食物と同じような感覚を前もって経験していたら，より心地よくそれらを口に取り込むことができるようになる．

4．どうやってこどもに最もあう「口で遊べる玩具」を選んだらいいの？

こどもにとって自分の身体は最初の玩具である．こどもが自分の手を口にもっていくと，手と口の両方から感覚のフィードバックを受ける．「口で遊べる玩具」はこどもが手や指や足や玩具や身体の他の部分を口で十分に探索する機会をもった後に与えよう．最初の「口で遊べる玩具」はもちやすく形や表面の感触も単純な物にすべきだろう．このような玩具によってこども口腔感覚の一般的認識が造られる．こどもが「感覚認識のための玩具」で心地よさを感じるようになったら「感覚識別のための玩具」を与えるとよいだろう．このようなこどもの感覚の必要性，傾向，好み，そして発達段階によって玩具を選ぼう．あるこどもは軟らかい玩具を好み，またあるこどもは硬い玩具を好むかもしれない．あるこどもは玩具から音が鳴ったら当惑するかもしれないし，またあるこどもは音が好きかもしれない．軟らかい表面を好むこどもは「圧搾できる亀の形の歯固め玩具」を好むかもしれない．この玩具は硬い表面を好むこどもには興味をもたれないだろう．そういったこどもには「嚙み嚙みできるチンパンジーの形の歯固め玩具」や「デザートの形をしたおしゃぶり」がより向いているだろう．

5．年長のこどもたちにも「口で遊べる玩具」は適切か？

大人でさえも「口で遊べる玩具」をもっている．大人は鉛筆の端を嚙んだり，ガムを嚙んだり，煙草を吸ったりしている．学童期のこどもは消しゴムを嚙んだり，硬い飴を嚙み砕いたり，鉛筆を歯と歯の間に挟んだりする．口遊びの経験のなかった年長児は食物でない物での口腔感覚経験がないため，食物への移行が快適なものにならない．感覚統合に問題のあるこどもでは，しばしば自己調整のために口腔刺激を必要とする．より「年齢に適した」玩具を選ばなければならない．セサミ・ストリートやディズニーの小さな人形は就学前のこどもや幼稚園児に人気がある．小学生はテレビや漫画の主人公の人形で遊んで楽しむ．学童期のこどもでは「幾何学的な模様の玩具」をブレスレットやネックレスとして身につける．スプーンやカップのセットの形や大きさをいろいろ試すことは十代の人にとって楽しみであり有用でもある．

6. 咬反射のあるこどもにとっても「口で遊べる玩具」は安全か？

大半の「口で遊べる玩具」は歯がなく強く嚙むことのない赤ちゃんや年少児のために作られている．指導と常識があれば年長児にも安全に玩具を使用することができる．こどもに口の中で使う玩具を与える時はいつでも注意を払っていなくてはならない．嚙んだ跡が残るような時には，その部分を引きだして弱くなったりゆるくなったりしていないか確かめなくてはいけない．握り潰すことができるような玩具は赤ちゃんにとっては安全でも，硬いものを嚙むのを好むこどもに与えたら危険であろう．緊張性咬反射のあるこどもでは，決して歯の間に玩具を置いてはいけない．

IV．NEEDからWANTに，そしてHOPEへつなげよう

1．絶望から希望へ

阪神大震災の直後から私の心や魂を揺さぶり続けているこの感覚，感情は何と表現したらよいのだろうか．建物，道路といった目に見える物だけではなく，かけがえのない大切な人とその思い出や愛情，友情とをともに一瞬にして喪失してしまったという哀しい気持ちに，空しさ，悔しさ，辛さが入りまじって涙がとまらない．生死の間をさまよった人たちは「ふと，いつか死の側から眺めている自分に気づく」と言っている．私も人生観が揺れ動いている．被災された人たちにも私にも『希望』がほしい．災害や障害による「絶望」に対して人が立ち向かっていくためには『希望』という力が絶対に必要だ．

『希望』とは何か．それは災害直後から刻一刻と変化しているのではないだろうか．当初は水，食料などの生活必需品に対する『要望』であったが，徐々に生活環境などの『願望』へと広がり，今はこれからの『展望』が『希望』につながっていく．

この災害は私に重症心身障害児の療育のありかたを再考させてくれた．これから重症心身障害児とその家族にとっての『要望』と『願望』の違いや今後の療育活動という『展望』を考え，『希望』につなげる実話を紹介していく．

2．障害の問題点と必要性

障害をもっている人たちにとって，障害とはどのような意味があるのだろう．従来の保健医療機構の中では，これは問題としてとらえられ，その原因の追及とともにその除去，撲滅，改善によって解決をはかっていく．この問題解決型のアプローチは様々な治療技術や形態を生んできた．しかし，この考え方はときに障害とは悪いことやものと感じてしまうことがある．現に「足が悪い」，「手が悪い」などと言う言葉で「不自由さ」や「不便さ」を表現してしまう．

こどもと大人では，障害の原因を理解する認知過程は大きく異なるとピアジェは言っている．大体2歳から7歳までの『前操作段階』という発達状態にあるこどもは，病気や障害は人間の行いの結果だと概念化してしまいやすいので，そのようなこどもにとっては，悪いことをしたので病気や障害をもち，その罰として治療を受けると認識してしまう傾向があるということである．

私は障害を病的，異常性というよりも自由性，自発性，自立性が制限された状態として理解し，問題点を指摘し，罰として療育を行うのではなく，必要性（NEED）をみつけて援助していきたい．

3．NEED

NEEDとは具体的にどのようなことを指すのだろうか．そして問題点とどのように違うのだろうか．例えば車椅子について考えてみよう．車椅子を使用するというのは，何か障害や問題があるからだと一般的には考えてしまう．そうかもしれないが，もう一歩踏み込んで「必要」だから車椅子を使っているんだと認識できるよ

うになると，我々が履いている靴や乗っている自転車，自動車に対して履き心地や乗り心地を気にしたり，周りの環境の便利さや不便さにも気を配る感覚と同じ気持を車椅子とそれを使う人たちにも向けることができる．

私のこどもたちが学校で車椅子の体験実習をした時に，「ローラー・スケートに乗るより難しかった」とか「普段見慣れている風景と全然違った」と言っていたのを覚えている．そしてこどもたちは随分素直に車椅子を障害をもっている人たちの生活にとって「必要」なものと認め，むしろ周囲の状況をその人たちにとってもっと便利なものにしていかなければならないと訴えていた．

つまり，障害者のシンボルとして車椅子をとらえるよりは，その生活を障害にめげずに切り開いていく道具，手段として感じたようである．

4．WANT

車椅子を生活のためのNEEDとしてとらえたとして，そのデザインや，材質，色などの選択についての好みや要望はどのようにあつかわれているのだろう．そして我々はどのように考えているのだろう．

医療従事者が車椅子製作に立ち会う時，最大の関心事は適合である．そのために測定，採寸を行い，座り心地を確かめ，必要であれば様々な補助装置を取り付ける．つまり障害を悪化させないで，機能を最大限に発揮させるように配慮していく．それほど実際の利用者である障害者の好みや要望を中心にして製作，注文していく過程ではないのである．時々単なる構造物として人間をみて，備品を検査しているのではないだろうかと感じる瞬間がある．

我々が靴や自転車，自動車を選ぶ時，その寸法や最低限の機能性だけではなく，履き心地や乗り心地，色や形，デザインに対する自分自身の感性や好き嫌いに決定権を与えることは多いのではないだろうか．そしてそれは決して贅沢とは考えないし，そう呼ばれないだろう．

それでは車椅子や装具，杖といった療育補助器具の場合に，その色や飾り付けなどに願望（WANT）を言い出したりすればわがままであるとみなされないだろうか．

NEEDとWANTは明確に異なるものである．ちょうど医学と医療との違いのようである．例えば様々な道具，器具が多くの人のNEEDであるというのに対して，個人がその道具や器具を選んで使う場合のこだわりや思い入れをWANTといい，極めて個性的，人間的な要素である．つまり，医療や我々の療育が「個」の悩み，不安，願いから出発し，それらを解決し，安心感を与え，満足を得るという過程と結果を目標にしているのと同じものである．その意味で「個」がもっているWANTをこそ理解し，何らかの対応と対策を立て，具体的に援助し，そこで得られた内容を汎化させ，医学や科学へと昇華させていく実践活動はとても重要であるといえる．

5．アトランタの車椅子見本市

では療育の場面でこのWANTを実現しにくいのはなぜなのかを考えてみよう．

30歳の中頃から筋肉の萎縮が起こり，その症状が徐々に進行していく疾患をもった友人が私にはいる．はじめは一本杖で，そして松葉杖を使い仕事を続けていた．しかし，とうとうそれも難しくなり，車椅子が必要となってきた．様々なものに自分の好みをもって主張する人間なので，ただ備品を計測，採寸するような車椅子適合作業に腹を立て，病院中に聞こえるぐらいの大声で医師や業者に文句を言い，即座に退院の交渉を始めてしまった．ただ他の病院にいっても似たりよったりの状況なので随分落ち込んでいた．そんな時，米国で毎年「車椅子見本市」が開催されている情報を伝えてあげたところ，彼の強い要望もあって一緒に参加してほしいということになった．

30社ほどの業者が多数の車椅子を展示かつ即売しているこの催しは年間に数回行われているようで，全米だけではなく世界中から関係者や障害者自身が集まり巨大な市場を形成している．そこでは単なる福祉機器というような感覚はなく，消費者の意見をくみ取って「より望ましい」製品を作っていこうという意気込みが伝わってくるし，障害者も自分の感想や体験を主張していくことが当然の権利であり，かつ義務であると信じて，積極的に意見や情報の交換を行っている．

この見本市に参加した当初は競争原理に基づいて障害者やその関係者のNEEDや個々人のWANTに対応した多様な製品の展示をみて，彼も感心し感激していた．そして製薬会社と病院との癒着問題に代表されるような少数独占体制による弊害が日本の障害者のための医療福祉機器の製造・販売・交付の現状にも反映していると嘆いていた．確かに日本には高度な科学技術があり，世界的大企業も存在しているわけであるから，それらが医療福祉機器の開発に本腰を入れて取り組めば，現在の中小企業の経営に対する影響は無視できないが，障害者にとっては明るい展望が拡がると考えたくなるのは彼だけではないだろう．

しかし，日本から参加した大多数の障害者はあまりにも多くの車椅子の会社や一つの会社でも数多くの種類の車椅子に圧倒され，どれがいいのかを自分ではなく他人，それも権威者に決めてほしいと頼んでくるのが現実であった．また，車椅子の基本型を決定しても背もたれの色や材質はどれにするのか，という選択できる権利を提示されても段々とやっかいな作業のように感じ始め「お任せ」したいという表情になってくるのがよくわかり，これも現状を形成している一因子なのだと実感した．

6．トロント郊外の小さな恋人たち

カナダのトロントの近くにある町で，脳性まひ児のための療育センターに勤務している友人の作業療法士から，少しの間でもかまわないから援助と指導に一度来てほしいと頼まれていた．予定の1カ月間の滞在中に出会った多くのこどもたちと家族のそれぞれに思い出があり，今でもその時築いた友好，信頼，愛情の関係が継続している．中でもデイヴィドとキャサリンというこどもたちのちょっとした事件というか物語が忘れられず，特に児童院通信の主題になっているNEED・WANT・HOPEを考えている時に真っ先に思い出した出来事なので概略を紹介して，これまでの話を締めくくりたいと思う．

デイヴィドは小学校に入ったばかりの少し恥ずかしがり屋の男の子で，両親は溺愛といってもいいぐらいのかわいがりようであった．彼の担当作業療法士である私の友人の彼女は，デイヴィドに改良型の車椅子とそれに取りつける日本製の「コミュニケーション音声盤」という装置を両親に強く薦めていた．ちなみにこの「コミュニケーション音声盤」について帰国後その日本の大会社に問い合わせたところ，国内用には製作していないという唖然とする回答が返ってきたことを覚えている．

デイヴィドの両親は友人の作業療法士の提案に対して，「デイヴィドは我々が抱っこすれば好きな所へ行けるし，彼の話したがっていることは十分理解できるので，車椅子やそのような言語代替補助装置は必要ない」とかたくなに拒否していた．実際，身体の小さいデイヴィドを軽々と抱っこしている頑丈な身体のお父さんをみていると重荷のようには感じられないし，デイヴィド自身も楽しんでいるようであった．そして，なんとなく両親の勘のよさでデイヴィドとの会話が成立しているようであった．

こどもの自立性，自発性の獲得の大切さや介護の将来にむけての準備という明確な目的をもって説得しようとしている友人の作業療法士とデイヴィドの両親は普段は反発しあっている

わけではないのだが，この件に関しては波長が合っていないなというのが，私の印象であった．

そんな時，モントリオールからこの地域に引っ越してきたキャサリンという女の子が，前任の療法士からの紹介状をもって，外来治療を受けるためにこの療育センターを訪れた．目のキラキラ輝く笑顔の可愛いキャサリンは，会った人ならだれでもがほほ笑んでしまう女の子で，デイヴィドと同い年であった．

キャサリンはピンク色の車椅子に乗って療育センターにやってきた．頭や手足は不随意的に揺れ動いていたが，音声盤を上手に駆使してだれとでも会話を楽しもうとしていることが初対面の私にも理解できた．デイヴィドも初めからキャサリンのことがすごく気になっている様子であった．お父さんに抱かれているデイヴィドにキャサリンが近づき，音声盤から「こんにちは．初めまして，私はキャサリン．あなたの名前は？」という声が聞こえた時，デイヴィドは驚きと恥ずかしさと緊張でただポカンとしていた．音声が速すぎたのかと思ったキャサリンは，会話速度をゆるめてもう一度話しかけた．でも今度もデイヴィドは何の応答も返せなかった．少しつまらなそうな感じの表情をしてキャサリンは通り過ぎていった．でもデイヴィドはじっと彼女の後ろ姿をみつめていた．

デイヴィドとキャサリンの担当作業療法士が私の友人だったので，二人のこどもたちはすぐに仲良くなり，私も一緒によく遊んだ．二人が出会って1週間ほどした頃，デイヴィドの両親が，改良型の車椅子とコミュニケーション音声盤をデイヴィドに必要だと考えているのだが，一つお願いがあると言ってきた．

「車椅子と音声盤はキャサリンと同じものにしてくれないか」というのがデイヴィドの両親の依頼であった．「あの恥ずかしがり屋の息子が初めて『望んだ（WANT）』ものなんだから」とつけ加えてくれた．

これが今回NEEDとWANTについて私が書くきっかけとなった．デイヴィドの両親は「当初から車椅子や音声盤は必要（NEED）だとわかっていたのだが，何かしら障害に敗れたような気がして，我々はああいうものが欲しく（WANT）なかったんだ．でもキャサリンが一人で使っているのをみて，デイヴィドは自分も一人で同じものを使って対等な友達になりたかったようだ．こどもが望む（WANT）ことを実現できるように援助するのが親だからね．今はあの車椅子と音声盤が我々の希望（HOPE）になった」と説明してくれた．

デイヴィドとキャサリンの物語は今でも友人の作業療法士から聞くし，最近では二人から直接FAXが届くこともある．絶望から要望，願望へ，そして希望につなげるためには単なる物質や制度の整備だけでは不十分で，人と人が理解しあい，友情，愛情といった信頼関係が基礎にあることを教えられたと今も感謝している．

小さな恋人たちが今年もクリスマスを楽しみ，輝く新年を迎えられますように！！

第5章

療育活動・体制の今後の課題

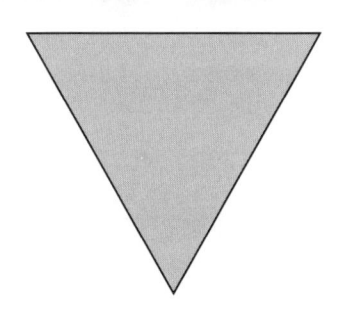

1．療育効果判定の方法

2．おわりに：重症心身障害児（者）を中心とした新しい療育体系の紹介

1 療育効果判定の方法

The less you know, the easier it is to treat. The more you know, the more you doubt what it is you are doing - and that stays with you the rest of your life. As long as you do this, it means you are still questioning yourself and you will constantly learn from that

現在の理学療法・作業療法は社会的転機にさしかかっている．高齢化と医療費が高騰する社会状況を背景にして，理学療法・作業療法に対して社会が厳しくその効果を問うている．しかし，成人の理学療法・作業療法では欧米で一般的になっているFIMに代表されるような評価法が多くの人々の努力により日本でも普及しはじめ，理学療法・作業療法の効果が定期的に判定できるようになってきている．その一方で小児理学療法・作業療法の世界では，個々の療法士の主観による効果判定や各種訓練法特有の評価法による効果判定に頼っているのが現状であり，このような現況から一歩踏み出し，観察可能で測定可能な治療目標に対して我々の治療効果が本当にこどもや家族を援助しているのか，それとも自分たち療法士の自己満足に終わっていないかを厳しく自己反省し，誰にでもわかりやすく，より客観的な効果判定が行われることが必要な時期に我々療法士が直面していることを認識しなければならない．ここでは以上のような目標を達成する手段として旭川児童院や欧米の小児療法士が取り組んでいるTELER/PEDI/WeeFIM/GMFM＋GMPMなどの効果判定法を紹介する．

I. TELER

TELERとは英国の数学者，Le Roux AAがPhysiotherapy (1993) の中で紹介したもので，Treatment Evaluation by le Roux Methodの略である．TELERの特色としては，評価概念と評価手法が表裏一体であることが挙げられる．この概念が形成されてきた経緯は，WrightとNicholson (1973) が「理学療法は脳性まひをもつこどもたちにとって効果的ではない」と結論づけた論文に端を発する．つまり経験的に理学療法・作業療法の効果を信じている多くの療法士のために，その効果を示すことができる評価法の作成に取り組む必然性が生じてきたのである．評価法の多くは，科学性を追及する立場からこどもを個別化するのではなく，基準化，群別化していく手法をとる．しかし，そのような基準化された，固定的な手法でのみ理学療法・作業療法効果を評価することは，本来理学療法・作業療法が治療者とこどもの相互作用で行われるものである以上，適切な理学療法・作業療法評価にはなり得ない場合もあり，またこども個人を無視する危険性を有する．さらに，一般的に用いられている評価法はこどものわずかな能力の向上を評価でき得るものでもない．以上のような観点からTELERの概念は形成されてきた．TELERの概念によれば理学療法・作業療法効果は，通常の治療過程の一部として日常的に評価されるものであり，そのために複雑でなく，固定的でなく，こどもにとって効果的なもの，つまりこども中心主義で，治療を受けているこどもに何が起こったかを評価するべき

であるとしている．つまり TELER は，非常にうまく工夫された経時的な「臨床記録の取り方」に関するシステムで，こどもの能力の一面を測定する他の効果判定方法とは発想が異なる．TELER の評価指針の特徴は療法士が，一人一人のこどもの評価尺度を個別に考える点にある．この，個々のこどもに設定される，いわばこどもにとっての到達すべき治療目標を Indicator と呼び，その治療目標は，臨床上重要な変化をもとに 0 から 5 の 6 段階に分けられ，これがこどもの変化を測定する尺度として用いられる．この点で，標準化された評価尺度では問題となる感度，つまりこどもが示す「最小の臨床上重要な変化」を把握することが可能である．さらに TELER の特徴として挙げられるのは評価の記載にある．つまり前述の評価内容を記載することで，「治療内容がどのように進んでいるのか」と「治療中にどのようにこどもが反応，変化したのか」，そしてその「治療内容」と「こどもの反応，変化」の両者の関係が，誰にでも簡単に追っていくことができるように工夫された記載方法をもつ．無論これらの評価や記載は，数学的・統計学的に工夫すれば研究にも使用可能である．このように TELER は，単に患者の記録ではなく，臨床的に即用い得る情報を提供することが可能な評価法ということができ，療法士だけでなく，医師や介護者など患者に関わるすべての人々が，一人の患者に対して共通理解を得ることができるという点において独創的な評価法であるといえる．

II. PEDI

PEDI とは，Pediatric Evaluation Disability Inventory の略で，「標準化された尺度」を有し，こどもの能力障害，課題遂行能力の変化を測定するための効果判定方法であり，実際の日常生活場面での情報をもとに自助具の使用や介助量も考慮にいれる．PEDI では日常生活活動の遂行に際して日常用具などの改造の必要性や介助がどの程度必要なのかを本人をよく知る人から得る回答を基にして評価する．具体的には機能的技能を整容動作，運動能力，社会性などの 197 項目と介助量や使用器具に関する 20 項目の質問から成り，それらによって整容動作，運動能力，社会性などの障害が軽減したり，除去できるかに焦点をあてている．実施には療法士や教師が行う部分は 20 分から 30 分必要で，両親のインタビューには 45 分から 60 分必要である．PEDI はこどもの能力を実際の生活環境で評価するようには作製されていないが，工夫によっては可能である．さらに開発グループは，評価場面を小学校に特定した SFA (School Function Assessment) を開発した．これは教科学習以外の学校生活を分析，評価するシステムで，学校生活の中で，そのこどもにどんな援助が必要かの判断材料になるものである．

III. WeeFIM

WeeFIM とは Functional Independence Measure for Children のことで，「標準化された尺度」を有している．

WeeFIM は実施者の職業を問わない効果判定方法で，機能を整容動作，排泄コントロール，運動，移動，コミュニケーション，社会状況の認知の分野で評価し，生活上の課題を遂行するために介助者の援助が必要であることを明確にする．WeeFIM は機能不全により介助者の援助や日常用具の改造などが必要であることを示唆し，さらに健康，発達，地域社会での生活などの項目では長期に渡るプログラム効果について評価することが可能である．得られる情報量が不十分なので治療上の意志決定に利用することは難しいが，包括的なリハビリテーション効果の確認，専門職間での情報交換をする際には便利である．対象は 6 カ月から 12 歳の発達障害児で 18 項目を 7 段階で評価し，すでに極小未熟児，脳性まひ児，ダウン症児，先天性四肢障害児，脊髄形成障害児，頭部外傷児などに使用さ

れている．

IV. GMFM

GMFMとはGross Motor Function Measureの略で，「標準化された尺度」を有し，機能的能力・障害の変化を測定するための効果判定方法である．

GMFMは脳性まひ児の粗大運動機能の変化を長期に渡って評価できるように特別に作成され，その有効性が実証されている．GMFMでは，テスト環境は厳密にコントロールされており，こどもが「できた」ことだけを採点し，「できるだろう」や「介助すればできる」は除外される．テストでは88種類ある粗大運動機能を5項目に分類して運動の質ではなく，こどもが具体的にどの運動ができるのかを評価する．この5項目とは◎臥位と寝返り，◎座位，◎四つ這いと膝立ち，◎立位，◎歩行，走行，跳躍である．すべての項目は標準的な5歳児であれば満点が取れるように考案されている．GMFMでは5カ月から16歳までの脳性まひ児を6カ月ごとに評価することが可能で，実際に行うに当たっては45分から60分必要である．

さらに開発グループはGMFMを用い，脳性まひをもつこどもたちを，その運動機能障害レベルによってI～Vの段階に分類し，その自然経過のモデル（Gross Motor Function Classification System for Cerebral Palsy）を作成している．

V. GMPM

GMPMとはGross Motor Performance Measureの略で，「標準化された尺度」を有し，機能的能力・障害の変化を測定するための効果判定方法である．

GMPMはGMFMの姉妹編で脳性まひ児の現在の運動能力，そして治療による運動能力の変化を評価できるように作製されている．GMFMを基にし，5歳児で可能となる60項目の運動能力を◎背臥位，◎腹臥位，◎四つ這い，◎座位，◎膝立ち，◎立位，◎歩行，◎よじ登りの8分野に分類し，5段階で体幹のアライメント，選択運動，協調性，安定性，課題遂行に伴う体重移動などを評価していく．これらの項目には姿勢を変換する時に起こる運動，例えば移動の最中（四つ這い，歩行）に起こる運動や姿勢を保持する時に起こる運動，例えば座位や四つ這いの姿勢から手を伸ばすなどのようなことが含まれている．GMPMは療法士がこどもの発達にとって問題となるが，治療的介入によって変化していくと考える量的な点を評価する．ただしスピード，努力，能率などについての質的な点は評価しない．

VI. おわりに

これまでも脳性まひ管理のための理学療法・作業療法の有効性に関する研究が長年にわたって繰り返し要求されてきた．すべての研究は従来からの集団調査形式で行われ，二集団に分類したこどもたちの比較と複数の評価尺度を用いている．評価尺度のうちいくつかは有効性が疑わしいものであった．これらの研究はすべて結果において否定的か結論が出ないかのどちらかであったが，脳性まひ児の両親や介助者にとっては理学療法・作業療法治療を求め続けるのをあきらめさせるものではなかった．脳性まひ児が機能をどのように獲得していくかという過程が理解されていないので，現在の神経生理学的知識では明確にどの治療方法が最良でまたどのこどもが最善の結果を得るかという予測をする助けにはならない．そのために，さまざまな治療方法は経験に基づいて評価していかなければならない．しかも，それぞれの治療方法は必ずしも治療の頻度や期間を明確に特定していない．

このような背景のもとで，いくつかの効果判定方法を紹介した．詳細は原文を参照して戴きたい．

これまでの経験では，特定の測定可能な目標を両親を含めた関係者の合意によって作成すれば，こどもたちの治療効果判定に役立ち，その活動自体も協力体制や結果において有益であったことを付け加えておく．

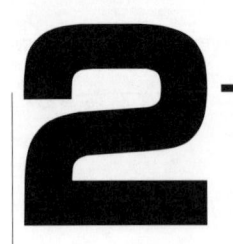

2 おわりに
重症心身障害児（者）を中心とした新しい療育体系の紹介

If people say you can't do something..., just do it and prove them wrong!!
Don't get around, but get over!!

I. 重症児療育の歴史

旭川児童院では重症心身障害児の示す非対称変形，特に「風に吹かれた股関節」つまり Wind-swept deformity の研究に取り組んできました．この研究目的の基本にはわが国の重症心身障害児療育の歴史と彼らの日常生活から学んだ幾つかの理念があります．

1．児童福祉施策の歴史

第二次世界大戦後，日本は欧米をモデルとしながら，平和国家，福祉国家を国家目標に戦後の復興を図ってきました．しかもそれは単に欧米のシステムを模倣するのではなく，日本独自の医療・福祉の歴史を背景とし，あわせて日本人の文化的特色，特に家族的絆の強さなどを加味した体系づくりでありました．1947 年に日本国憲法の理念に基づき「児童福祉法」が制定され，さらに 1951 年「児童憲章」が制定されました．その中で「すべての児童は，身体が不自由な場合，または精神の機能が不十分な場合に，適切な治療と教育と保護が与えられる」と述べ，障害児福祉・教育についても具体的な規定がなされました．1967 年に至るまで，前述の「児童福祉法」，「児童憲章」の理念にのっとり，数多くの児童福祉施策が施行されてきました．しかし重度な知的障害と重度な身体障害をあわせ持つ重症心身障害児らは，他の障害をもつ人たちの片隅に置かれ，家族だけの手でその命は守られていたのです．しかし彼らの命を守り続けることは困難であり，一家心中などによって重症心身障害児の命を奪うといった事件も多発していました．そしてこの 1967 年，「児童福祉法」の一部が改正され，日本独自の法的福祉用語として「重症心身障害児」が誕生し，彼らを入所させ，療育を行うための専門施設（病院であり，かつ入所施設）として，「重症心身障害児施設」が出発しました．そのような歴史的背景にある重症心身障害児福祉の本質は，重症心身障害児をもつ親の会，「重症心身障害児を守る会」の三原則の一つである，「最も弱いものをひとりももれなく守る」という言葉から学ぶことができます．

30 年に渡る日本の重症心身障害児療育の歴史は，諸外国の中でも先駆的な取り組みを示してきました．一方，理学療法・作業療法，特に小児理学療法・作業療法の歴史を振り返ると，療法士が対象としてきた障害をもつこどもたちは，ポリオ，整形疾患，筋疾患，脳性まひといったこどもたちが主であり，重症心身障害児に対する理学療法の歴史は，残念ながら未だ新しいものといわざるを得ません．このような観点から，理学療法・作業療法に関して，重症心身障害児は untreated child つまり「適切な処遇を受けてこなかったこども」と自省を込めて言うことができます．

重症心身障害児は，重度な知的障害と重度な身体障害のため，日常生活のほとんどを介護されていることはいうまでもありません．しかし彼らはただ単に介護されているのではなく，摂食や呼吸，睡眠などにも重度な障害をもっており，その観点から彼らのもつ障害は「生活障害」と定義できます．つまり，その生涯を「生活障害」とともに生きていかざるを得ないのです．そのため彼らの理学療法を考えていくうえでは，ライフサイクルの視点をもつことが重要となってきます．

2．重症心身障害児と療育と私

彼女は，私が6年前にはじめて出会った時，30歳を過ぎていました．しかし，7カ月で脳性まひと診断され，いくつかの施設でさまざまな訓練法を受けた経歴をもって，旭川児童院に入所してきました（図5-1）．

肢体不自由児施設からきた私ははじめはどのように接してよいかわからず，上から見下ろすのではなく，一緒に横になって過ごしました．そうすると目と目で会話ができること，そして，重力に押しつけられ，上下に偏平になっている状態がよく理解できました（図5-2）．

お母さんに頼んで，日付のわかっている写真を取り寄せてもらい，どのような推移があるかを検討し，初期には現在みられるような変形がないことを確認しました（図5-3）．

この経験が独特の姿勢制御障害である非対称変形をもつ重症心身障害児に取り組むきっかけを与えてくれることになりました．

重症心身障害児の姿勢制御障害
非対称変形

非対称変形の大きな特徴の一つであるWindswept deformity（「風に吹かれた股関節」）という用語は，最初アフリカの一部の地域で見られた風土病として報告されました（図5-4）．

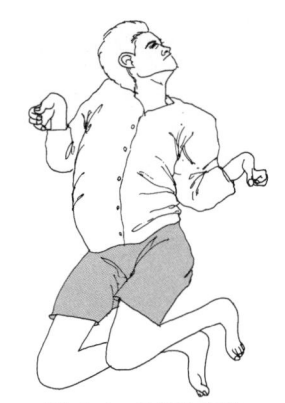

図5-1 非対称変形

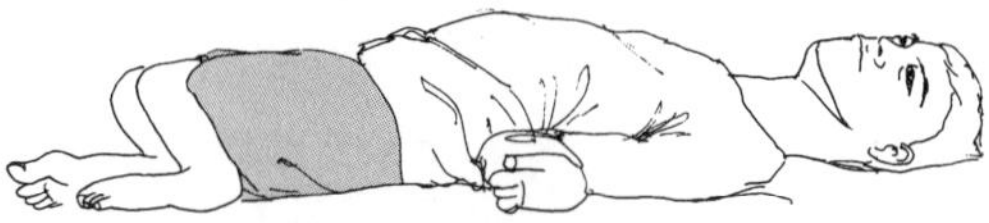

図5-2 非対称変形（側面）

この用語を整形外科医のFulfoldとBrownらが障害児の変形に命名し，医学用語として用いられるようになりました．

さらに疾患名，年齢にかかわらず寝たきり状態によって生ずる変形にもこの用語が使われるようになりました（図5-5）．

その後の臨床経験から「風に吹かれた股関節」を含む非対称変形は筋と骨格系の成長比率のかたよりと発達障害，つまり進行性症状という観点と多様な症状の複合体としてとらえる仮説を立ててみました．

非対称変形
成長/発達障害＋複合障害

そこでまず他の重症心身障害児の経年的な推移を確認しました．下の段は脊柱のX線画像の推移です（図5-6）．

さらに多くの重症心身障害児は，主として頭部の一側への固定的回旋と斜め変形，上肢のW肢位またはaTNR肢位，胸郭の変形，脊柱の側彎，骨盤の定型的な傾斜，回旋，一側の挙上，そして「風に吹かれた股関節」などを組み合せ

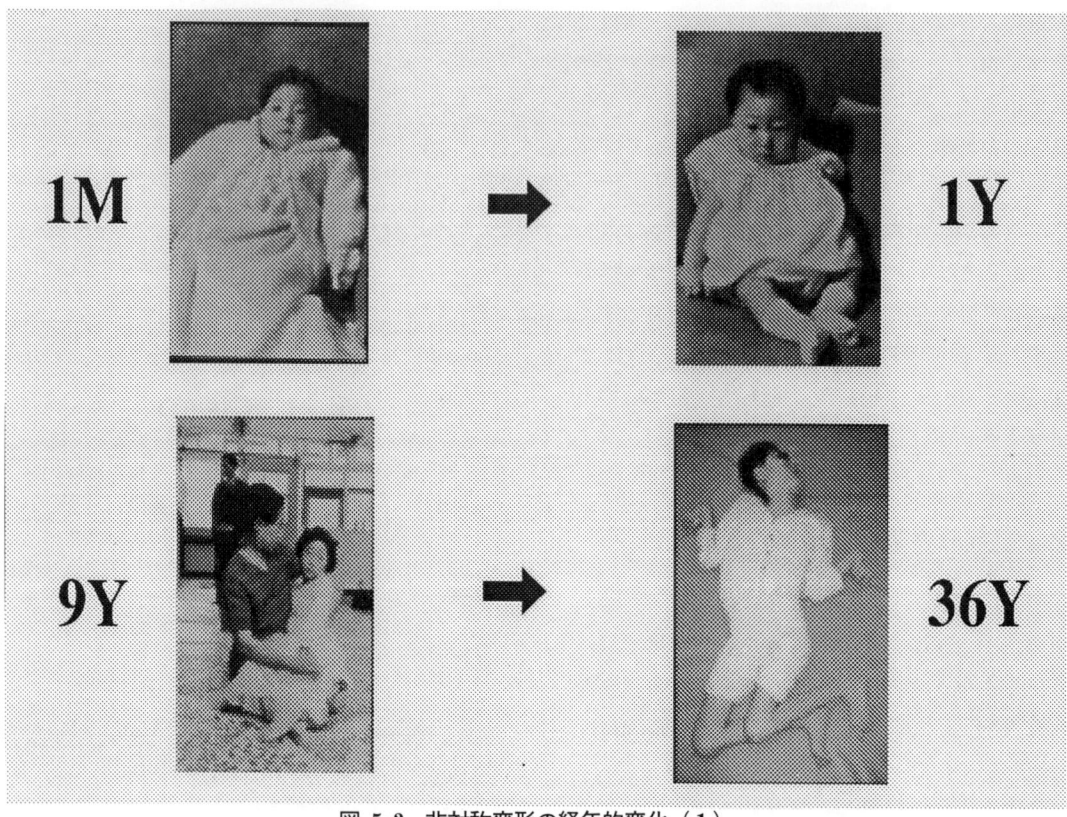

図 5-3 非対称変形の経年的変化（1）

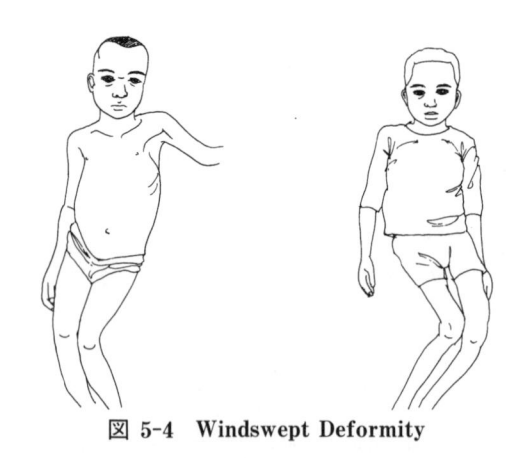

図 5-4 Windswept Deformity

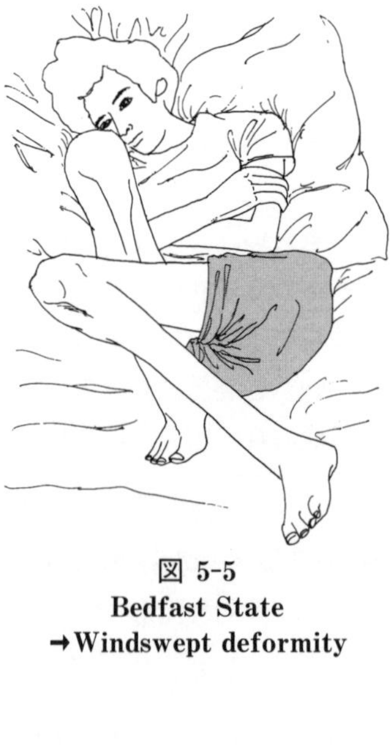

図 5-5
Bedfast State
→Windswept deformity

てしめしていることがわかりました（表5-1）．

しかし，我が国だけではなく，諸外国においても，この非対称変形の存在は報告されていても，定量的な Measurement から Mechanism を解明し，具体的な Method で対応して，日常生活の Management を確立させる段階には達

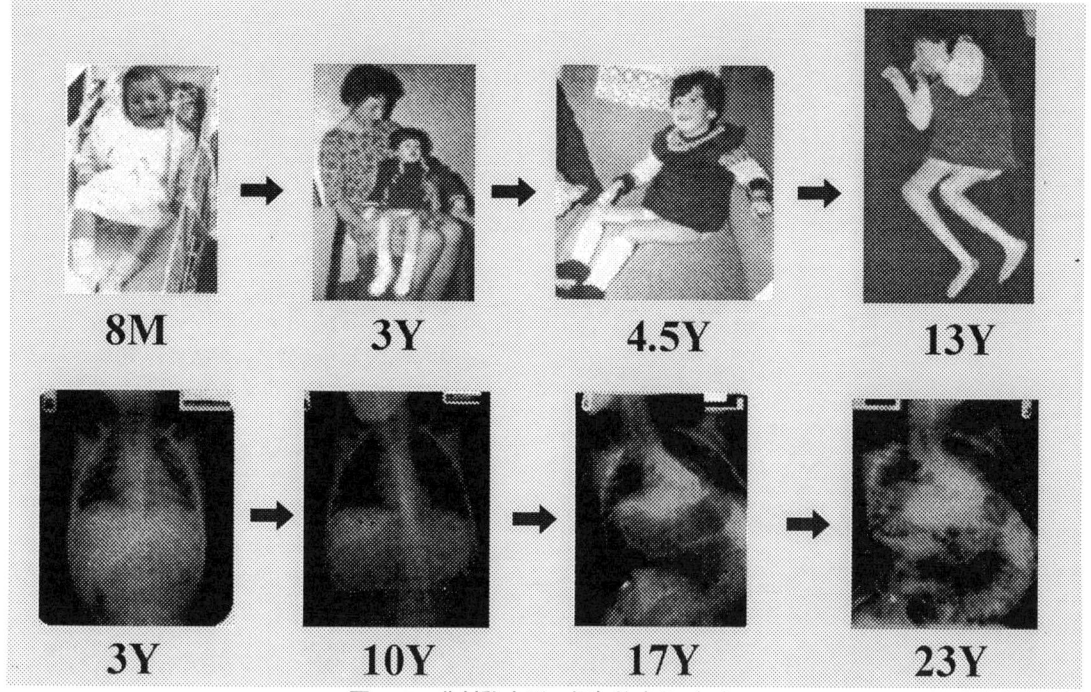

図 5-6 非対称変形の経年的変化（2）

表 5-1 非対称変形

- ◆頭部の一側への固定的回旋
- ◆斜頭
- ◆上肢の W 肢位または aTNR 肢位
- ◆胸郭の変形
- ◆脊柱側彎
- ◆骨盤の傾斜・回旋・一側の挙上
- ◆『風に吹かれた股関節』

していないことも現実であると認識しました．

Measurement
Mechanisms
Method（Maneuver）
Management

重症心身障害児にみられる「風に吹かれた股関節」についても，それが進行性の病態と定義できるためには縦断的定点調査と定量評価が必要であるにもかかわらず，これまで詳しい調査がほとんどなされてこなかった事実があり，また計測は不可能であるという結論を出している和文献にも出会いました．

定点調査
定量評価

そこで「風に吹かれた股関節」を示す旭川児童院入所者に対し，Goldsmith らによって考案，修正した非対称指数計測方法を試行しました．この計測方法は，従来のように各関節可動域を個別に測定するものではなく，股関節の外旋，外転または内旋，内転運動と骨盤の回旋運動による複合運動という観点から考案された評価法です．

簡易な計測器具を用い，3つの手順で測定を実施していきます．手順1は倒れた両下肢を垂直位に起こしてきた状態で，それに伴う骨盤の回旋運動の有無を確認します．手順2で骨盤と股関節の可動性のそれぞれの左右差が明確になります．手順3は骨盤の動きに左右されない股関節そのものの可動性を計測します（図5-7）．

このうち手順2で下肢の倒れた角度からそれ

図 5-7 Goldsmith 計測手技

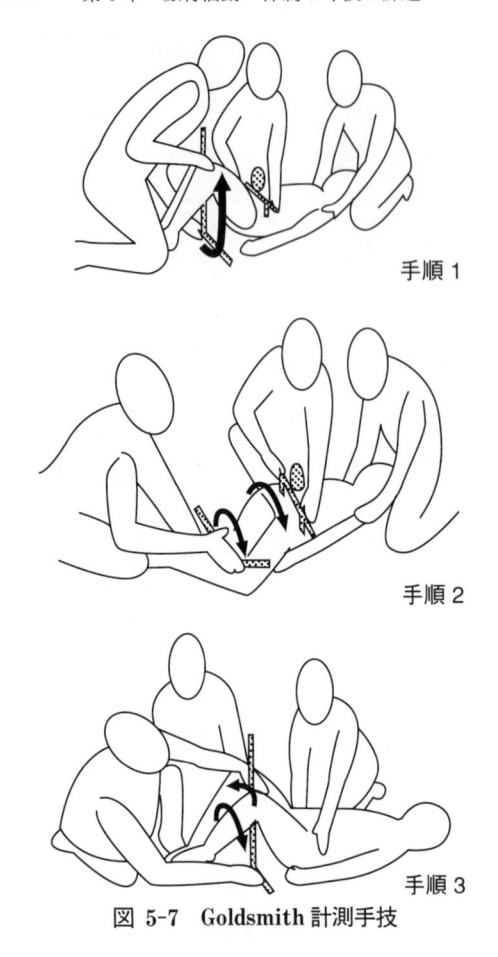

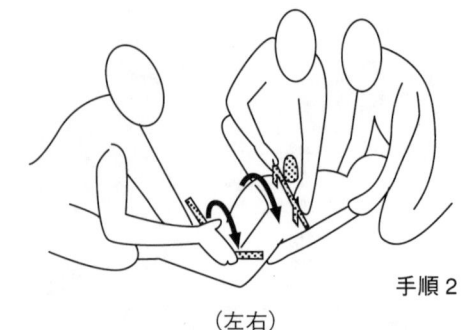

手順 1
手順 2
手順 2
手順 3

（左右）
◆ A.B.L.A.P.（下肢骨盤間角度）
　＝下肢の倒れた角度－骨盤の回旋角度
◆ Goldsmith 指数
　＝高値側 A.B.L.A.P. －低値側 A.B.L.A.P.
図 5-8

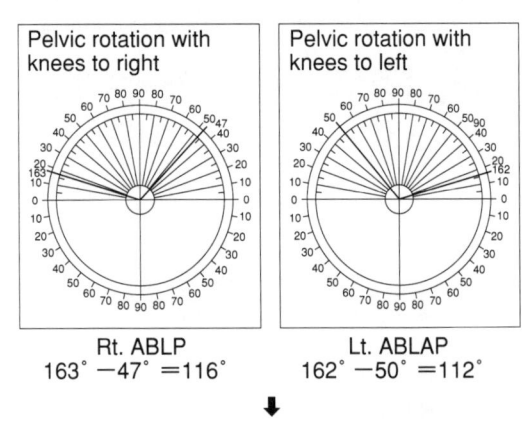

Pelvic rotation with knees to right
Pelvic rotation with knees to left

Rt. ABLP
163°－47°＝116°

Lt. ABLAP
162°－50°＝112°

Goldsmith 指数：116－112 ➡ 右に 4
図 5-9 Goldsmith 指数（正常成人）

に伴う骨盤の回旋角度を引いた値を左右算出し，その値を Angle Between Legs And Pelvis，つまり下肢骨盤間角度（略して ABLAP）と呼びます．そして高い側の ABLAP 値から低い側の ABLAP 値を引き，その値を Goldsmith 指数と定めました．この指数は値が高いほど非対称性が重篤であることを示すものです．このようにして「風に吹かれた股関節」の非対称性がどの方向に有り，かつその程度がどれだけであるかを定量的に測定できるようになりました（図5-8）．

この変形をもたない人の場合では左右のABLAPが対称的でほとんど差がなく，骨盤，下肢とも両方向に大きく動いていることを示しています．そして Goldsmith 指数も小さな値を示しています（図5-9）．

この入所者は下肢が右方向に 175°，それに伴う骨盤の動きは 0°です．左方向に下肢は 105°，骨盤は下肢の動きに伴って 43°動いています．つまり，下肢がほぼ完全に右側に倒れて固定されていて，下肢を垂直位に起こすと骨盤がすぐについてきてしまう状態を示しています．左右の ABLAP を示す図表は非対称で，先の場合に比べ著明な左右差があり，Goldsmith 指数も大きな値を示しています（図5-10）．

この計測を行ってきた過程で解明されてきた

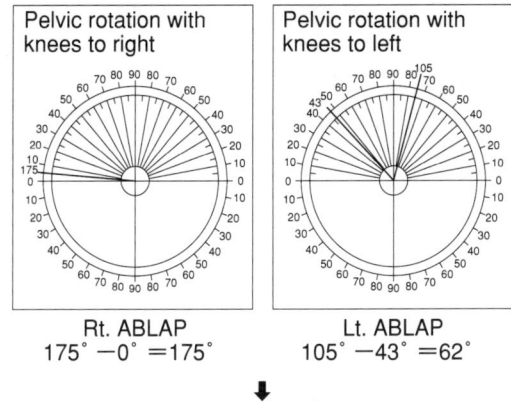

Pelvic rotation with knees to right
Rt. ABLAP
175°−0°＝175°

Pelvic rotation with knees to left
Lt. ABLAP
105°−43°＝62°

Goldsmith 指数：175−62 ➡ 右に 113

図 5-10　Goldsmith 指数（入所者）

ことがあります．それはこれまで単に「風に吹かれた股関節」という一つの臨床像としてとらえられてきたものが，下肢の倒れた方向と骨盤の回旋方向によって同側型とねじれ型に類型化できることです．

同側型とは，日常下肢が倒れている方向とともに骨盤の回旋が始まります．逆に日常倒れていない側に下肢を倒していっても骨盤の回旋があまり起こらない群です．一方，ねじれ型とは，日常下肢が倒れている方向に伴う骨盤の回旋運動がほとんど起こらず，日常倒れていない側へ動かすと，下肢の動きに伴い骨盤が回旋させられてしまう群です．その結果，下肢の倒れた方向と骨盤の回旋方向が一致しない特徴をもちます（図5-11）．

この2類型とGoldsmith指数との関係を統計的に見ると，ねじれ型の指数が1％水準で有意に高い値を示しています（表5-2）．

つぎに「風に吹かれた股関節」と股関節脱臼との関連性も判明しました．股関節の状態を両側脱臼群，一側脱臼群，脱臼なし群の3群に分類しました．内訳は両側脱臼群5名，一側脱臼群13名，脱臼なし群3名でした．2類型との関

「同側型」
日常倒れている方向へ　　　　日常倒れていない方向へ

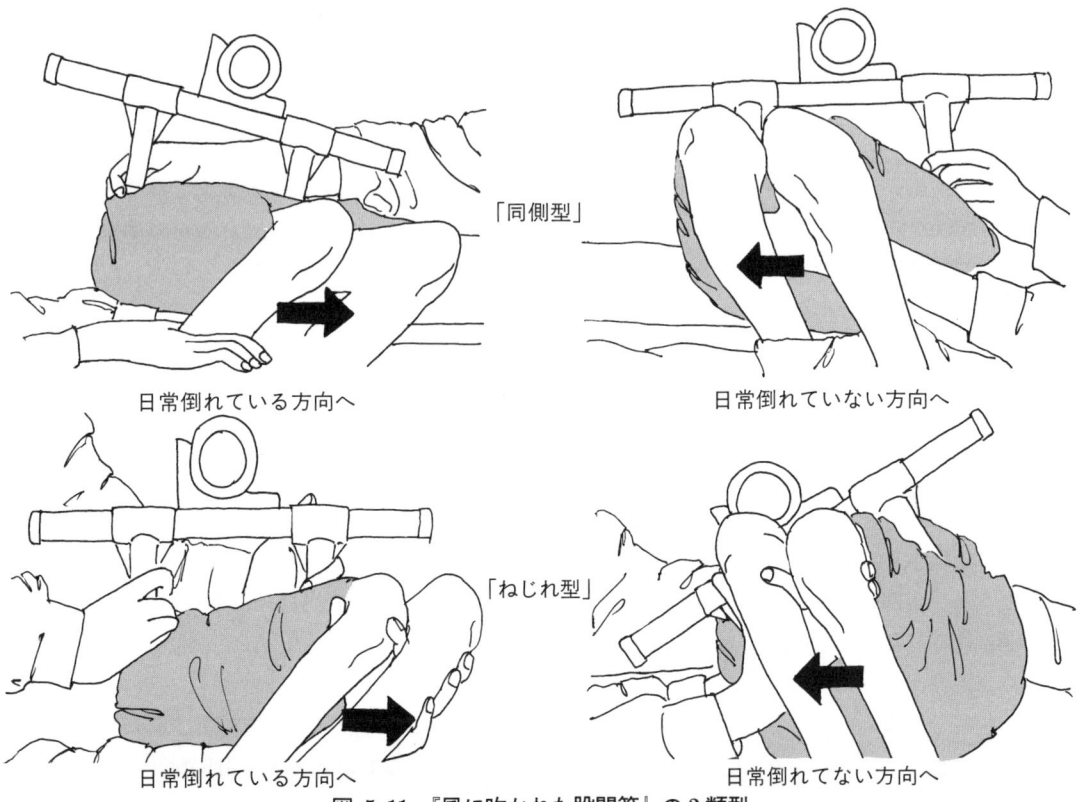

「ねじれ型」
日常倒れている方向へ　　　　日常倒れてない方向へ

図 5-11　『風に吹かれた股関節』の2類型

表 5-2　2種類とGoldsmith指数との関係

	人数（名）	Goldsmith指数
同側型	9	29.7
ねじれ型	12	58.3
計	21	

（＊＊：p＜0.01）

表 5-3　脱臼と2類型との関係

	同側型（名）	ねじれ型（名）
両側脱臼	0	5
一側脱臼	6	7
脱臼なし	3	0
計	9	12

表 5-4　脱臼とGoldsmith指数との関係

		人数（名）	Goldsmith指数
両側脱臼		5	74.4
一側脱臼	風上側	12	40.1
	風下側	1	
脱臼なし		3	24.8
計		21	

（＊：p＜0.05）

係を見ると両側脱臼群5名は全員ねじれ型であり，脱臼なし群3名は全員が同側型でした（**表5-3**）．

そして両側脱臼群，一側脱臼群，脱臼なし群の3群とGoldsmith指数との関連を統計的に見ると5％水準で両側脱臼群は他の2群に比較して有意に高い値を示していることがわかりました（**表5-4**）．

このような結果から非対称変形が発生していくMechanismについて考察していきました．

最初に「風に吹かれた股関節」の発生機序を解明する目的で，同側型とねじれ型のそれぞれに関してモデルを考案しました．同側型モデルは，発達過程の中で下肢の重みにより重力に抗しきれないまま，骨盤と下肢が一体となって倒れていったという仮説に基づいたものです．一方，ねじれ型モデルでは両足部をスライディングボード上に乗せ，スライディングボードを左右どちらか一方向に動かし，結果として両下肢が一側に倒されていくものです．このねじれ型モデルは，発達過程の中で，足部を接触支持面として利用できないまま，あたかも足部が滑っていき，それに拮抗するように骨盤を働かせてきたとする仮説に基づいたものです（**図5-12**）．

この図に見られるように非対称変形の原因として抗重力姿勢制御機構の発達が障害されていることは明らかです（**図5-13**）．

しかし，この変形を示す障害児の筋緊張や姿勢運動パターン，姿勢反射といった抗重力姿勢制御機構と考えられている因子は多様であって，非対称変形との関連性が非常に少ないことが判明しました．むしろ床と身体との接触支持面との関係，言い換えるとその利用の方法が不適切であったり，固定されていることが大きな原因であることが，計測から推察されました．

抗重力活動＝接触支持面の利用
接触支持面の不適応
接触支持面の固定化

ある重症心身障害児の接触支持面での不均等を床やベッドに対して押しつけている身体の各部位で表示したものです．多くは肩，胸郭，骨盤などが床に強く押しつけられている部位とあまり接触支持面を利用していない部位が左右ジグザグ状に分布していきます．それに伴い過剰に伸張される筋と拘縮を起こす筋が身体を数カ所に分割していきます（**図5-14**）．

それらを3次元的に分析し，発達の経過を

「同側型」

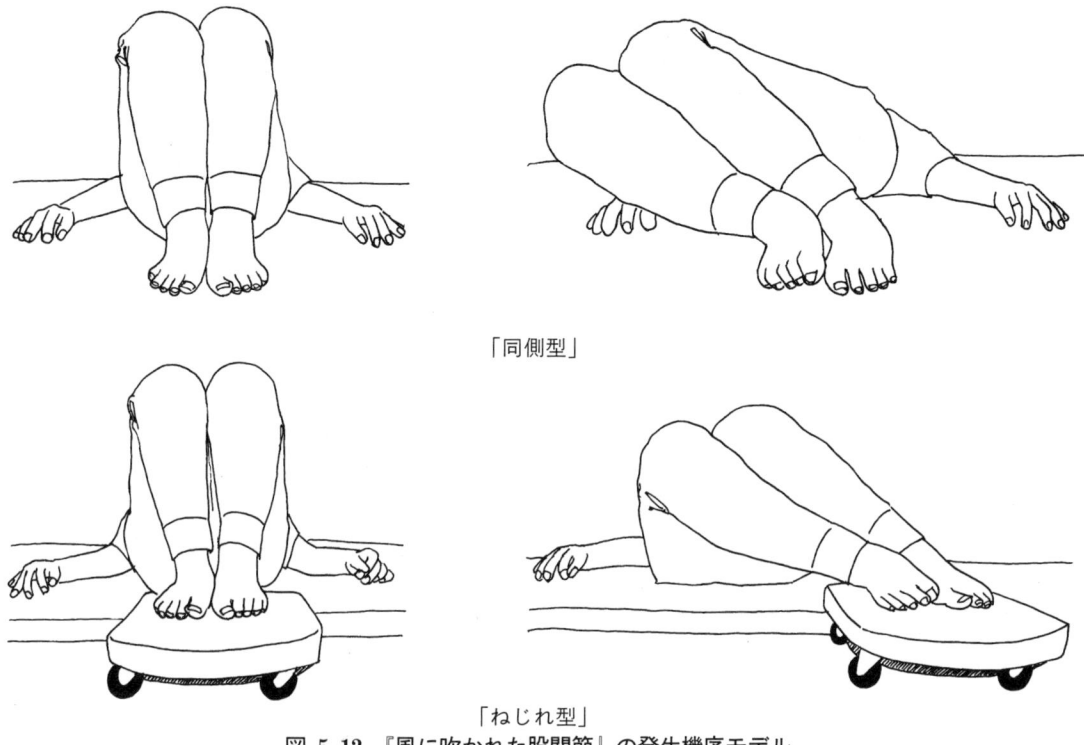

「ねじれ型」

図 5-12 『風に吹かれた股関節』の発生機序モデル

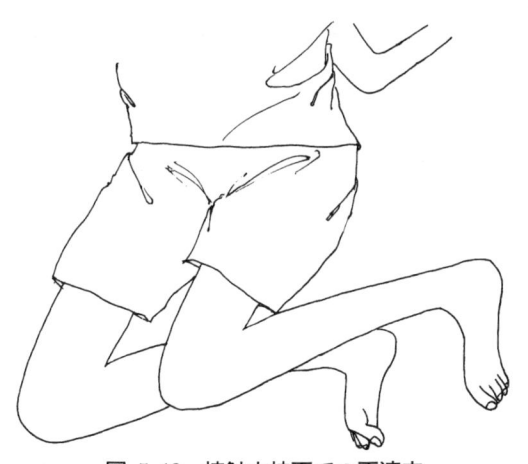

図 5-13 接触支持面での不適応

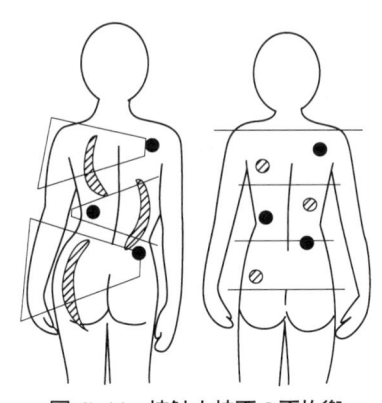

図 5-14 接触支持面の不均衡

おっていったものです。徐々に身体は数カ所に分割して、おのおのがクサビ状になり、ねじれを伴った非対称変形が進行していきます。この傾向はGoldsmith指数の高騰という数値で確認できます（図5-15）。

加齢による非対称変形の進行とGoldsmith指数の推移も大きな関連性をもっています（表5-5）。

現在までの調査研究結果から、「風に吹かれた股関節」は初期の段階では、習慣的な修正可能な姿勢であったものが、変形と認識されなかったために適切な介入を受けずに経過し、固定的拘縮、構築的変形へと進行していったと仮説で

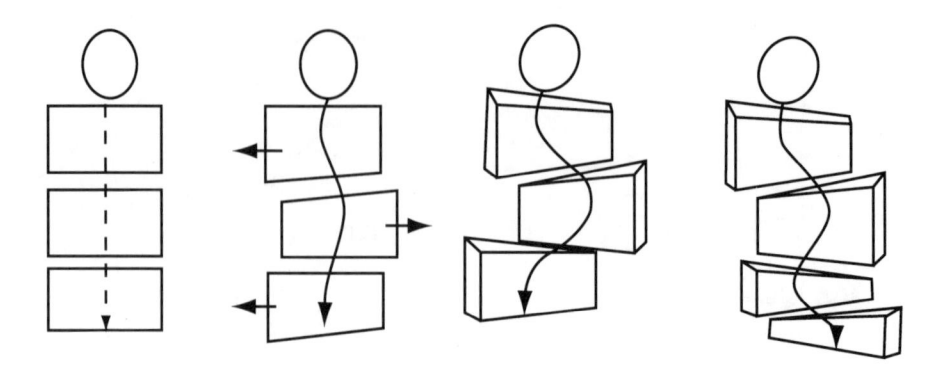

図 5-15　非対称変形の進行モデル

表 5-5　加齢に伴う Goldsmith 指数の推移

年　代	Goldsmith 指数
10 代	27.0
20 代	38.3
30 代	48.5
40 代	55.2

きます．そして同側型からねじれ型へと推移していく過程も計測した測定値から推察できます．

発達変形

可逆的変形
↓
固定的変形
↓
構築的変形

「風に吹かれた股関節」が2つに類型化できた以上，それぞれに対する理学療法・作業療法は異なる形で展開されなければならないと考えました（図5-16）．

「同側型モデル」に対する理学療法・作業療法は，重力に抗しきれないまま，骨盤と下肢が一体となって倒れていったという仮説から，まず身体各部の最も強く床やベッドを押している部位に対して，器具を用いて免荷しました．その免荷に対して持続的な力が必要となる場合は

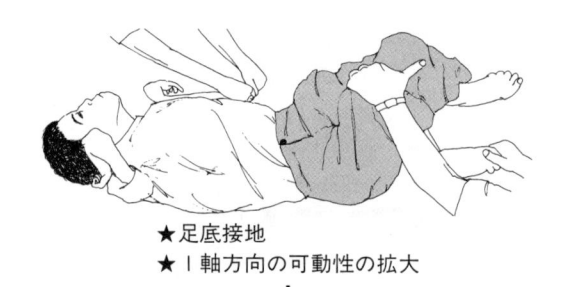

★足底接地
★1軸方向の可動性の拡大
↓
2軸〜3軸方向へ
↓
円錐状の運動へ

図 5-16　運動療法の基礎的考え

ベッド柵などを利用し，持続的に牽引することも必要となります．股関節に対しては骨盤と下肢が一体となって倒れていったという Mechanism に基づき，骨盤を固定した状態で両側下肢を骨盤に対して，牽引と圧縮を行うことで，股関節，骨盤の運動範囲を拡大していくことが可能となりました．「ねじれ型モデル」に対する理学療法・作業療法は，足部を接触支持面として利用できないまま，異常発達を遂げてきているという仮説に基づいています．そこで，足部を主体として接触支持面を作っていくようにします．具体的には「風に吹かれた股関節」を示す重症児に対して，無理のない範囲で足底や足部の一部で支持させていきます．そのことにより全身の筋緊張の状態が変化し，股関節をはじめとする運動性が改善することは臨床的に経験し

ています．さらに「風に吹かれた股関節」が骨盤と股関節の複合変形であるという観点から，股関節に対する可動性を直接的に改善していきます．重症児の股関節を他動的に3つの運動面を同時に運動させるのは危険で困難であることに気づきます．そのため股関節の単独面での運動範囲を無理なく改善するため，まず1軸方向の可動性を向上させていきます．経験的には水平面，つまり内旋方向か外旋方向の動きが，他の運動面での運動を誘発せずに行いやすいといえます．この際も，例えば内・外旋であれば，その運動が容易な方向，つまり動かしやすい方向から始めていき，股関節に対する圧縮や牽引を用いながら徐々に運動性を改善していきます．1軸方向の運動性が得られてきたら，その運動の最終領域で2軸性，さらには3軸性に動かし，運動性を向上させていきます．最後に運動学でいうところの「分まわし運動」をイメージし，股関節を最初は小さく，そして徐々に大きく円錐状に動かしていきます．股関節の運動性の向上に伴い骨盤と股関節の分離性も向上してきますが，骨盤の運動制限が著しい場合は，仙腸関節における仙骨の「うなずき運動」を引き出しながら，直接的に腰椎の運動性を向上させていきます．

この運動療法の有効性を検討していくのにもGoldsmith指数を用いています．前述のようにGoldsmith指数の値が高ければ高いほど，「風に吹かれた股関節」の非対称性の程度は大きくなります．そこで1回の運動療法の前後で，このGoldsmith指数の変化が得られるかを検討すると，ある例においては，治療前のGoldsmith指数の値が「左に70」であった者が，前述のような運動療法を行った結果「左に30」と大きく変化を遂げました．このことは1回の理学療法・作業療法の時間内であっても，十分に運動療法の効果を挙げることができることを意味し，同時にGoldsmithによる「風に吹かれた股関節」の計測手技が，運動療法の定量的効果判定に用

いることができることを示唆しています．

より有効な理学療法・作業療法計画を立案し，実現していくためには，「短期目標」と「長期目標」の両者を念頭におかなければなりませんが，「短期目標」を1回の運動療法によって実現できるMethodを今後も開発，立証していきたいと考えています．

簡潔にそれぞれの運動療法の日常生活への応用を述べてみますと，同側型の場合，倒れている下肢を骨盤が床に対して可能な限り水平位になるまで垂直に起こしてくるという従来の方法でGoldsmith指数の進行を防ぐことができます．しかし，ねじれ型の場合，その方法であれば，より一層非対称性を増悪させることになります．そこで下肢の倒れている側に骨盤を，必要であれば体幹も起こし，ちょうど側臥位に近づけていくように介助します．これによりGoldsmith指数の進行を防げるだけではなく，改善を示すこどもたちも出現してきました（図5-17）．

日常生活の姿勢援助のために同側型の「風に吹かれた股関節」を示す場合にはT-ROLLという器具を用い，「膝窩をしっかり」支え，ねじれ型にはSYMMETRISleepという臥位保持具を考案し，「即！部分的側臥位」がとれるようにしました．SYMMETRISleepの有用性は，クッションや枕などでベッドと身体の隙間を埋めるだけでは長時間の使用によりそれらが重みにより押しつぶされ，結果的に適切な姿勢管理ができなかった点を克服したことにあります．具体的には2枚のマットを用い，その間にベルクロシートをはさみ，徒手的に臥位での良肢位，つまり計測手技における開始肢位を上側のマット上に可能な限りとらせ，その姿勢が崩れないようにブックエンド状の物をベルクロシートに固定し，結果的に上側のマットが全身を包み込んで，接触支持面を均等化させていく器具です（図5-18a）．

私たちはこのSYMMETRISleepの概念を

同側型

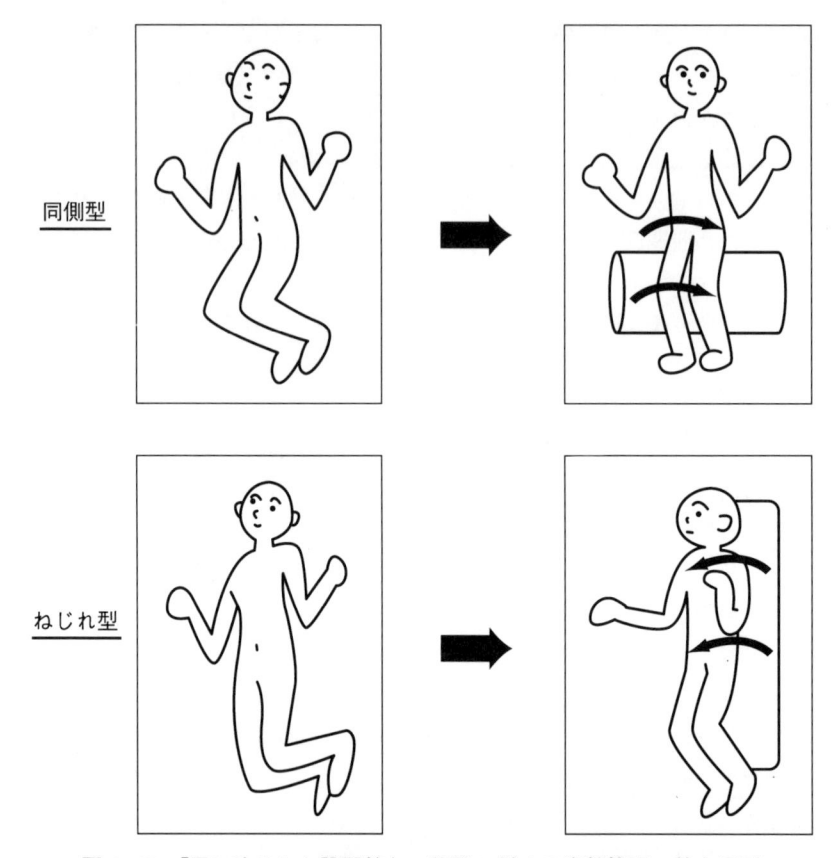

ねじれ型

図 5-17 「風に吹かれた股関節」2 類型に対する姿勢管理の基本原則

基に，重症心身障害児の接触支持面での不均等を 3 次元的に分析しました．つまり，重症心身障害児が床やベッドに対して押しつけている身体の各部位を頭部，肩甲帯，上部胸郭，下部胸郭，骨盤など数カ所に分割し，その部位をタオルを用いて，ベッド柵を利用し重力から免荷しました．さらに，その時点でGoldsmithらの考案したSYMMETRISleepにより全身を包み込み，均等な接触支持面を実現し重症心身障害児にとっても快適な臥位姿勢が維持できる器具を現在開発中です（図 5-18 b〜e）．

非対称変形の可逆性成分を維持していくことが重症心身障害児の非対称変形増悪の防止と，次世代のこどもたちの非対称変形の予防につながっていくことはいうまでもありません．その実現のために，24 時間の生活時間と生活空間を分析し長期にわたる処遇，Managementが必要

であると考え，実施しています．PositioningやSeatingはその一例になりますが，私たちは今まで述べてきた定量測定，定点調査，発生機序の解明，具体的な方法の確立を通して，従来のPositioningを再考してみました．

まずPositioningやSeatingのingは多様さや流動性，変換を表現しているのですが，良肢位へのPositioned, Seatedつまり姿勢の固定化になっているのではないかと思えるような長時間にわたる一定姿勢の保持が行われている場合があり，そのような場合，Goldsmith指数の増悪が見られました．

Positioned
↓
Positio<u>ning</u>

さらにPositioningは機能的動作の手段で

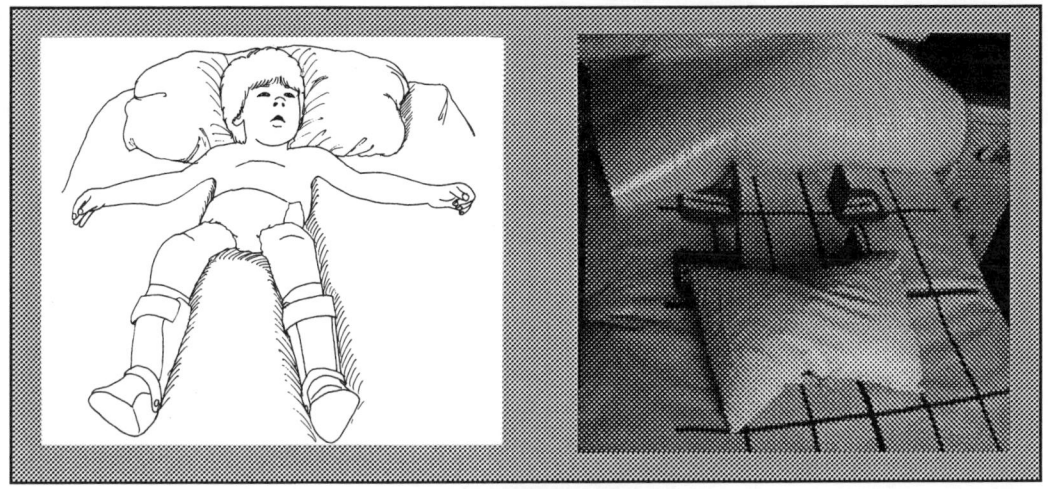

"SYMMETRISLEEP"

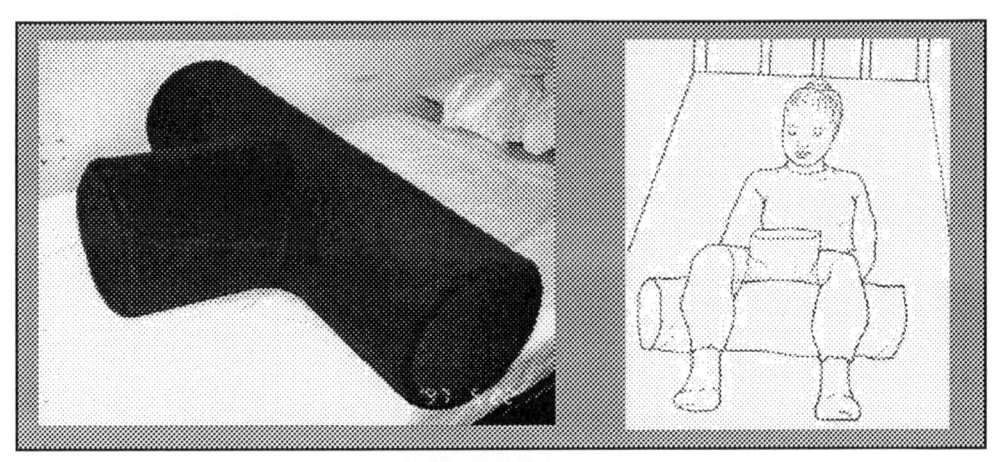

"T-ROLL"

図 5-18 a

あって，目的ではないという明確な概念で導入しています．いつ，どこで，だれと，どのようなことをするかという前提から出発し，その目的を達成するにはどのような Positioning が最適かという観点で実施しています．食事のときの Positioning とテレビを視るときの Positioning は異なって当然で，常に解剖学的アラインメントが優先されるわけではありません．

Positioning for What ?
→機能特定・時間限定

そのような視点で私たちが行っている Positioning の基本理念をまとめてみました．まず解剖学的良肢位よりは，本人が安全で，安心でき，安定していて，安楽だと受け入れることができる姿勢（四「安」姿勢）を第一に考えて

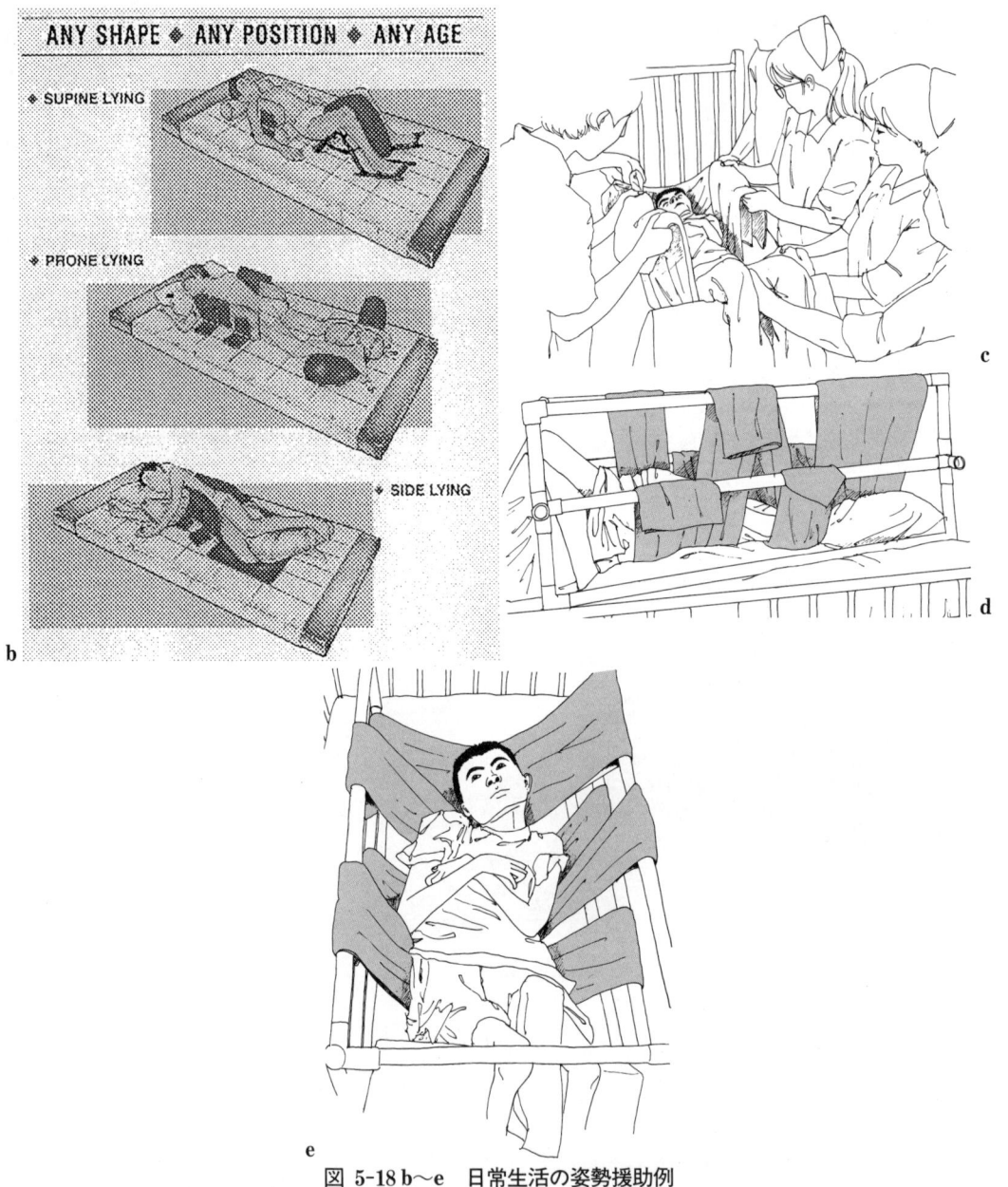

図 5-18 b〜e　日常生活の姿勢援助例

います．そして姿勢を保持するというよりは姿勢の多様性を重視します．しかし，本人の身体を頻繁に直接姿勢変換するのではなく，接触支持面をごくわずかに変化させていく簡単で最も効果のある方法をとっています．具体的には，布団やマットの下にタオルや特殊な枕，さらにブックエンドなどを置き，必要に応じて接触支持面を均等化させたり，免荷したり，支持を強調したり，全身を包み込んだりしています．つまり，身体に直接さまざまな器具，装置，補助具が触れるものではありません．布団の下に敷いてあるタオルや枕をわずかに移動させるだけで両親や介助者にとっても容易に多様な姿勢を経験させることが可能になり，重症心身障害児にとっても快適な姿勢が維持でき，なによりもGoldsmith指数の改善によって実証されていま

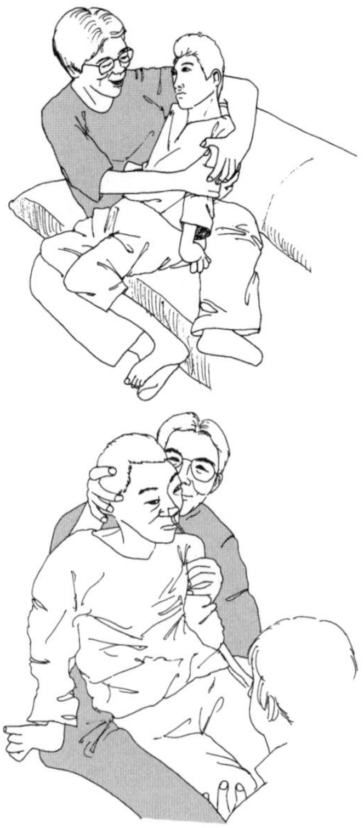

表 5-6
◆成長/発達障害
◆複合障害
◆定量評価
◆定点調査
◆Windswept deformity の類型化
◆接触支持面
◆「膝窩をしっかり！」・「即！側臥位」
◆Positioning

図 5-19

す．そして，先程も述べましたように Positioning や Seating は特定の機能のために用い，時間を限定して用いるようにしています．

Positioning
① 良肢位 ➡ 四 "安" 姿勢
② 姿勢保持 ➡ 多様な姿勢
③ 姿勢変換 ➡ 接触支持面の変化
④ 機能特定・時間限定

3．おわりに

これは私に一番最初に非対称変形を気づかせてくれた彼女の最近の状態で，このように坐位姿勢で周囲のひとたちと接しているところです（図 5-19）．

ここに列挙した項目は今回のまとめです．まず非対称変形を成長/発達障害としてとらえ，さまざまな症状の複合体として個々の変形を関連づけることから出発しました．そのために定量評価と縦断的定点調査を可能にする Measurement を初めて考案，実施し，「風に吹かれた股関節」を大きく2つに類型化しました．その Mechanism として接触支持面の固定化や不適応が姿勢制御障害を形成していることが理解でき，変形が固定される前段階である可逆的変形の概念の重要性を提唱しました．具体的な Method として，それぞれに対応した運動療法の原則を確立し，新しい Positioning や Seating の概念による Management を紹介しました（表 5-6）．

最後に，療法士が小児の姿勢制御障害に対する知識と技術をもち，なおかつそれらを目的ではなく科学的手段と位置づけて，当事者に優しく，両親や介助者にとって実現が易しい実際的な姿勢制御方法を示す芸術的な知恵があれば，彼らの人生の質に貢献するという療法士本来の目的を達成することは可能だと確信しています．

優しく!! 易しく!!

文　　献

1) Abidin RR : Parenting Stress Index. Pediatric Psychology Press, Charlottesville, 1986
2) Alexander R, Boehme R, Cupps B : Normal Development of Functional Motor Skills ; The First Year of Life. Therapy Skill Builders, Tucson, 1993
3) Als H : A synactive model of neonatal behavioral organization ; framework for the assessment of neurobehavioral development in the premature infant and for the support of infants and parents in the neonatal intensive care environment. Phys Occup Ther Pediatr **6** (3/4) : 3-53, 1986
4) Ammon JE, Etzel ME : Sensorimotor organization in reach and prehension ; a developmental model. Phys Ther **57** : 7-14, 1977
5) Anderson J, Hinojosa J : Parents and therapists in a professional partnership. Am J Occup Ther **38** : 452-461, 1984
6) Anderson J, Hinojosa J, Strauch C : Integrating play in neurodevelopmental treatment. Am J Occup Ther **41** : 421-426, 1987
7) Bailey DB : Issues and perspectives on family assessment. Inf Young Children **4** (1) : 26-34, 1991
8) Banus BS, Kent CA, Norton Y, Sukiennicki DR : The Developmental Therapist. Slack, Thorofare, 1979
9) Bard C, Fleury M, Hay L : Development of Eye-Hand Coordination across the Life Span. University of South Carolina Press, Columbia, 1990
10) Barks L : A parents' guide to enteral nutrition ; therapeutic positioning for eating and digestion. Exceptional Parent **26** (11) : 44-47, 1996
11) Barrera ME, Vella DM : Disabled and nondisabled infants' interactions with their mothers. Am J Occup Ther **41** : 168-172, 1987
12) Bazyk S : Changes in attitudes and beliefs regarding parent participation and home programs ; an update. Am J Occup Ther **43** : 723-728, 1989
13) Berls AT, McEwen IR : Battelle Developmental Inventory. Phys Ther **79** : 776-783, 1999
14) Bledsoe NP, Shepherd JT : A study of reliability and validity of a preschool play scale. Am J Occup Ther **36** : 783-788, 1982
15) Bly L : Motor Skills Acquisition in the First Year ; An Illustrated Guide to Normal Development. Therapy Skill Builders, Tucson, 1994
16) Boehme R : Improving Upper Body Control ; An Approach to Assessment and Treatment of Tonal Dysfunction. Therapy Skill Builders, Tucson, 1988
17) Bornstein MH : How infant and mother jointly contribute to developing cognitive competence in the child. Proc Nat'l Acad Sci USA **82** (21) : 7470-7473, 1985
18) Brereton BLG, Sattler J, Ironside M : Cerebral Palsy ; Basic Abilities—A Plan for Training the Preschool Child. The Spastic Centre of New South Wales, Mosman, 1975
19) Brereton BLG, Ironside M : Cerebral Palsy ; Interaction Games for Severely Handicapped Children without Speech. The Spastic Centre of New South Wales, Mosman, 1975
20) Bronfenbrenner U : The Ecology of Human Development ; Experiments by Nature and Design. Harvard University Press, 1979
21) Campbell SK : Pediatric Neurologic Physical Therapy. Churchill Livingstone, New York, 1984
22) Campbell SK : Physical Therapy for Children. W. B. Saunders, Philadelphia, 1994
23) Campbell SK : Therapy programs for children that last a lifetime. Phys Occup Ther Pediatr **17** (1) : 1-15, 1997
24) Caplan F : The First Twelve Months of Life ; Your Baby's Growth Month by Month. Grosset & Dunlap, New York, 1973
25) Caplan F, Caplan T : The Second Twelve Months of Life ; A Kaleidoscope of Growth. Grosset & Dunlap, New York, 1977
26) Carr JH, Shepherd RB, Gordon J, Gentile AM, Held JM : Movement Science ; Foundations for Physical Therapy in Rehabilitation. An Aspen Publication, Rockville, 1987
27) Case-Smith J, Bigsby R, Clutter J : Perceptual-motor coupling in the development of grasp. Am J Occup Ther **52** : 102-110, 1998
28) Case-Smith J, Nastro MA : The effect of occupational therapy intervention on mothers of children with cerebral palsy. Am J Occup Ther **47** : 811-817, 1993
29) Case-Smith J, Pehoski C : Development of Hand Skills in the Child. The American

Occupational Therapy Association, Rockville, 1992
30) Castner BM : The development of fine prehension in infancy. Genetic Psychology Monographs **12** : 105-191, 1932
31) Cech D, Martin ST : Functional Movement Development across the Life Span. W. B. Saunders, Philadelphia, 1995
32) Chandler BE : The Essence of Play ; A Child's Occupation. The American Occupational Therapy Association, Bethesda, 1997
33) Chiarello L, Effgen S, Levinson M : Parent-professional partnership in evaluation and development of individualized family service plans. Pediatr Phys Ther **4** : 64-69, 1992
34) Cliff S : The Development of Reach and Grasp. Guynes Printing, El Paso, 1977
35) Connolly BH, Montgomery PC : Therapeutic Exercise in Developmental Disabilities. Chattanooga Corporation, Chattanooga, 1987
36) Connolly K : Mechanisms of Motor Skill Development. Academic Press, London, 1970
37) Connolly K, Forssberg H : Neurophysiology and Neuropsychology of Motor Development. Mac Keith Press, London, 1997
38) Coley IL : Pediatric Assessment of Self-Care Activities. Mosby, St. Louis, 1978
39) Conway EM : Caregiver-infant interaction in normal and atypical dyads. Phys Occup Ther Pediatr **11** (1) : 71-84, 1991
40) Cotton E : The Basic Motor Pattern. The Spastics Society, London, 1975
41) Cotton E : The Hand as a Guide to Learning. The Spastics Society, London, 1975
42) Cotton E : The Significance of Grasp and Release in the Treatment of Cerebral Palsy. The Spastics Society, London, 1975
43) Couch KJ, Deitz JC, Kanny EM : The role of play in pediatric occupational therapy. Am J Occup Ther **52** : 111-117, 1998
44) Cranley MS : The origins of the mother-child relationship ; a review. Phys Occup Ther Pediatr **12** (2/3) : 39-51, 1993
45) Cratty BJ : Percepfual and Motor Development in infants and Children. Prentice-Hall, Englewood Cliffs, 1986
46) DeGangi GA, Craft P, Castellan J : Assessment and treatment of sensory, emotional, and attentional problems in regulatory disordered infants. Inf Young Children **3** (3) : 1-19, 1991
47) DeGangi G, Greenapan Sl : Test of Sensory Functions in Infants. Western Psychological Services, Los Angeles, 1989
48) Dormans JP, Pellegrino L : Caring for Children with Cerebral Palsy ; A Team Approach. Paul H. Brookes, Baltimore, 1998
49) Dunaway A, Klein MD : Bathing Techniques for Children who have Cerebral Palsy. Therapy Skill Builders, Tucson, 1989
50) Dunaway A, Klein MD : Writing Techniques and Adaptations for Home and Classroom. Therapy Skill Builders, Tucson, 1989
51) Dunaway A, Snyder S, LaRosa ME : Adaptive Toileting for Children who have Cerebral Palsy. Therapy Skill Builders, Tucson, 1989
52) Dunlap WR, Hollinsworth JS : How does a handicapped child affect the family? ; implications for practioners. Fam Coord **26** (3) : 286-293, 1997
53) Easley AM, Liptak GS, Bair L, Campbell T, Kaupang K, Strucker J : The use of a parent-completed developmental questionnaires by physical therapists and physicians. Pediatr Phys Ther, 8 : 104-110, 1996
54) Eddins C : Interaction strategies. Phys Occup Ther Pediatr **7** (2) : 107-122, 1987
55) Edwards S : Neurological Physiotherapy : A Problem-Solving Approach. Churchill Livingstone, London, 1996
56) Effgen SK : Systematic delivery and recording of intervention assistance. Pediatr Phys Ther **3** : 63-68, 1991
57) Elliott JM, Connolly KJ : A classification of manipulative hand movements. Dev Med Child Neurol **26** : 283-296, 1984
58) Embrey DG, Yates L, Nirider B, Hylton N, Adams LS : Recommendations for pediatric physical therapists ; making clinical decisions for children with cerebral palsy. Pediatr Phys Ther **8** : 165-170, 1996
59) Erhardt RP : Developmental Hand Dysfunction ; Theory, Assessment, Treatment. RAMSCO, Laurel, 1982
60) Erhardt RP : Developmental Visual Dysfunction ; Models for Assessment and Management. Therapy Skill Builders, Tucson, 1990
61) Exner CE : The zone of proximal development in in-hand manipulation skills of nondysfunctional 3-and 4-year-old children. Am J Occup Ther **44** : 884-892, 1990
62) FaraVizziello GM, Bricca P, Chicconi I, Dalla Barba B : Parental structure and ways of interaction in relation to the development of impaired newborns in the first year of life. Ital J Neurol Sci Suppl **5** : 73-78, 1986
63) Faux C : Developing Effective Communication for the Physically Handicapped Child. Therapy Skill Builders, Tucson, 1989

64) Finnie NR : Handling the Young Child with Cerebral Palsy at Home. Butterworth-Heinemann, Oxford, 1997
65) Florey LL : Studes of play ; implications for growth, development, and for clinical practice. Am J Occup Ther **35** : 519-528, 1981
66) Forssberg H, Hirschfeld H : Movement Disorders in Children. Karger, Basel, 1992
67) Foster MA, Phillips W : Family systems theory as a framework for problem solving in pediatric physical therapy. Pediatr Phys Ther **4** : 70-73, 1992
68) Frederics CM, Saladin LK : Pathophysiology of the Motor Systems ; Principles and Clinical Presentations. F. A. Davis, Philadelphia, 1996
69) Friedrich WN, Friedrich WL : Psychosocial assets of parents of handicapped and non-handicapped children. Am J Ment Defic **85** (5) : 551-553, 1980
70) Fulford GE, Brown JK : Position as a cause of deformity in children with cerebral palsy. Dev Med Child Neurol **18** : 305-314, 1976
71) Furstenberg FF : Sociological ventures in child development. Child Dev **56** : 281-288, 1985
72) Gassier J : A Guide to the Psycho-Motor Development of the Child. Churchill Livingstone, New York, 1984
73) Geralis E : Children with Cerebral Palsy ; A Parents' Guide. Woodbine House, Bethesda, 1998
74) Gesell A, Ilg FL, Bullis GE : Vision ; Its Development in Infant and Child. Paul B. Hoeber, New York, 1949
75) Gilfoyle EM, Grady AP, Moore JC : Children Adapt. SLACK, Thorofare, 1990
76) Goldsmith E, Golding RM : A technique to measure windswept deformity. Physiotherapy **78** : 235-242, 1992
77) Goldson E : Nurturing the Premature Infant ; Developmental Interventions in the Neonatal Intensive Care Nursery. Oxford University Press, New York, 1999
78) Goodgold-Edwards SA, Beshere N, Murphy K, MacNeil D, Daoust B : Cognitive strategies during a reciprocal tapping task. Phys Occup Ther Pediatr **17** (3) : 1-19, 1997
79) Gordon IJ : Baby Learning through Baby Play ; A Parent's Guide for the First Two Years. Sidgwick & Jackson, London, 1973
80) Gordon IJ, Guinagh B, Jester RE : Child Learning through Child Play ; Learning Activities for Two and Three-Year Old. Sidgwick & Jackson, London, 1973
81) Gottwald SR, Thurman SK : Parent-infant interaction in neonatal intensive care units ; implications for research and service delivery. Inf Young Children **2** (3) : 1-9, 1990
82) Green EM, Pountney TE : An inventigation into the development of early postural control. Dev Med Child Neurol **37** : 437-448, 1995
83) Hadders-Algra M, Brogren E, Forssberg H : Nature and nurture in the development of postural control in human infants. Acta Peadiatrica Supplement **422** : 48-53, 1997
84) Hadders-Algra M, Brogren E, Forssberg H : Postural adjustments during sitting at preschool age ; presence of a transient toddling phase. Dev Med Chid Neurol **40** : 436-447, 1998
85) Haley SM, Baryza MJ : A hierarchy of motor outcome assessment : self-initiated movements through adaptive motor function. Inf Young Children **3** (2) : 1-14, 1990
86) Halverson HM : An experimental study of prehension in infants by means of systematic cinema records. Genetic Psychologic Monographs **10** : 107-286, 1931
87) Hanft B : The changing environment of early intervention service ; implications for practice. Am J Occup Ther **42** : 724-731, 1988
88) Hanzlik JR : Interactions between mothers and their infants with developmental disabilites ; analysis and review. Phys Occup Ther Pediatr **9** (4) : 33-47, 1989
89) Hanzlik JR, Stevenson MB : Interactions of mothers with their infants who are mentally retarded, retarded with cerebral palsy, or nonretarded. Am J Ment Defic **90** (5) : 513-520, 1986
90) Harris SR : Efficacy of physical therapy in promoting family functioning and functional independence for children with cerebral palsy. Pediatr Phys Ther **2** : 160-164, 1990
91) Harris SR : Parents' and caregivers' perceptions of their children's development. Dev Med Child Neurol **36** : 918-923, 1994
92) Hartman A : Diagramatic assessment of family relationships. Social Casework **10** : 465-476, 1978
93) Held R, Bauer J : Visually guided reaching in infant monkeys after restricted rearing. Science **155** : 718-720, 1967
94) Helms DB, Tumer JS : Exploring Child Behavior. W. B. Saunders, Philadelphia, 1976
95) Hinojosa J : How mothers of preschool chidren with cerebral palsy perceive occupa-

tional and physical therapists and their influence on family life. Occup Ther J Research **10**:144-162, 1990
96) Hinojosa, J, Anderson J : Mothers' perceptions of home treatment programs for their preschool children with cerebral palsy. Am J Occup Ther **45**:273-279, 1991
97) Holt KS : Developmental Paediatrics. Butterworth, London, 1977
98) Hopkins HL, Smith HD : Willard & Spackman's Occupational Therapy. Lippincott, Philadelphia. 1978
99) Horton ME : The development of movement in young children. Physiotherapy **57**:149-158, 1971
100) Humphry R : Early intevention and the influence of the occupational therapist on the parent-child relationship. Am J Occup Ther **43**:738-742, 1989
101) Ingvaldsen RP, Whiting HTA : Modem views on motor skill learning are not "representative"! Human Movement Science **16**:705-732, 1997
102) Johnson CB, Deitz JC : Activity patterns of mothers of handicapped and non-handicapped children. Phys Occup Ther Pediatr **5** (1) : 17-25, 1985
103) Kaye K : Family development. Child Dev **56**:279-280, 1985
104) Kent E : Functional anatomy of the shoulder complex. Phys Ther **51**:867-889, 1971
105) Klein MD : Dressing Techniques for Children who have Cerebral Palsy. Therapy Skill Builders, Tucson, 1989
106) Klein MD : Parent Articles for Early Intervention. Therapy Skill Builders, Tucson, 1990
107) Klein MD : Pre-Dressing Skills. Therapy Skill Builders, Tucson, 1983
108) Klein MD : Pre-Scissor Skills. Therapy Skill Builders, Tucson, 1987
109) Klein MD : Pre-Writing Skills. Therapy Skill Builders, Tucson, 1982
110) Knobloch H, Pasamanick B : Gesell & Amatruda's Developmental Diagnosis. Harper & Row. Hagerstown, 1974
111) Kolobe TH : Working with families of children with disabillities. Pediatr Phys Ther **4**:57-63, 1992
112) Krefting L : Rigor in qualitative research ; the assessment of trustworthness. Am J Occup Ther **45**:214-222, 1991
113) Kuhn TS : The Structure of Scientific Revolutions. University of Chicago Press, Chicago. 1970
114) Kurtz LA, Dowrick PW, Levy SE, Batshaw ML : Handbook of Developmental Disabilities ; Resources for Interdisciplinary Care. An Aspen Publication, Gaithersburg, 1996
115) Laszlo J : Diagnosis and treatment of perceptual-motor dysfunction ; a reply to four evaluation studies. Dev Med Child Neurol **40**:70-71, 1998
116) Law M : Family-centred assessment and intervention in pediatric rehabilitation. Phys Occup Ther Pediatr **18** (1) : 83-102, 1998
117) Letts M, Shapiro L : The windblown hip syndrome in total body cerebral palsy. J Pediatr Orthop **4**:55-62, 1984
118) Levitt S : A study of the gross motor skills of cerebral palsied children in an adventure playground for handicapped children. Child Care Health Dev **1**:29-43, 1975
119) Levitt S : Basic Abilities ; A Whole Approach. Souvenir Press, London, 1994
120) Long TM : The use of parent report measures to assess infant development. Pediatr Phys Ther **4**:74-77, 1992
121) Long T, Soderstrom E : A critical appraisal of positioning infants in the neonatal intensive care unit. Phys Occup Ther Pediatr **15** (3) : 17-31, 1995
122) Lonsdale G : Family life with a handicapped child ; the parents speak. Child Care Health Dev **4**:99-120, 1978
123) Lorenz K : Studies in Animal and Human Behaviour. Methuen, London, 1971
124) Luria AR : Restoration of Function after Brain Injury. Pergamon Press, Oxford, 1963
125) Martin T, Vandeveer M, Rio MD : Family interaction and motor development of children who required intensive care at birth. Pediatr PhysTher **4**:78-84, 1992
126) Masin HL : Perceived maternal knowledge and attitudes toward physical therapy during early intervention in Cuban-American and African-American familles. Pediatr Phys Ther **7**:118-128, 1995
127) McCollum JA : Looking patterns of mentally retarded and nonretarded infants in play and instructional interactions. Am J Ment Defic **91**(5) : 516-523, 1987
128) McGraw MB : The Neuromuscular Maturation of the Human infant. Hafner, New York, 1969
129) Miller F, Bachrach SJ : Cerebral Palsy ; A Complete Guide for Caregiving. The Johns Hoppins University Press, Baltimore, 1995
130) Minuchin P : Families and individual development ; provocations from the field of family therapy. Child Dev **56**:289-302, 1985
131) Morris LR, Schulz L : Creative Play Activ-

ities for Children with Disabilities ; A Resource Book for Teachers and Parents. Human Kinetics Books, Champaign, 1989
132) Morris SE : Program Guidelines for Children with Feeding Problems. Childcraft Education Corp, Edison, 1977
133) Morris SE, Klein MD : Pre-Feeding Skills. Therapy Skill Builders, Tucson, 1987
134) Napier JR : The prehensile movements of the human hand. J Bone Joint Surg **38B** : 902-913, 1956
135) O'Sullivan SB : Infant-caregiver interaction and the social development of handicapped infants. Phys Occup Ther Pediatr **5** (4) : 1-12, 1985/1986
136) Palmer FB, Shapiro BK, Wachtel RC : The effect of physical therapy on cerebral palsy ; a controlled trial in infants with spastic diplegia. New England J Med **318** (13) : 803-808, 1988
137) Parush S, Clark F : The reliability and validity of a sensory developmental expectation questionnaire for mothers of newborns. Am J Occup Ther **42** : 11-16, 1988
138) Pearson PH, Williams CE : Physical Therapy in the Developmental Disabilities. Charles C Thomas, Springfield, 1972
139) Peiper A : Cerebral Function in Infancy and Childhood. Consultants Bureau, New York, 1963
140) Petersen P, Petersen CE : Bilateral handskills in children with mild hemiplegia. Phys Occup Ther Pediatr **4** (1) : 77-87, 1984
141) Phillips WE : Stress and coping in the family of the child with cerebral palsy ; the role of the physical therapist. Pediatr Phys Ther **2** : 166-168, 1990
142) Piaget J : The Origins of Intelligence in Children. International Universities Press, New York, 1952
143) Pierce D : Cognition ; Temporal Orientation and Organizational Capacity. The American Occupational Therapy Association, Rockville, 1991
144) Pountney TE, Cheek L, Green E, Mulcahy C, Nelham R : Content and criterion validation of the Chailey levels of ability. Physiotherapy **85** : 419-416, 1999
145) Pountney TE, Mulcahy C, Green E : Early development of postural control. Physiotherapy **76** : 799-802, 1990
146) Prechtl HFR : Continuity of Neural Functions from Prenatal and Postnatal Life. SIMP. Oxford, 1984
147) Prechtl HFR : State of the art of a new functional assessment of the young nervous system ; an early predictor of cerebral palsy. Early Human Developnent **50** : 1-11, 1997
148) Prechtl HFR, Kainer F, Sival D, Piontelli A, Einspieler C, Bos A, Cioni G, Ferrari F : Spontaneous Motor Activity as a Diagnostic Tool ; Functional Assessment of the Young Nervous System. Early Human Development (Special Issue), 1997
149) Redman-Bentley D : Parent expectations for professionals providing services to their handicapped children. Phys Occup Ther Pediatr **2** (1) : 13-26, 1995
150) Reilly M : Play as Exploratory Learning. Sage, Beverly Hills, 1974
151) Riddick B : Toys and Play for the Handicapped Child. Croom Helm, London, 1982
152) Roberts RM : Serendipity ; Accidental Discoveries in Science. Johs Wiley & Sons, New York, 1989
153) Rosenbloom L, Horton ME : The maturation of fine prehension. Dev Med Child Neurol **13** : 3-8, 1971
154) Ross M, Bachner S : Adults with Developmental Disabilities ; Current Approaches in Occupational Therapy. The American Occupational Therapy Association, Bethesda, 1998
155) Sakemiller LM, Nelson DL : Eliciting functional extension in prone through the use of a game. Am J Occup Ther **52** : 150-157, 1998
156) Schaaf RC, Mulrooney LL : Occupational therapy in early intervention ; a family-centered approach. Am J Occup Ther **43** : 745-754, 1989
157) Schneck CM, Henderson A : Descriptive analysis of the developmental progression of grip position for pencil and crayon control in nondysfunctional children. Am J Occup Ther **44** : 893-900, 1990
158) Scrutton D : Management of the Motor Disorders of Children with Cerebral Palsy. SIMP, Oxford, 1984
159) Scrutton D, Gilbertson M : Physiotherapy in Paediatric Practice. Butterworths, London, 1975
160) Seyffarth H, Denny-Brown D : The grasp reflex and the instinctive grasp reaction. Brain **71** : 109-183, 1948
161) Shepherd RB : Physiotherapy in Paediatrics. Butterworth-Heinemass, Oxford, 1995
162) Sheridan M : Spontaneous Play in Early Childhood from Birth to Six Years. NFER, Berks, 1977
163) Sheridan MD : The importance of spontane-

ous play in the fundamental learning of handicapped children. Child Care Health Dev **1**：3-17, 1975
164) Shumway-Cook A, Woollacott M：Motor Control；Theory and Practical Applications. Williams & Wikins, Baltimore, 1995
165) Slade A：A longitudinal study of maternal involvement and symbolic play during the toddler period. Child Dev **58** (2)：367-375, 1987
166) Smith VH：Visual Disorders and Cerebral Palsy. William Heinemann, London, 1962
167) Sparling J, Lewis I：Learningames for the First Three Years. Berkley Books, New York, 1979
168) Stern M, Hildebrandt KA：Prematurity stereotyping；effects on mother-infant interactions. Child Dev **57** (2)：308-315, 1986
169) Tarran EC：Parents' views of medical and social-work services for families with young cerebral-palsied children. Dev Med Child Neurol **23**：173-182, 1981
170) Tecklin JS：Pediatric Physical Therapy, J. B. Lippincott, Philadelphia, 1989
171) Tew BJ, Payne H, Laurence KM：Must a family with a handicapped child be a handicapped family? Dev Med Child Neurol **16** (Supp 32)：95-98, 1974
172) Tracy B：Positioning and Care of the Low-Tone Child. Therapy Skill Builders, Tucson, 1989
173) Turk MA, OvereynderJC, Janicki MP：Uncertain Future；Aging and Cerebral Palsy-Clinical Concerns. New York State Developmental Disabilities Planning Council, New York, 1995
174) Twitchell TE：The automatic grasping responses of infants. Neuropsychologia **3**：247-259, 1965
175) Uzgiris IC, Hunt JM：Assessment in Infancy；Ordinal Scales of Psychological Development. University of Illinois Press, Urbana, 1975
176) Vandenberg B, Kielhofner G：Play in evolution, culture, and individual adaptation；implications for therapy. Am J Occup Ther **36**：20-28, 1982
177) Vermeer A, Davis WE：Physical and Motor Development in Mental Retardation. Karger, Basel, 1995
178) Wallace HM, Biehl RF, MacQueen JC, Blackman JA：Mosby's Resource Guide to Children with Disabilities and Chronic Illness. Mosby, St. Louis, 1997
179) Washington K, Schwartz IS：Maternal perceptions of the effects of physical and occupational therapy services on caregiving competency. Phys Occup Ther Pediatr **16** (3)：33-54, 1996
180) White RL, Castle P, Held R：Observations on the development of visually directed reaching. Child Dev **35**：349-364, 1964
181) Wilbarger P, Wilbarder L：Sensory Defensiveness in Children aged 2-12；An Intervention Guide for Parents and Other Caretakers. Avanti Educational Programs, Santa Barbara 1991

《著者略歴》

今川　忠男

1948年	大阪に生まれる
1973年	理学療法士免許取得
1973年	社会福祉法人愛徳福祉会南大阪療育園入職
1994年	社会福祉法人愛徳福祉会南大阪療育園訓練部長兼通園部長退職
1994年	社会福祉法人旭川荘旭川児童院療育担当顧問
1997年	社会福祉法人旭川荘療育センター児童院副院長
	社会福祉法人旭川荘アジア福祉文化研究センター副所長

発達障害児の新しい療育
こどもと家族とその未来のために

発　　行		2000年1月10日　第1版第1刷
		2018年1月25日　第1版第8刷Ⓒ
著　　者		今川忠男（いまがわただお）
発　行　者		青山　智
発　行　所		株式会社 三輪書店
		〒113-0033　東京都文京区本郷6-17-9　本郷綱ビル
		☎ 03-3816-7796　FAX 03-3816-7756
		URL　http://www.miwapubl.com
印　刷　所		三報社印刷 株式会社

本書の無断複写・複製・転載は，著作権・出版権の侵害となることがありますのでご注意ください．

ISBN 978-4-89590-107-9　C 3047

JCOPY　＜(社)出版者著作権管理機構　委託出版物＞
本書の無断複製は著作権法上での例外を除き禁じられています．複製される場合は，そのつど事前に，(社)出版者著作権管理機構（電話 03-3513-6969，FAX 03-3513-6979，e-mail：info@jcopy.or.jp）の許諾を得てください．